CONTRIBUTION A L'ÉTUDE

DES

ULCÈRES CHRONIQUES

DU CORPS DE L'ESTOMAC

ET DES

ESTOMACS BILOCULAIRES PAR ULCÈRE

PAR

Le Dʳ Paul SANTY

Ancien Interne des Hôpitaux de Lyon,
Prosecteur à la Faculté de Médecine.

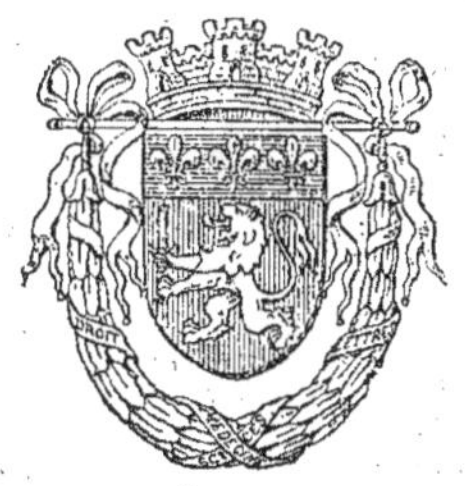

LYON

A. REY, IMPRIMEUR-ÉDITEUR DE L'UNIVERSITE

4, RUE GENTIL, 4

1914

CONTRIBUTION A L'ÉTUDE

DES

ULCÈRES CHRONIQUES

DU CORPS DE L'ESTOMAC

ET DES

ESTOMACS BILOCULAIRES PAR ULCÈRE

CONTRIBUTION A L'ÉTUDE

DES

ULCÈRES CHRONIQUES

DU CORPS DE L'ESTOMAC

ET DES

ESTOMACS BILOCULAIRES PAR ULCÈRE

PAR

Le Dr Paul SANTY

Ancien Interne des Hôpitaux de Lyon,
Prosecteur à la Faculté de Médecine.

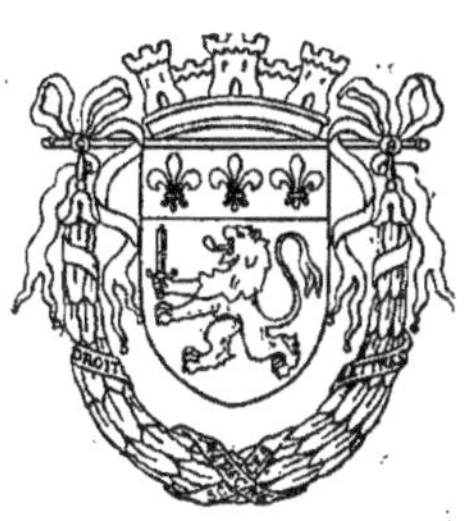

LYON

A. REY, IMPRIMEUR-ÉDITEUR DE L'UNIVERSITE

4, RUE GENTIL, 4

1914

A mon Maître

Monsieur le Professeur L. BÉRARD

Hommage de profonde reconnaissance.

A MES MAITRES DANS LES HOPITAUX

EXTERNAT

MM. NOVÉ-JOSSERAND, VILLARD, CHATIN

R. LÉPINE

INTERNAT

MM. DURAND, JABOULAY *(in memoriam)*

A. POLLOSSON, FABRE

COMMANDEUR, WEILL, VIGNARD, VILLARD

DELORE, TIXIER, BÉRARD.

A MES MAITRES A LA FACULTÉ

LABORATOIRE D'ANATOMIE

M. LE PROFESSEUR TESTUT.

M. LE PROFESSEUR AGRÉGÉ LATARJET.

LABORATOIRE DE MÉDECINE OPÉRATOIRE

M. LE PROFESSEUR M. POLLOSSON.

M. LE PROFESSEUR TIXIER.

M. LE PROFESSEUR AGRÉGÉ DUROUX.

PUBLICATIONS ANTÉRIEURES

Sigmoïdite perforante. Péritonite généralisée. — Avec M. le Dʳ M. Durand (*Soc. des Sciences médicales*, 9 novembre 1910).

Convulsions épileptiformes chez un diabétique acétonémique. — Avec M. le Dʳ Froment (*Soc. méd. des Hôpitaux*, 22 novembre 1910).

A propos de la question des convulsions acétonémiques. — Avec M. le Dʳ Froment (*Livre jubilaire de M. le professeur R. Lépine ; Revue de Médecine*, 1910).

Ulcère de l'estomac, hémorragie foudroyante. — Avec M. le Dʳ Durand (*Soc. des Sc. méd.*, 11 janvier 1911).

Un cas de tuberculose péritonéale traitée avec succès par la radiothérapie (*Soc. des Sc. méd.*, 24 janvier 1912 ; *Lyon médical*, 1912, t. I, p. 716).

Un cas de greffe bénigne dans une cicatrice de laparotomie pour kyste mucoïde de l'ovaire (*Soc. des Sc. méd.*, 6 mars 1912 ; *Lyon médical*, 1912, t. I, p. 1323).

Kyste hydatique du sein. — Avec M. le Dʳ Pellanda (*Soc. des Sc. méd.*, 27 mars 1912 ; *Lyon médical*, 1912, t. II, p. 77).

Sigmoïdite aiguë grave à forme occlusive guérie sans intervention chirurgicale. — Avec M. le Dʳ A. Chalier (*Revue internat. de Médecine et de Chirurgie*, nᵒ 7, 10 avril 1912).

Un cas de paludisme des Dombes (constatation de l'hématozoaire dans le sang. — Avec M. le professeur J. Courmont et M. le Dʳ P. Mazel (*Soc. Méd. des Hôp. de Lyon*, 19 novembre 1912 ; *Lyon médical*, 1912, t. II, p. 929).

Paludisme chez un enfant corse. — Avec MM. les Dʳˢ G. Mouriquand et Dujol (*Soc. méd. des Hôp. de Lyon*, 19 novembre 1912 ; *Lyon médical*, 1912, t. II, p. 932).

Splenectomie pour tuberculose massive de la rate. — Avec M. le Dʳ Villard (*Soc. des Sc. méd.*, 11 décembre 1912, 18 décembre 1912 ; *Lyon médical*, 1913, t. I, pp. 151 et 342).

Tuberculose génitale, castration unilatérale avec vaso-vésiculectomie par voie haute. — Avec M. le Dr VILLARD *(Soc. des Sc. méd.,* 18 décembre 1912 ; *Lyon médical,* 1913, t. I, p. 280).

Résection des nerfs maxillaires supérieur et inférieur à leur émergence du ganglion de Gasser pour névralgie faciale rebelle. — Avec M. le Dr VILLARD *(Soc. des Sc. méd.,* 18 décembre 1913 ; *Lyon médical,* 1913, t. I, p. 283).

Occlusion intestinale aiguë causée par une diverticule de Meckel. — Avec M. le Dr VILLARD *(Soc. des Sc. méd.,* 12 février 1913 ; *Lyon médical,* 1913, t. I, p. 1011).

Fistule œsophago-trachéale consécutive à une ulcération cancéreuse à caractères macroscopiques non néoplasiques de l'œsophage. — Avec M. le Dr TAVERNIER *(Soc. des Sc. méd.,* 2 avril 1913 ; *Lyon médical,* 1913, t. II, p. 118).

Epulis sarcomateuse du maxillaire supérieur secondairement tuberculisée *(Soc. méd. des Hôp. de Lyon,* 29 avril 1913 ; *Lyon médical,* 1913, t. II, p. 1037).

Torsion intra-herniaire du grand épiploon. — Avec M. le Dr PATEL *(Lyon chirurgical,* 1er juillet 1913, t. II, p. 35).

Tuberculose iléo-cœcale hypertrophique chez une tuberculeuse pulmonaire (amélioration considérable de l'état général et pulmonaire après une intervention radicale et sous l'influence d'un traitement arsenical intensif, Salvarsan). — Avec M. le Dr P. DURAND *(Lyon médical,* 1913, p. 181).

Kyste hydatique secondaire du péritoine (extirpation, guérison). — Avec M. le Dr DELORE *(Soc. des Sc. méd.,* 21 mai 1913 ; *Lyon médical,* 1913, t. II, p. 457).

Un cas de ligature de la carotide primitive avec hémiplégie immédiate transitoire *(Soc. des Sc. méd.,* 4 juin 1913 ; *Lyon médical,* 1913, t. II, p. 586).

Un cas d'ankylose bilatérale de l'articulation temporo-maxillaire, traité avec succès par la résection double du col du condyle. — Avec M. le Dr DELORE *(Soc. des Sc. méd.,* 11 juin 1913 ; *Lyon médical,* 1913, t. II, p. 630).

Fermeture de la plèvre à l'aide des franges graisseuses du péricarde, dans un cas de résection costale pour récidive d'un cancer du sein gauche. — Avec M. le Dr DELORE *(Soc. des Sc. méd.,* 11 juin 1913 ; *Lyon médical,* 1913, t. II, p. 632).

Spina Bifida géant. — Avec M. le Dʳ A. CHALIER *(Revue d'Orthopédie*, 1913, p. 257).

Deux cas de *Spina Bifida* anciens, opérés avec succès. — Avec M. le Dʳ P. CONVERT *(Revue d'Orthopédie*, 1914, p. 25).

Fracture bistyloïdienne de l'extrémité inférieure des deux os des deux avant-bras. — Avec M. le professeur L. TIXIER *(Soc. des Sc. méd.*, 10 décembre 1913 ; *Lyon médical*, 1914, t. I, p. 232).

Volumineux fibrome du segment inférieur. — Avec M, le professeur L. TIXIER *(Soc. des Sc. méd.*, 10 décembre 1913 ; *Lyon médical*, 1914, t. I, p. 234).

Cholecystectomie sous-séreuse. — Avec M. le professeur L. TIXIER *(Soc. des Sc. méd.*, 24 décembre 1913 ; *Lyon médical*, 1914, p. 356).

Résection médiogastrique pour bilocutation par ulcère. — Avec M. le professeur L. TIXIER *(Soc. des Sc. méd.*, 14 janvier 1914 ; *Lyon médical*, 1914, t. I, p. 478).

Plaie large de l'articulation du genou. — Avec M. le professeur L. TIXIER *(Soc. des Sc. méd.*, 25 février 1914 ; *Lyon médical*, 1914, t. I, p. 1034).

Résection médiogastrique pour bilocutation par ulcère. — Avec M. le professeur L. TIXIER *(Soc. des Sc. méd.*, 25 mars 1914 ; *Lyon médical*, 1914, t. I, p. 1267).

Gastrectomie dans le cancer de l'estomac. — Avec M. le Dʳ DELORE *(Lyon chirurgical*, 1ᵉʳ février 1914, p. 114).

Gastrectomie dans l'ulcère de l'estomac. — Avec M. le Dʳ DELORE *(Lyon chirurgical*, 1ᵉʳ mars 1914, p. 222).

Ulcère hémorragique avec biloculation gastrique. Résection médiogastrique. Guérison. — Avec M. le professeur P. COURMONT et M. le Dʳ DELORE *(Soc. méd. des Hôp. de Lyon*, 3 mars 1914 ; *Lyon médical*, 1914, t. I, p. 612).

Le lavage du péritoine à l'éther (recherches expérimentales) *(Lyon chirurgical*, 1ᵉʳ avril 1914, p. 313).

L'épithélium de la vésicule biliaire de l'homme. — Avec M. le Dʳ A. POLICARD *(Soc. de Biologie*, 25 avril 1914).

Deux cas de malformation rare de la 5ᵉ vertèbre lombaire. Articulation d'une apophyse transverse avec l'aileron du sacrum. — Avec M. le Dʳ JAPIOT *(Revue d'Orthopédie*, 1ᵉʳ mai 1914, p. 211).

CONTRIBUTION A L'ÉTUDE

DES

ULCÈRES CHRONIQUES

DU CORPS DE L'ESTOMAC

ET DES

ESTOMACS BILOCULAIRES PAR ULCÈRE

INTRODUCTION

La chirurgie de l'estomac est bien une des questions qui a motivé le plus grand nombre de travaux et inspiré la quantité de thèse la plus imposante.

Trouver un point inexploré du domaine de la pathologie gastrique est certes chose difficile, nous n'avons pas essayé de l'entreprendre. Et c'est tout au contraire, à un de ses chapitres les plus souvent traités que nous nous sommes adressé.

L'ulcère chronique du pylore, grâce à sa symptomatologie bruyante, grâce aussi peut-être à l'uniformité plus grande de ses indications opératoires, a fait un peu délaisser l'étude d'autres localisations du processus ulcéreux, qui, siégeant au niveau du corps de l'estomac, retentissent sans doute moins vite sur la perméabilité gastrique, mais n'en ont que mieux le temps de produire de gros dégâts et d'aboutir aux déformations gastriques les plus graves.

Etudier l'évolution anatomo-clinique de ces ulcères, les suivre au cours de leur longue histoire et leur voir constituer l'estomac biloculaire qui en est l'aboutissant fréquent, tel sera le but de la première partie de notre travail.

A l'aide des arguments ainsi réunis, nous discuterons ensuite les divers traitements actuellement opposés à ces lésions, à ces déformations, et nous essaierons de conclure en faveur du plus radical, mais aussi du moins répandu, le traitement par la gastrectomie plus ou moins étendue.

Cette discussion s'impose d'ailleurs, et si nous avions pu avoir des doutes à cet égard, les communications constantes qui depuis quelques mois ont été faites à la Société de chirurgie de Paris les auraient dissipés en nous montrant combien l'entente est encore peu faite sur le plus grand nombre des points que nous exposons dans ce travail.

Notre trop modeste expérience chirurgicale était peu qualifiée pour prendre part à un débat qui ne peut être jugé qu'à la lumière des faits personnels. Notre seule excuse est que pendant plus de huit mois nous avons eu le bonheur d'assister auprès de notre maître le Dr Delore, chirurgien des hôpitaux, à l'enseignement pratique d'une chirurgie gastrique dont les résultats justifiaient pleinement l'audace apparente. Ce sont les idées que nous avons vu discuter et appliquer par lui que nous développons ici.

Nous profitons de l'occasion qui s'offre à nous, pour le remercier, de l'intérêt qu'il n'a cessé de nous témoigner depuis le début de nos études médicales, et de la façon toujours si bienveillante dont il nous a traité dans son service alors que nous étions son interne.

Nous voulons enfin témoigner ici toute notre reconnaissance au Dr Barjon, médecin des Hôpitaux, qui depuis bien longtemps déjà n'a cessé d'être pour nous le guide le plus sûr et l'ami le plus dévoué. C'est avec un sentiment de profonde affection que nous l'en remercions, et l'assurons de notre plus entier dévouement.

PREMIÈRE PARTIE

CHAPITRE PREMIER

ANATOMIE PATHOLOGIQUE
DES ULCÈRES CHRONIQUES DU CORPS DE L'ESTOMAC

I. — FRÉQUENCE RELATIVE DE CES ULCÈRES
LEUR LOCALISATION DE PRÉDILECTION

A. FRÉQUENCE DES ULCÈRES DU CORPS.

Pendant longtemps l'ulcère du pylore, grâce à sa localisation anatomique facile à étudier et à préciser, mais surtout grâce à la symptomatologie bruyante des complications qui accompagnent son passage à la chronicité, était considéré comme étant de beaucoup le plus fréquent des ulcères chroniques.

Mathieu et Moutier, dans une statistique récente, constatent encore que l'ulcère ancien prédomine au niveau du pylore dans 75 pour 100 des cas[1] alors que l'ulcère récent occupe la petite courbure avec une fréquence de 60 pour 100. Ils en concluent que les ulcères de la petite courbure fréquemment interrompus dans leur évolution par une complication suraiguë mortelle passent plus rarement à la chronicité.

---

[1] Chiffre déjà donné par Soupault.

Si pourtant on consulte les statistiques étendues portant sur les localisations de l'ulcère chronique on y voit que le corps de l'estomac est le plus fréquemment touché.

Brinton admettait déjà que sur 220 cas :

L'ulcère chronique occupait la petite courbure dans 25 o/o
—   —   région pylorique — 15 o/o
—   —   paroi postérieure — 40 o/o

et Welch, d'après 793 vérifications, admet que l'ulcère siège :

    Sur la petite courbure dans 36,3 o/o des cas.
    Sur la paroi postérieure dans 29,6 o/o
    Sur la paroi antérieure dans 8,7 o/o
    Sur le cardia, la grande courbure, le fond de l'estomac dans 13,4 o/o
    Et par élimination on arrive à 22 o/o pour la région pylorique.

Beaucoup plus précise, et aussi beaucoup plus intéressante par les déductions qu'elle permet de faire, est la statistique opératoire de Riedel portant sur 58 cas personnels d'ulcères chroniques, publiée en 1904.

Considérant tout d'abord les ulcères limités à une région précise sans extension aux régions voisines, il arrive aux chiffres suivants :

    Ulcères isolés du pylore   17
    —   de la paroi antérieure   5
    —   de la paroi postérieure   3
    —   de la petite courbure   2
    —   de la grande courbure   1
                           __28__

Les ulcères étendus, empiétant sur plusieurs régions ou à localisations multiples, lui ont donné :

Ulcères de la paroi antérieure et postérieure . . 5 cas
Ulcères de la petite courbure étendus à la paroi postérieure. . . . . 2 —
Ulcères de la petite courbure étendus à la paroi postérieure. . . . . 4 —
Ulcères étendus aux deux parois . . . . . . 7 —
— — à la grande courbure 5 —
— compliqués d'un ulcère pylorique 6 —
Ulcère pylorique et ulcère de la paroi postérieure . 1 —

3o cas

Dans 23 cas sur 58, le pylore était le siège d'un ulcère, et seulement 17 de ces ulcères étaient isolés, pour les 6 autres il y avait coexistence d'une lésion extrapylorique de la petite courbure.

B. LOCALISATION DE PRÉDILECTION A LA PETITE COURBURE

Mais un autre fait important découle de cette statistique, c'est la situation prédominante des ulcères du corps au niveau d'une région bien définie. Dans 26 cas la petite courbure était intéressée, soit par un ulcère cantonné à son niveau, soit par une lésion plus étendue propagée aux faces, alors que 14 fois seulement une région de l'estomac plus ou moins distincte et éloignée du bord droit était le siège de l'ulcère. A la lecture des observations que nous avons consultées pour étudier la question du traitement chirurgical de l'ulcère chronique, il nous a toujours également paru que la petite courbure était le siège de prédilection de l'ulcère chronique. Bien qu'une pareille statistique n'ait qu'une valeur très limitée du fait des indications opératoires qui ont pu être motivées électivement par la situation de la lésion, nous la considérons cependant, comme capable de fournir quelques renseignements utiles. En effet, pour la majorité des observations, les opérateurs étaient des partisans de l'intervention radicale qui n'avaient pas choisi les cas.

Sur 114 ulcères traités par des opérations limitées, il en était 65 qui siégeaient à la petite courbure avec ou sans extension légère vers les faces ;

42 qui siégeaient sur la face antérieure, dont 4 très près de la petite courbure;

7 sur la face postérieure.

Parmi les ulcères traités par l'ablation large de la partie moyenne de l'estomac, il en était 22 qui siégeaient sur la petite courbure, 14 d'entre eux empiétant plus ou moins sur les faces et 8 seulement étaient localisés à la face antérieure (4) ou postérieure (4).

Si donc l'ulcère chronique du corps de l'estomac est plus fréquent qu'on ne l'a dit, il est en outre intéressant de constater que la petite courbure constitue une de ses localisations de prédilection, et avec elle la portion des faces, antérieure et postérieure, qui l'avoisinent.

D'une façon générale, on peut admettre que la région médiogastrique, dont nous indiquerons tout à l'heure les limites, constitue la zone sur laquelle se localisent électivement les ulcères chroniques, avec une fréquence maximum des lésions au niveau de la petite courbure, et une décroissance de leur nombre en descendant vers le bord opposé de l'estomac.

C. FORME DE L'ESTOMAC NORMAL. — LE CORPS DE L'ESTOMAC

a) **Forme radiologique de l'estomac.** — Il est aujourd'hui bien classique d'admettre que chez le vivant en position debout, l'estomac affecte la forme d'un J majuscule dont la branche verticale se renfle considérablement à son extrémité supérieure, représentée par le fond ou grosse tubérosité, dont le crochet inférieur, au contraire, de diamètre toujours restreint, correspond à la région pylorique qui, dans la position que nous venons d'indiquer, correspond soit à la ligne médiane, soit au flanc *gauche* de la colonne vertébrale, telles sont du moins les données fournies par la radioscopie, et qui, émises au début par Leven et Barret, reprises par Destot, Barjon, Tuffier et Aubourg, Cerné et Delaforge font aujourd'hui la base de toute radioscopie gastrique.

Cette division, en deux portions très nettes et très différentes d'aspect, de la morphologie radioscopique de l'estomac repose sur un substratum anatomique indubitable.

b) **Son équivalent anatomique.** — La portion inférieure de l'estomac, c'est-à-dire celle qui commence immédiatement au-dessous de la portion renflée ou sphérique, sous-diaphragmatique de l'organe, possède une individualité morphologique et structurale qui mérite d'être précisée.

M. Augier et M. Boppe qui, après Erik-Müller, His, Froriep, Cunningham, Hasse et Streker, Schwalbe, ont étudié la morphologie de l'estomac humain adulte, ont recherché en fixant dans sa forme l'estomac du cadavre en place, à l'aide d'injections vasculaires de formol et d'alcool, les caractéristiques de chacune des parties de la poche gastrique. Ils ont ainsi examiné 2 estomacs de suppliciés, injectés deux heures après la mort, et 11 estomacs injectés quarante-huit heures après le décès.

Il décrivent à l'estomac :

1° *Une portion supérieure*, cardiaque, à paroi mince, sacciforme, et qui reste globuleuse, sphérique même si l'estomac est contracté ; cette portion comprend le « fundus » proprement dit, ou grosse tubérosité des classiques, ou encore « fornix » de Forsell et en outre l'antre cardiaque, qui n'est autre que la portion abdominale de l'œsophage, lequel, au-dessous du diaphragme, s'évase en une sorte d'infundibulum à grand diamètre inférieur, et qui, raccordant l'œsophage à l'estomac par une ligne oblique de haut en bas et de gauche à droite, est séparé du fond par la profonde incisure cardiaque.

2° *Une portion inférieure* à paroi beaucoup plus forte et résistante que la précédente qui, sur l'estomac contracté, prend une forme cylindrique et un volume quelquefois voisin de celui de l'intestin ; cette portion inférieure se subdivise elle-même en deux parties.

a) Une première, qui fait suite au fundus, correspond à la position verticale de l'estomac radioscopique, *c'est le corps de l'estomac*, dont la région inférieure englobe le vestibule pylorique, ou *sinus ventriculi* de Forsell.

b) Le segment inférieur, branché le plus souvent à angle droit ou aigu sur le précédent, correspond au bec pylorique de l'estomac vu à l'écran, et de constitution très fortement musculaire aboutit au sphincter pylorique, sous le nom de *canal du pylore* ou canal évacuateur, *canalis egestorius* de Forsell.

Ces deux derniers segments sont eux-mêmes séparés l'un de l'autre sur la petite courbure par *l'incisure angulaire* due à la coudure primitive de l'estomac et qui s'exagère lorsque pylore et cardia se rapprochent ; sur la grande courbure, par une dépression beaucoup moins constante, plus difficile à individualiser, le sillon prépylorique. Quant au vestibule pylorique et au corps de l'estomac ils sont séparés l'un de l'autre par le sillon prévestibulaire, de peu d'importance.

Nous avons cherché, dans cet exposé rapide de la morphologie gastrique, à établir les équivalences des termes usités par les anatomistes actuels, et notamment par l'un d'entre eux, Forsell, qui a très minutieusement étudié la constitution de la musculature gastrique, dans le but de chercher quels étaient les rapports existant entre cette architecture et les différentes formes de l'estomac normal observé à l'écran, à l'état de vacuité ou de réplétion. Cet auteur décrit à la musculature gastrique qu'il a observé, soit après éclaircissement de pièces disséquées, soit en provoquant la contraction de l'organe par durcissement obtenu à l'aide de cire chaude ou de solutions formolées, deux systèmes de soutien longitudinaux qui complètent l'action des fibres circulaires.

Un de ces deux faisceaux est vertical et, descendant du bord de l'œsophage, il vient s'épanouir sur les faces et le bord gauche du corps de l'estomac suivant une insertion terminale inférieure en forme d'S italique allongé, en partie parallèle au bord gauche de l'organe.

Quant au second, horizontal, il suit la face antérieure du canal pylorique et, sous le nom de ligament pylorique, sert de point de convergence aux fibres annulaires du canal et du vestibule.

Les fibres circulaires sont inégalement réparties, très serrées au niveau du corps de l'estomac et du canal pylorique ; elles le sont beaucoup moins au niveau du vestibule pylorique et surtout au niveau du fond.

C'est de cette différence de constitution que résulte la différence de forme de ces régions lorsque l'estomac est contracté, à jeun ou en demi-réplétion. Le corps de l'estomac et le canal pylorique, fortement musclés, prennent une forme nettement cylindrique, le fond reste largement dilaté et sphérique tandis que le vestibule, à paroi également peu contractile, conserve une forme légèrement ampullaire.

Il en résulte une ébauche de biloculation gastrique que Forsell appelle l'estomac en *haltère*, qui permet de nettement individualiser chacun des segments constitutifs de l'estomac, si l'on a soin d'ajouter que le renflement inférieur se prolonge vers la droite par une seconde portion amincie cylindrique qui est le canal pylorique. C'est à l'ensemble du renflement inférieur compris entre les deux portions contractiles qu'est due la forme en talon de bas de la région inférieure de l'estomac radioscopique.

Sans qu'il soit possible de tirer de cette constatation des déductions pathogéniques qui demandent à être vérifiées, il est très intéressant de noter que les sièges de prédilection de l'ulcère, en général, correspondent aux deux régions de l'estomac dont la musculature plus forte explique la contractilité plus grande et aussi un état de contraction bien différent de la facile distension des segments voisins. En ce qui concerne le point particulier dont nous abordons l'étude, les limites *du corps* de l'estomac tracées par l'image radioscopique, ou par l'étude de la musculature gastrique, sont certainement intéressantes, elles ne répondent peut-être pas exactement à la réalité clinique et anatomopathologique des faits.

Aussi, par ulcère du corps, entendrons-nous, au cours de cette étude, toutes les lésions n'intéressant pas primitivement le pylore et le cardia, et plus spécialement celles qui siègent au niveau de la région médiogastrique.

§ 2. — FORMES ANATOMOPATHOLOGIQUES DE L'ULCÈRE DU CORPS

Nous n'avons pas l'intention d'exposer dans les quelques pages que nous allons consacrer à l'anatomie pathologique de l'ulcère chronique du corps de l'estomac une étude détaillée macroscopique et histologique de ces lésions. Notre but, tout autre, est de souligner simplement quelques-unes des formes de ces ulcères, qui nous ont paru les plus fréquentes, et aussi les plus importantes à connaître au point de vue de leur exérèse chirurgicale, et aussi à cause de leur rôle dans la formation des biloculations gastriques.

C'est ainsi que nous ne voulons pas nous arrêter à la description de l'ulcère chronique en général, dont

les traités classiques ont fixé les caractéres anatomiques et microscopiques.

Il est cependant un point qui nous a toujours paru
un peu troublant dans ces descriptions et que nous
voudrions immédiatement signaler ici, pour ne pas
avoir à le reprendre à propos de chacune des formes
que nous étudierons.

Beaucoup d'auteurs insistent dans la description des
ulcères chroniques, sur le relief de leurs bords, semblables à des bourrelets épais, et qui reposent sur une
base indurée (Hayem et Lion).

D'autres parlent des bords de l'ulcération qui peuvent
prendre de telles dimensions qu'ils revêtent l'aspect
d'une tumeur squirrheuse. Il nous a paru, en lisant les
descriptions des pièces opératoires de Riedel, de Bier,
de Payr, qui ont opéré un nombre considérable
d'ulcères, et nous avons pu nous convaincre, par l'examen soigneux macroscopique et histologique d'une
dizaine d'ulcères à l'ablation desquels nous avions
assisté, que si cette description s'adresse à quelques
cas, c'est certainement à la minorité.

Beaucoup plus souvent l'ulcère chronique nous est
apparu comme une perte de substance à l'emporte-
pièce dont les bords sont indurés, sans doute, mais
sans modification macroscopique apparente autre que
les plis radiés de la muqueuse, divergeant de l'ulcère
pour centre. Et, histologiquement d'ailleurs, il est de
règle de voir la muqueuse ébaucher à peine une très
légère inflexion de son bord, sectionné par l'ulcère,
vers le cratère de celui-ci, sans qu'il y ait là l'indice
d'une surélévation véritable de ce bord.

Seule l'apparition de productions adénomateuses arrive à surélever vraiment le bord de l'ulcère, mais pareille éventualité est loin d'être la règle.

L'ulcère calleux mérite son nom par l'induration cartonnée du tissu fibreux qui envahit la musculeuse et surtout la sous-muqueuse et la sous-séreuse, mais la muqueuse elle-même reste, en somme, peu modifiée, et c'est en palpant du bout du doigt le fond du cratère et ses parois beaucoup plus qu'en explorant la margelle de l'orifice que l'on peut constater cette induration ligneuse.

Il est, certes, déjà très difficile, souvent même impossible, de diagnostiquer macroscopiquement l'ulcère chronique d'un cancer ulcéré, mais l'erreur, lorsqu'elle existe, vient, nous a-t-il semblé, très souvent de ce qu'on veut reconnaître au cancer, des caractères d'ulcère chronique. En d'autres termes, l'erreur presque toujours commise consiste à prendre un cancer pour un ulcère, l'inverse existe plus rarement. Aussi nous demanderons-nous si cette tendance ne dérive pas en partie de descriptions qui ont montré, sous le nom d'ulcère végétant ou d'ulcère floride, des ulcérations dont la bénignité aurait souvent pu être contestée.

A. ULCÈRE RÉTRACTILE DE LA PETITE COURBURE

C'est là un type fréquemment rencontré, et dont l'intérêt réside en grande partie dans l'action déformante manifeste qu'il possède, vis-à-vis de la petite courbure.

Son siège précis est des plus variables. Riedel lui

assigne comme point d'élection la région de la petite courbure qui repose sur la face antérieure de la saillie des corps vertébraux.

Certains auteurs (Stromeyer) attribuent au contact intime et constant de la petite courbure et des corps vertébraux une action traumatisante capable de localiser l'ulcère.

a) **Petitesse de l'ulcère.** — Macroscopiquement il est, avant tout, caractérisé par les petites dimensions apparentes de la perte de substance qu'il crée dans la paroi gastrique.

Vu, en effet, par la face muqueuse, il apparaît comme un orifice à l'emporte-pièce dont le diamètre varie de 1 demi-centimètre à 1 cm. 5. Il admet donc à peine l'extrémité de l'auriculaire, et le nom d'ulcère lenticulaire que lui donne Riedel donne une idée très juste de son aspect.

La muqueuse qui entoure cet orifice est le plus souvent congestive, rouge, vascularisée, et surtout fixée assez intimement aux plans sous-jacents, sur lesquels on ne peut la faire glisser. Cette fixité de la muqueuse n'existe d'ailleurs que dans une étendue assez limitée de 1 à 2 centimètres. Au delà, sa mobilité reste modifiée en ce sens que, fixée dans sa continuité au niveau de l'ulcère, comme peut l'être une tenture souple, accrochée à une paroi résistante par un capiton, elle est le siège de plis radiés qui divergent en étoile autour de l'ulcère.

Une section de la paroi gastrique, passant par ce dernier, met en valeur le second caractère de cet ulcère chronique qui est sa profondeur ; il intéresse, toujours peut-on dire, la totalité de la paroi gastrique, et Riedel traduit ce fait en l'appelant « ulcère perforant[1] ». Il est, en effet, très frappant de voir combien un processus, qui paraît aussi limité en étendue excentrique (nous allons voir comment, en réalité, il faut interpréter ce fait), possède à un haut degré un pouvoir de pénétration aussi puissant :

1° Dans une première catégorie de cas, et bien qu'il s'agisse, comme en témoignent les caractères de l'ulcération, d'une lésion chronique, le péritoine est respecté par l'ulcère. Il s'en suit que la face séreuse de la petite courbure, au point ou siège cet ulcère, est relativement peu altérée elle ne présente, en particulier, que des signes minimes d'inflammation, à peine un léger épaississement blanchâtre. Mais il existe, par contre, à son niveau des preuves manifestes de rétraction qui donnent à la petite courbure un aspect plissé, rayonné, ratatiné, qui répète à peu de chose près sur la face séreuse l'aspect déjà observé du côté de la muqueuse, avec même, dans quelques cas, une légère dépression centrale qui traduit l'amincissement, parfois voisin de la perforation, que réalise le processus ulcéreux (obs. I de Lœper et Schulmann).

2° Dans d'autres cas, plus fréquents, croyons-nous, et que Riedel a particulièrement bien décrits, le péritoine a été atteint par le processus perforant. Mais il a progressivement édifié au-devant de lui une barrière inflammatoire, se traduisant au premier examen par

---

[1] Il ne s'agit pas encore là de l'ulcère « pénétrant ».

une surcharge graisseuse locale du petit épiploon qui, épaissi, masque les vaisseaux de la petite courbure dans une masse scléro-lipomateuse, constituant une tuméfaction que le doigt pourrait confondre avec un ganglion hypertrophié, mais sur la valeur de laquelle une coupe passant par l'ulcère, fournit les plus précieux renseignements. Il est, en effet, de règle de voir, en pareil cas, la cavité de l'ulcère pénétrer très avant dans ce tissu inflammatoire, de telle sorte que la portion de son trajet qui y est contenu peut surpasser celle qui intéresse l'épaisseur des parois gastriques.

Déjà ce seul examen macroscopique est bien en faveur d'un processus évolutif. Ce sont pourtant de telles lésions qui sont bien souvent encore à l'heure actuelle taxées du nom de cicatrice, d'ulcère guéri, alors que le microscope nous montrera dans un instant combien une telle interprétation est erronée.

b) **Tumeur inflammatoire résultant de la réaction épiploïque.** — La réaction sclérolipomateuse dont nous avons parlé plus haut, à laquelle se joint souvent un paquet de périgastrite plus ou moins intense, arrive dans bon nombre de cas à former au niveau de la petite courbure une tumeur inflammatoire dont le volume peut devenir assez considérable pour être perçu à la palpation de la paroi abdominale.

Cet ulcère tumeur (Riedel) peut se comporter alors de façons variables mais également intéressantes.

Dans une première catégorie de cas, évoluant très lentement, sans réaction péritonéale vive, cette tuméfaction va obéir à une loi mécanique fort simple. Située à l'origine sur la ligne axiale du corps, elle va, du fait de son augmentation de volume, basculer sur la face antérieure du massif vertébral et chercher à se loger dans l'hypocondre gauche. Il est, en effet, plus vaste et plus libre que le droit occupé par le foie, et la rétraction commençante de la petite courbure attire la lésion dans sa direction. Cette migration explique en partie les masses gauches fréquemment perçues dans l'ulcère de la petite courbure, les douleurs spontanées ou provoquées au niveau du rebord costal, et, plus tard, les adhérences contractées avec la région sous-costale. Une autre modalité évolutive consiste dans l'excavation progressive de la tumeur inflammatoire par l'ulcère central, qui arrive à élaborer au sein du petit épiploon un véritable diverticule de la cavité gastrique. Correspondant sans doute à des évolutions plus rapides, et accompagnés dès lors d'une réaction plus vive, ces ulcères provoquent rapidement l'adhérence du paquet épiploïque au foie et au pancréas. Secondairement, ce processus ulcéreux, continuant à évoluer, pourra de la sorte, par l'intermédiaire du petit épiploon modifié et transformé en une coque scléreuse, évidée par l'ulcère, pénétrer les viscères adhérents.

Mais Riedel a insisté, à juste titre, sur une propriété très particulière de cete variété d'ulcère de la petite courbure, propriété qui doit même à nos yeux constituer sa caractéristique, et qui est la rétractilité des tissus qui l'environnent, cause des déformations gastriques qui l'accompagnent fréquemment.

Riedel montre, en effet, que la perte de substance en apparence très restreinte de beaucoup d'ulcères de la petite courbure ne correspond pas, en vérité, à la perte de substance réelle depuis longtemps creusée dans la paroi gastrique. Alors que le cratère de l'ulcère n'admet qu'avec peine la pointe d'un manche de porte-plume ou la pulpe de l'index, la totalité des tissus que l'ulcère a dévorés peut être grande comme la paume de la main. Mais au fur et à mesure que, sur les bords de la lésion, la muqueuse et la musculeuse sont frappées de mort, cette muqueuse et cette musculeuse attirées par la force lente et progressive du travail inflammatoire édifié tout autour de l'ulcère, comblent le vide et masquent ainsi le déficit réel qui s'exagère de plus en plus dans la petite courbure. Il en résulte donc cette apparente contradiction qu'un processus ulcéreux pourtant actif, comme certains signes cliniques le montrent aisément, et comme le vérifie l'anatomie pathologique microscopique, semble au premier abord en voie de cicatrisation, à cause de son peu d'étendue et du tissu dur, fibreux, au sein duquel il évolue. Mais ce processus sournois, que nous indiquions tout à l'heure, grâce auquel l'ulcère s'alimente sans s'étendre, et que Riedel traduit fidèlement en disant qu'il « se mange lui-même, ainsi que son voisinage, sans accroissement apparent et en restant tout petit », aboutit cependant à un résultat considérable qui est la déformation gastrique.

c) **Déformations gastriques.** — 1° Rétraction suivant l'axe de la petite courbure. — En premier lieu, la petite courbure subit une rétraction générale suivant l'axe de l'estomac, grâce à laquelle le pylore et le cardia sont peu à peu attirés vers la région de l'ulcère, et cela à tel point que la petite courbure peut disparaître presque en totalité, et le bord droit de l'estomac peut ne plus être formé que par le pylore, l'ulcère et l'antre cardiaque de l'œsophage.

Cette énorme rétraction de la petite courbure influence d'ailleurs relativement peu la capacité gastrique, car la grande courbure restant longtemps intacte compense par sa grande élasticité la déformation. Il arrive cependant un moment, dans certains ulcères, où le pylore et le cardia parviennent presque au contact. Le réservoir gastrique prend alors une forme d'outre au pôle supérieur de laquelle se juxtaposent les voies d'arrivée et d'évacuation.

2° Déformations perpendiculaires a l'axe de la petite courbure. — La rétraction ne s'exerce pas seulement suivant l'axe de l'estomac, mais bien aussi suivant une direction perpendiculaire à celui-ci. Contrairement à ce que nous avons vu se passer tout à l'heure, en ce qui concerne le peu de retentissement de la première déformation sur l'intégrité du réservoir, cette seconde modalité de l'attraction des parois vers l'ulcère se traduit très précocement par un rapprochement de plus en plus marqué de la grande courbure attirée vers la zone malade, et qui, de la sorte, ébauche tout d'abord, puis bientôt complète la biloculation typique de l'estomac par ulcère chronique. Nous empiétons ici sur l'anatomie pathologique et la pathogénie de l'estomac biloculaire, mais il nous paraît impossible de considérer comme deux faits isolés l'ulcère chronique dont nous parlons en ce moment et la biloculation.

Nous aurons maintenant constamment l'occasion d'insister sur ce fait qu'on ne doit pas considérer, au moins dans la majorité des cas, l'estomac biloculaire comme une complication terminale, cicatricielle de la guérison d'un ulcère, mais bien comme le retentissement sur l'estomac d'une évolution particulière de l'ulcère chronique de la petite courbure à tendance rétractile. L'ulcère oblitère, en somme, ici automatiquement la perte de substance qu'il crée dans le bord supérieur de l'estomac, en tirant progressivement à lui l'étoffe des parois gastriques, et en les déformant.

Cela est si vrai que l'exérèse de ce centre d'attraction que constitue l'ulcère, faite par simple excision, et alors que la déformation gastrique n'est pas encore invétérée, s'accompagne dès le dernier coup de ciseau donné, de la formation au niveau de la petite courbure d'une énorme brèche, dont les dimensions sont infiniment supérieures à celles du petit fragment réséqué.

Riedel insiste longuement sur ce fait très particulier que le Dr Delore nous a fait constater plusieurs fois au cours d'interventions.

Il nous semble d'ailleurs intéressant de rapporter ici même deux observations qui, par la façon dont fut conçue la thérapeutique chirurgicale, trouveraient sans doute mieux leur place au chapitre du traitement, mais qui illustreront de façon très claire les données que nous venons d'exposer sur l'ulcère rétractile.

Il s'agit tout d'abord d'un cas qui, anatomiquement, correspond à l'absence de déformation gastrique au niveau de la grande courbure, mais qui est typique en tant qu'ulcère haut situé de la petite courbure, avec rétraction pyloro-cardiaque commençante.

OBSERVATION I

Ulcère de la petite courbure juxtacardiaque. — Excision.

M..., Anselme, cinquante-quatre ans, entre dans le service du Dr Devic, suppléé par le Dr Bouchut, pour une hématémèse remontant à quinze jours.

Sans autres antécédents qu'une pleurésie purulente à l'âge de trente-cinq ans, terminée par une vomique, cet homme souffre de l'estomac depuis plus de quinze ans. Il raconte que, deux heures après le repas, il ressent de violentes douleurs épigastriques transfixantes, sans irradiations scapulaires. Ces douleurs surviennent par périodes de trois à huit jours, se prolongeant parfois pendant un mois, puis elles disparaissent entièrement et laissent, de la sorte, le malade tranquille pendant quelques semaines ou quelques mois.

Depuis huit ans, les phénomènes douloureux s'étaient même considérablement amendés lorsque, en janvier 1914, ils ont repris avec beaucoup d'intensité et sans phases d'accalmie, les douleurs ont d'ailleurs conservé leurs mêmes caractères.

Le malade n'a jamais vomi, il n'avait jamais eu de mélæna ni d'hématémèse lorsque, il y a quinze jours, il a rejeté par la bouche quelques gorgées de sang noir, un demi-verre environ, puis a présenté, pendant plusieurs jours, du mélæna.

A l'examen : pas de clapotage, pas de péristaltisme.

Chimisme gastrique : une demi-heure après l'ingestion

du repas d'épreuve, on retire un liquide clair avec quelques particules alimentaires.

Acidité totale, 42 pour 1.000. { Günzbourg +
Vert brillant +
Uffelmann —

Weber dans les selles +.

Radioscopie : A jeun, bulle d'air considérable soulevant le diaphragme.

Lors de l'ingestion du Bi, l'estomac se remplit normalement, il est petit, pylore médian ; à l'ombilic, contractions très énergiques de la grande courbure. L'estomac est mobile avec les mouvements respiratoires, il s'évacue rapidement, une heure et quart après le repas bismuthé il est entièrement vide.

Le malade est montré à M. le Dr Delore qui décide d'intervenir.

Intervention, 22 avril 1914. — Laparotomie médiane haute. Le pylore apparaît sain, sur la ligne médiane, avec quelques tractus blanchâtres qui remontent vers la petite courbure ; en explorant celle-ci on trouve, presque au niveau du cardia, une tuméfaction du volume d'une noix, constituée par un paquet inflammatoire, d'aspect graisseux, épaississant le petit épiploon au niveau d'une induration de la petite courbure, de laquelle partent des plis radiés, et les tractus blanchâtres vus au niveau du pylore. La petite courbure entre le pylore et la lésion est plissée, nettement rétractée, non adhérente.

On excise le paquet inflammatoire de l'ulcère, en le dépassant de 1 demi-centimètre circulairement. Il en résulte une énorme brèche de la paroi gastrique qui permet l'introduction facile de la main dans la cavité gastrique.

L'estomac est refermé à l'aide d'une suture à deux plans, malaisée à cause de la situation très élevée, presque œsophagienne du pôle supérieur de l'orifice, mais qui, faite dans une direction perpendiculaire à la petite courbure, ne rétrécit pas la cavité gastrique.

Suites très simples, le malade quitte l'hôpital le quinzième jour.

La pièce opératoire montre un ulcère dont l'orifice a les
dimensions d'une grosse lentille, mais qui paraît très pro-

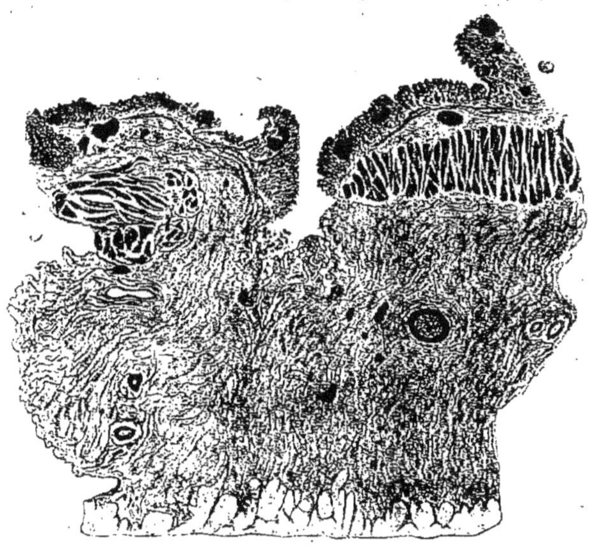

Fig. 1. — Coupe topographique de l'ulcère rétractile [1] (obs. I).

fond. La muqueuse qui l'entoure est rouge, enflammée,
adhérente aux plans sous-jacents, sillonnée de plis radiés.

La face péritonéale est occupée par un paquet de tissu à
la fois induré et graisseux, dans lequel on distingue difficilement les vaisseaux de la petite courbure, qui ont été
pourtant sectionnés au cours de l'intervention.

Après section de la pièce au niveau de l'ulcère (fig. 1), on

[1] Nous sommes heureux de remercier ici M. le professeur agrégé
Dubreuil qui a mis si aimablement son talent de dessinateur à notre
disposition.

voit que celui s'enfonce à 2 centimètres au moins, dépassant donc l'épaisseur de la paroi pour pénétrer en plein tissu inflammatoire.

Sur la coupe, on voit une grosse veine qui paraît thrombosée .

Histologiquement : il s'agit d'un ulcère en activité, comme en témoigne la zone de désintégration qui borde le cratère central.

Mais l'ulcère évolue au sein d'un tissu fibreux extrèmement dense qui s'est substitué à tous les plans normaux de la paroi gastrique au-dessous de la muqueuse, et qui se continue avec un tissu analogue occupant la base du petit épiploon (fig. 1).

Cette observation est donc un bel exemple d'ulcère rétractile de la petite courbure, non adhérent, et dont l'action déformante ne s'est fait encore sentir que sur la petite courbure.

Nous en rapportons maintenant une seconde qui nous paraît, au contraire, réaliser le type de l'étape ultime que peut atteindre cette forme particulière de l'ulcère chronique de la petite courbure.

OBSERV. II. — Delore et Santy *(Lyon Chirurgical*, mars 1914, obs. 6).

 Ulcère de l'estomac avec phénomènes intermittents de sténose pylorique incomplète et hématémèse. — Pseudobiloculation gastrique par diverticule pylorique au niveau d'un ulcère en évolution. — Résection de la poche inférieure. — Guérison.

J... Marie-Louise, quarante-deux ans, entre, le 5 août 1913, à l'hôpital de la Croix-Rousse, dans le service du Dr Delore, pour des troubles de la digestion gastrique accompagnés de phénomènes douloureux intenses.

Entre quatorze et vingt ans sont apparues des douleurs survenant peu après l'ingestion des aliments, et se reproduisant de la sorte pendant cinq à six jours, ces périodes douloureuses étant séparées par de longs intervalles de bien-être.

A partir de trente ans, les douleurs changent de caractère, leur apparition est plus tardive, survenant quatre à cinq heures après le repas, sous forme de brûlures *à irradiations dorso-lombaires*, avec régurgitations œsophagiennes très acides, et cet ensemble de phénomènes se poursuit ainsi jusqu'au moment où un vomissement alimentaire abondant soulage la malade.

Il y a onze ans, première hématémèse très abondante, qui coïncide d'ailleurs avec des métrorragies et survient après plusieurs crises douloureuses, particulièrement violentes, dont elle amène rapidement la cessation rapide et complète pour un temps. Depuis cette époque, si les vomissements ont été peu abondants, pouvant être séparés par des intervalles de plus d'un an, les périodes douloureuses, elles, ont réapparu tous les deux ou trois mois, avec, d'ailleurs, des variations considérables d'intensité. En outre, la malade signale que, depuis plusieurs années, jusqu'à ces derniers jours, elle est réveillée presque toutes les nuits, vers minuit, par des brûlures gastriques intenses, à irradiations dorsales, qui ont entraîné un état d'insomnie chronique.

A quatre reprises différentes, des périodes de crises particulièrement douloureuses se sont à nouveau terminées par une hématémèse abondante, dont la dernière remonte seulement à deux mois. En effet, les 22 et 23 mai derniers, la malade rejette brusquement par la bouche une quantité considérable de sang rutilant, tandis que s'installait un état d'anémie aiguë avec syncopes, qui inspirèrent de sérieuses craintes au médecin traitant.

Depuis lors, c'est-à-dire depuis deux mois, la malade n'a vomi que pendant trois jours, il y a de cela une semaine, il s'agissait de vomissements très abondants et constitués par un liquide aqueux contenant des aliments ingérés depuis plusieurs jours.

A l'entrée, il s'agit d'une malade très anémiée, amaigrie, sans force. L'abdomen est souple, de palpation aisée, on trouve un estomac très dilaté, siège d'un péristaltisme intense, et au niveau duquel on provoque facilement le clapotage gastrique. La palpation sur la ligne médiane, au-dessus de l'ombilic, réveille de la douleur sans que la main qui palpe ait à ce niveau une sensation tactile particulière.

Opération, 8 août 1913. — On trouve, dès l'incision de la paroi, un estomac très déformé et dont il est difficile, tout d'abord, de se faire une idée très exacte. Sur la ligne médiane, l'estomac se rétrécit brusquement, puis, à sa droite, reprend une poche dilatée qui semble, par son siège, être la première portion du duodénum, distendue au point de constituer une deuxième poche gastrique, et se termine en cul-de-sac largement arrondi dans le dédoublement du ligament gastrocolique.

On aperçoit alors, au niveau de la petite courbure, un segment du duodénum qui émerge au-dessus d'elle et semble adhérer par sa face antérieure à la face postérieure de l'estomac. En essayant de libérer cette adhérence pour mobiliser l'estomac qui adhère, de plus, fortement à la tête du pancréas, on constate, non sans surprise, que ce que l'on a pris pour une adhérence est l'implantation directe du duodénum sur l'estomac, en un point très anormal, et qui paraît considérablement modifié et induré.

La déformation apparaît alors nettement; il s'agit d'un estomac biloculaire, ou plutôt à fausse biloculation, puisque la poche inférieure, ou pylorique, est en réalité un diverticule énorme situé au-dessous du point d'abouchement du duodénum dans l'estomac, abouchement qui correspond à un ulcère ancien. Après avoir séparé la face postérieure de la sténose médiogastrique de la tête du pancréas, on pratique une pylorectomie atypique qui résèque toute la poche diverticulaire, le canal rétréci siège de l'ulcère et de l'implantation du duodénum, et enfin l'origine même du duodénum. Ce dernier est mobilisé au niveau de toute sa première portion, et, après suture de la brèche gastrique, on l'abouche dans l'estomac au niveau de sa face antérieure pour éviter la tranche. Les deux schémas qui accompagnent cette observation feront mieux comprendre ce qui fut fait que toutes les descriptions (fig. 3 et 4).

Suites opératoires simples. Aucune complication ne vient troubler la convalescence, si ce n'est une légère paralysie dans le territoire du radial, intéressant l'extenseur de l'auriculaire et de l'annulaire, due sans doute à une compression du bras pendant l'anesthésie et qui rétrocède rapidement.

5 septembre. — La malade quitte le service, mangeant absolument de tout, sans aucune douleur, sans troubles digestifs.

18 octobre. — Sur notre demande, la malade vient se montrer ; elle a engraissé de 3 kilogrammes et est en très bon état. La radioscopie qui, malheureusement, n'avait pu être faite avant l'intervention, montre une évacuation rapide du néo-estomac dans le jejunum, l'estomac se vide en quelques minutes.

20 juin 1914. — La malade est revue, elle est actuellement dans un état de santé florissant. Elle peut travailler et s'est placée comme domestique alors qu'aucun travail continu ne lui était possible avant l'intervention.

Examen de la pièce opératoire. — Cette pièce, dont nous avons essayé de reproduire le curieux aspect dans un schéma, était, au premier aspect, constituée par un énorme diverticule pylorique ou, du moins, appendu à un néopylore, et dont le volume correspondait à peu près au restant de l'estomac. Du pylore normal, il ne restait rien, car le duodénum s'implantait directement sur la face postérieure de

la petite courbure au sein d'un tissu inflammatoire, épaissi,
vascularisé, traduisant un processus ulcéreux en évolution.
A l'ouverture de cette poche, toute la muqueuse tapissant

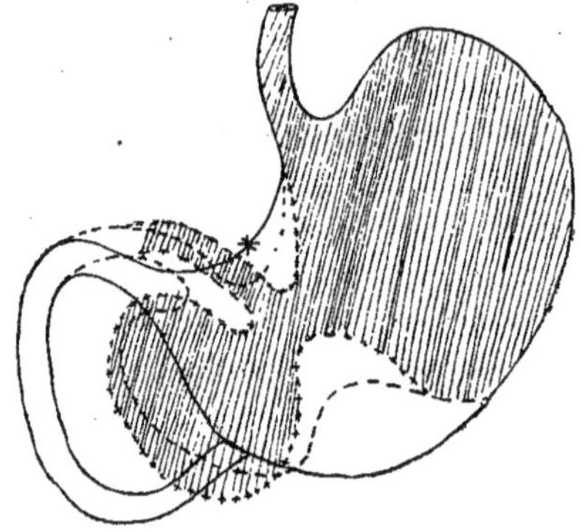

Fig. 2.

——————— Contour de l'estomac normal.
— — — Contour de l'estomac dans un stade intermédiaire.
+ + + Contour de l'estomac lors de l'intervention (schéma ombré).
★ Situation primitive de l'ulcère.

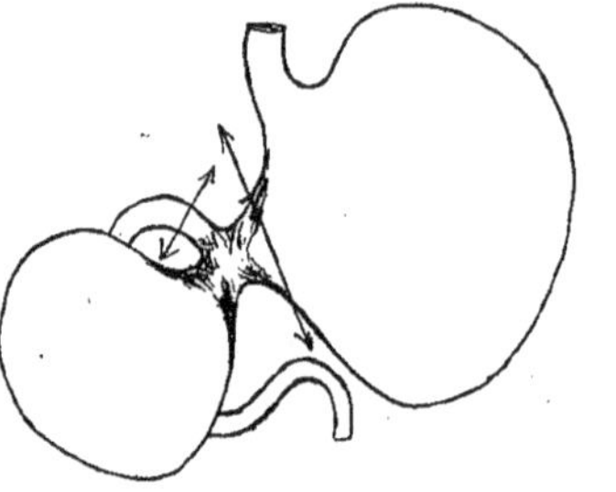

Fig. 3.

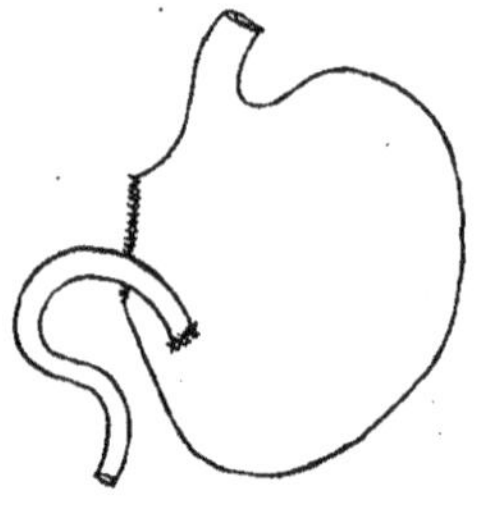

Fig. 4.

la sténose médiogastrique, était abrasée, avait perdu son
aspect velouté habituel pour revêtir une allure cicatricielle.
La véritable ulcération existait au niveau même du passage
gastro-duodénal sous la forme d'une perte de substance

occupant presque circulairement l'implantation duodénale. Toute la petite courbure adhérait, en outre, au péritoine pariétal postérieur.

Comme nous le disions déjà, en publiant cette observation, le fait qui frappait avant tout, lors de l'examen de la pièce opératoire, était l'association de lésions ulcéreuses aussi minimes avec une réaction plastique considérable. Il nous semble qu'en appliquant à ces lésions les remarques que nous formulions tout à l'heure, il devient assez aisé de les interpréter. Il s'agit là d'un ulcère de la petite courbure primitivement assez voisin du pylore, dont la tendance rétractile s'est fait tout d'abord sentir sur la petite courbure et a fortement rapproché le cardia du pylore tout en détruisant la presque totalité du sphincter pylorique.

La biloculation n'a dû être que secondaire et a succédé à la rétraction s'exerçant suivant une direction perpendiculaire à celle de l'axe gastrique (fig. 2).

Nous terminerons cette longue description de l'ulcère rétractile par cette remarque, anticipée, que cette lésion, malgré ses petites dimensions, parvient à déformer l'estomac et surtout à le biloculer plus intensément qu'aucun autre ulcère, en particulier que les lésions beaucoup plus vastes des faces ou même que les ulcères étendus de la petite courbure (Riedel).

Peut-être faut-il voir là, en plus de tendances évolutives particulières, le résultat de ce fait que les ulcères étendus se fixent souvent largement par simple adhérence, ou par pénétration vraie, aux organes voisins, et que la tendance rétractile normale de l'ulcère chronique est en partie combattue alors par la rigidité du viscère envahi.

B. ULCÈRE PÉNÉTRANT

Qu'il soit localisé à la petite courbure ou à une des faces de l'estomac, l'ulcère chronique aboutit fréquemment à la destruction complète de toute l'épaisseur de la paroi gastrique à son niveau, et c'est alors l'organe, viscère ou paroi abdominale, immédiatement au contact de la région ainsi perforée, qui, grâce à une adhérence protectrice, obture l'orifice, évite le danger de l'ouverture gastrique en péritoine libre, et constituant désormais le fond de l'ulcère, va à son tour en subir les attaques et la lente pénétration.

La petite courbure et la partie des faces gastriques qui l'environnent sont le siège des ulcères chroniques les plus fréquents. Si l'on jette un coup d'œil sur une coupe sagittale passant par l'axe médian du corps, on se rend facilement compte que cette zone de prédilection des ulcères correspond topographiquement à cette sorte d'angle dièdre que limitent la face inférieure du foie et la face antérieure et antéro-supérieure du pancréas, et qui, regardant en bas et en avant, est divisé par le petit épiploon et la petite courbure comme par une bissectrice (fig. 5). En bas et en avant, la paroi hépatique de cet angle pancréatico-hépatique se prolonge par la paroi abdominale en bas et en arrière, la paroi pancréatique se confond peu à peu avec le mésocôlon transverse.

C'est dans cette étroite loge, où contenu et contenant sont constamment au contact, que l'ulcère chronique

évolue en adhérant tôt ou tard au pancréas, au foie, à
la paroi abdominale ou au mésocôlon, devenus parfois
alors, de ce fait, non plus seulement paroi de la loge

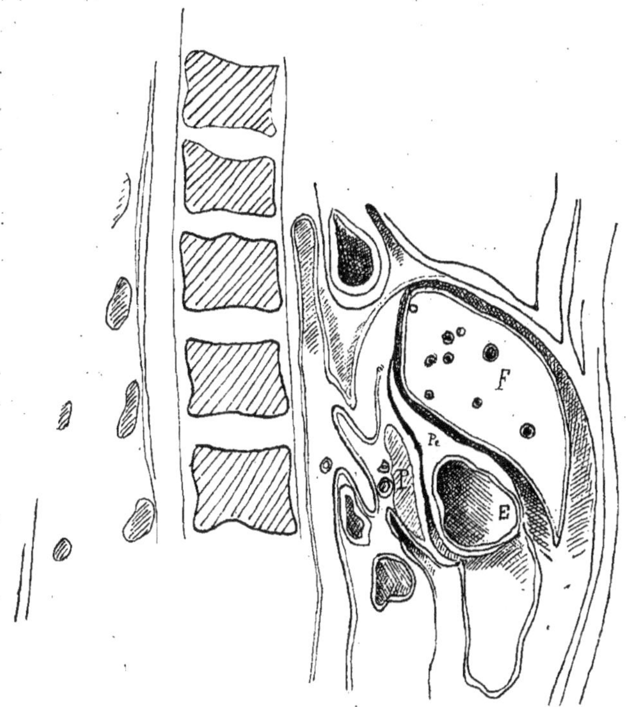

FIG. 5. — Schéma [1] de la loge pancréatico-hépatique
indiquant les rapports de la petite courbure avec les
organes auxquels elle adhère le plus souvent.

gastrique, mais bien paroi gastrique de fortune, lorsque
l'ulcère a largement détruit les tuniques gastriques.

Schwartz, qui un des premiers a bien étudié l'ulcère
pénétrant, lui décrivait de ce fait trois modalités diffé-

[1] Dû à la complaisance de notre collègue et ami Maurizot.

rentes, *stomaco-hépatique*, *stomaco-pancréatique* et *stomaco-abdominale* (pénétration de la paroi antérieure).

En réalité, à côté des cas nettement tranchés où un seul organe est atteint, il en est de plus nombreux peut-être, dans lesquels l'ulcère s'attaque simultanément à la petite courbure et à l'origine des faces, réalisant le type de l'ulcère en fer à cheval que Cruveilhier a déjà décrit en 1862 et que W. Mayo a rajeuni sous le nom d'ulcère en selle. En pareil cas, les adhérences aux organes voisins sont multiples et la pénétration de la lésion arrive, dans les cas extrêmes, à se faire à la fois dans le foie, le pancréas et la paroi abdominale.

Le mécanisme par lequel se produit la perforation de l'ulcère, aboutissant à sa pénétration dans les viscères a été interprété de différentes façons. Classiquement, depuis Cruveilhier, on admet que la soudure de la paroi gastrique à l'organe voisin précède la perforation et transforme celle-ci en une lente pénétration, tout d'abord de la couche de périgastrite interposée, puis ensuite de l'organe adhérent lui-même.

Schnitzler pense, au contraire, que la perforation gastrique serait toujours la conséquence d'une évolution rapide des lésions, aboutissant à l'ouverture de l'ulcère en péritoine libre. Mais tout aussitôt, les organes au contact s'accoleraient, serviraient tout d'abord de tampon obturateur pour devenir ultérieurement le fond de l'ulcère lorsque des adhérences secondaires auraient rendu solidaires l'estomac et le foie, l'estomac et le pancréas. Basée sur quelques constatations opératoires qui permirent à Schnitzler de vérifier l'obturation à peu près étanche d'une perforation d'ulcère récent, par le viscère le plus proche, cette théorie, *des perforations recouvertes*, est en désaccord avec les très nombreuses constatations faites par de multiples auteurs, qui ont tous signalé l'inondation septique du péritoine dans de semblables conditions et cela malgré l'obturation pancréatique ou hépatique toujours intermittente.

a) **Ulcère des faces, pénétration directe.** — Lorsque l'ulcère siège sur une des faces, à plus ou moins grande distance de la petite courbure, le tableau réalisé est assez simple et peut se décrire ainsi :

La pénétration de l'ulcère ne se révèle, le plus souvent, que par l'accolement intime aux viscères ou à la paroi, sans qu'une périgastrite intense traduise à l'avance la gravité de la lésion.

1° L'ULCÈRE PÉNÉTRANT DU FOIE. — La face inférieure du lobe gauche apparaît collée, en quelque sorte, à la paroi gastrique antérieure. Lorsqu'on cherche à séparer l'un de l'autre les deux viscères, on éprouve une assez grande difficulté qui n'est vaincue, ciseaux en main ou par simple traction, qu'en ouvrant plus ou moins largement l'estomac.

La perforation gastrique, arrondie, à bords taillés à l'emporte-pièce, ressemble, à s'y méprendre, à l'orifice d'un ulcère spontanément perforé.

La face hépatique au contact présente, elle aussi, au niveau du point d'adhérence maximum, une dépression circulaire de diamètre égal à la perforation gastrique. Un examen rapide montre que c'est là le fond de l'ulcère dont la paroi gastrique ne formait que les bords.

La pénétration hépatique est plus apparente que réelle, le parenchyme au niveau du foyer d'adhérence est en effet tapissé par une épaisse couche fibreuse, sorte de *glissonite* localisée, et c'est dans ce tissu conjonctif épaissi que s'est creusé le plus souvent l'orifice plus ou moins large qui prolongeait l'ulcère gastrique.

Jedlicka a longuement insisté sur cette couche fibreuse interposée entre le foie et l'estomac, c'est à ses dépens qu'il conseillait le clivage aux ciseaux des deux viscères adhérents.

En réalité, le foie présente, en outre, des lésions assez particulières, de dégénérescence fibreuse, qui rappellent autour de l'ulcère chronique, les lésions hépatiques observées autour des vieilles cholécystites.

C'est cet état fibreux du parenchyme qui explique que l'on puisse, à l'exemple de Brenner, arriver à sculpter dans le foie un fragment destiné à rester adhérent à l'estomac et à obturer l'ulcère pénétrant au cours d'une exérèse, sans avoir d'hémorragie.

Dans les ulcères de grand diamètre, il peut exister des lésions hépatiques plus étendues, mais toujours du même type.

2° ULCÈRE ADHÉRENT AU PANCRÉAS. — C'est là le type le plus fréquent de l'ulcère pénétrant et il est très exceptionnel que, dans un cas d'ulcère étendu, la face postérieure de l'estomac soit entièrement indépendante de la face antérieure du pancréas, et que tout au moins il n'y ait pas une symphyse étroite de l'arrière-cavité des épiploons.

Sur les 32 cas d'ulcère du corps traités par la gastrectomie dont nous rapportons l'observation, il en était 20 d'adhérents. 6 fois le pancréas était le seul organe fixé à l'estomac; dans 4 cas, il était adhérent en même temps que le foie et, dans 3 autres, la paroi était également adhérente. C'est-à-dire que, dans 13 cas, le chirurgien a eu à libérer la face postérieure de l'estomac du pancréas plus ou moins intimement fixé.

Nous ne reviendrons pas, à propos du pancréas, sur la description générale que nous venons de faire pour le foie.

Mais il existe certaines particularités qu'il faut cependant souligner.

Le diamètre des ulcères pénétrant le pancréas est souvent plus considérable que celui des ulcères antérieurs.

L'anatomie normale de la région prépancréatique entraîne quelques particularités lors de l'évolution de l'ulcère. Le péritoine prépancréatique et le tissu sous-péritonéal s'épaississent ici comme au niveau du foie et ils édifient assez souvent, autour de l'ulcère, une tuméfaction inflammatoire assez importante qui peut en imposer pour une tumeur réelle lorsqu'on éverse l'estomac en le réclinant vers le haut pour libérer sa face postérieure. Il ne s'agit en réalité que d'un œdème inflammatoire infiltrant le tissu sous-péritonéal dans la presque totalité de l'étendue pancréatique, mais qui disparaît extrêmement vite, après l'ablation de l'ulcère. Il est impossible de le retrouver à l'autopsie de sujets ayant succombé à une intervention au cours de laquelle on avait pu en constater l'existence.

Il semble aussi, d'après les conceptions classiques

et les examens histologiques publiés (Hayem et Lion,
Roux et Joly) que la pénétration du pancréas intéresse le parenchyme glandulaire, plus directement
qu'au niveau du foie. On a même signalé des cas assez
nombreux, dans lesquels la désintégration de la glande
avait pu atteindre un de ses vaisseaux importants dont
l'ulcération avait entraîné une hémorragie foudroyante.

Nous avons cependant pu constater dans plusieurs
cas (obs. 91, 92, 43) que, ici comme dans la pénétration hépatique, la profondeur de l'ulcère est due en
grande partie aux mêmes phénomènes d'épaississement de la paroi gastrique et à l'édification conjonctive
prépancréatique à laquelle nous faisions allusion tout
à l'heure, avec cette différence cependant que le fond
de l'ulcère lui-même paraît toujours plus intéresser le
parenchyme glandulaire qu'il n'intéressait le tissu
hépatique. On ne pourra qu'exceptionnellement, et
dans les cas peu invétérés, trouver un plan fibreux
permettant de conserver à l'ulcère perforé un cou-
vercle taillé sans danger dans les plans prépancréa-
tiques.

Dans tous les autres cas, pareille manœuvre intéres-
serait à coup sûr le parenchyme glandulaire sain, et
tous les chirurgiens connaissent le danger d'une telle
manœuvre, des plus hémorragiques chez le vivant.

Nous ne ferons que signaler, sans longue description, la soudure réalisée par l'ulcère, du mésocôlon
transverse à l'estomac ; elle se confond le plus souvent
avec l'adhérence pancréatique, mais sa possibilité doit
être toujours présente à l'esprit lorsqu'on libère un tel

ulcère, à cause de la gravité toute particulière des blessures vasculaires de ce méso.

3° ULCÈRES ADHÉRENTS A LA PAROI ABDOMINALE ANTÉRIEURE. — Très rare, isolée, la pénétration de la paroi est chose fréquente en tant que complication d'un ulcère étendu et intéressant d'autres organes.

Son principal intérêt est de fixer en avant le bloc inflammatoire réalisé par l'ulcère et ses adhérences et de gêner considérablement l'accès de l'estomac ou du moins de toute sa moitié gauche.

C'est en effet au niveau de la région gastrique non recouverte par le lobe gauche du foie, que se fera l'adhérence, puis la pénétration de la paroi abdominale. C'est-à-dire en un point qui, le plus souvent, correspond à la face profonde du grand droit gauche, plus ou moins intéressé par la perforation.

Etant donné ce que nous savons de la nature de telles adhérences, qui ne peuvent être libérées qu'en perforant l'estomac, ou en réséquant un fragment de l'organe adhérent, l'existence de la pénétration de la paroi abdominale par l'ulcère arrive à constituer une sorte de cloisonnement infranchissable, séparant de la ligne médiane, voie d'accès normale de l'estomac, toute la moitié gauche de la loge gastrique.

Elle a donc, au point de vue pratique et, en particulier, au point de vue des opérations palliatives, une portée considérable puisqu'elle interdira toute exploration du segment gastrique sus-jacent aux lésions.

b) **Adhérences et pénétrations secondaires des**

ulcères de la petite courbure. — Nous avons déjà
signalé ce mécanisme particulier, grâce auquel les
ulcères de la petite courbure ayant provoqué à leur
niveau une grosse réaction épiploïque, peuvent secondairement pénétrer la tumeur inflammatoire ainsi
formée. Après l'avoir transformé en une cavité annexe
de l'ulcère, niche diverticulaire typique, l'ulcère
aborde secondairement le foie et le pancréas, fixés
eux-mêmes par des adhérences à la tumeur, et les
pénètre.

C'est là un fait assez fréquemment observé dans les
cas d'ulcère de la petite courbure, accompagnés de
périgastrite volumineuse ayant simulé une tumeur au
cours de l'examen clinique. La pseudo tumeur inflammatoire, ulcérée, constituée par des tissus scléreux et
durs, peut d'ailleurs en imposer au début de l'intervention pour un cancer, et faire hésiter l'opérateur
inquiété par la présence des adhérences intenses aux
organes voisins. L'inverse peut également se produire,
et nous avons eu récemment l'occasion d'observer un
ulcère diverticulaire de la petite courbure, qui, macroscopiquement, rappelait, on ne peut plus fidèlement,
une lésion bénigne du type que nous venons de décrire,
un examen histologique nous a convaincu qu'il s'agissait en réalité d'un de ces cancers ulcérés dont
Delore et Alamartine[1] ont montré le peu de malignité, et sur lesquels nous aurons l'occasion de
revenir.

[1] Estomac biloculaire et ulcère en évolution (*Revue de chirurgie*,
1909).

C. ULCÈRE EN SELLE

Fréquemment, l'ulcère chronique de la région médiogastrique, au lieu de rester localisé à l'une des faces ou à la petite courbure, se présente sous la forme d'une ulcération elliptique, qui embrasse simultanément les deux faces dans leur région la plus élevée, et la petite courbure intermédiaire. C'est là l'ulcère en fer à cheval de Cruveilhier, l'ulcère en selle de Mayo.

Les dimmensions en sont extrêmement variables, depuis l'ulcère de la petite courbure un peu étendu, de 2 centimètres de diamètre, jusqu'à la large perte de substance qui empiète très bas sur chacune des faces, et dont l'étendue transversale peut atteindre 7 à 8 centimètres, alors que le diamètre le plus petit mesure sur la petite courbure 3 à 4 centimètres.

Il peut, lui aussi, évoluer assez longtemps sans adhérer. Mais il nous a semblé, à lire les descriptions opératoires des auteurs, que c'était là une des formes à adhérences précoces, et dont l'adhérence même devait être un des facteurs d'étendue.

L'ulcère en selle est fréquemment *pénétrant*, mais la destruction qu'il fait subir aux parois gastriques est fort inégalement répartie dans ses diverses portions.

C'est en général au niveau du pancréas que la pénétration est la plus accusée. Lorsque l'ulcère en selle est uniformément pénétrant dans le pancréas, le petit épiploon intermédiaire et le foie, il prend si on l'isole de ces organes, en reconstituant la totalité de la perforation, l'aspect d'une brèche elliptique échancrant la

petite courbure plus ou moins bas, comme le ferait
l'ablation d'un segment gastrique, à ce niveau, entre
deux coups de ciseau. Si bien que, lorsque les dimensions en sont très grandes, l'estomac apparaît alors
comme presque coupé en deux par l'ulcère, la grande
courbure persistant seule pour réunir les deux segments, cardiaque et pylorique.

C'est dans de tels ulcères en selle, dont les dimensions transversales sont très étendues, que la paroi
gastrique arrive à être prise à son tour au-dessous du
bord antérieur du foie et que dès lors, à toute une partie
qui comprend souvent plus de la moitié de la circonférence d'un segment annulaire de la paroi gastrique, s'est
substituée une paroi d'emprunt formée de tissus indurés, calleux, inflammatoires, appartenant au pancréas,
au petit épiploon, au foie et à la paroi abdominale.
Nous n'avons pas besoin d'insister beaucoup pour faire
prévoir d'avance, combien la région médiogastrique est
de ce fait modifiée dans ses dimensions et dans sa forme.

D. CAVITÉ DES ULCÈRES PÉNÉTRANTS ET NICHES DE HAUDECK

L'étude radiologique systématique des ulcères gastriques, après ingestion de bismuth, a permis de constater que les ulcères pénétrants se traduisent, à l'écran,
ou sur le cliché, par une tache sombre de volume
variable, que dessine le bismuth accumulé dans leur
cavité. De là le nom de diverticules par ulcère, de
niche de Haudeck, qu'on leur a donné, associant la
signification du symptôme au nom de celui qui, le
premier, en a signalé l'importance.

Ce que nous savons maintenant des dimensions si variables, des différents ulcères et de leurs formes si différentes, nous permet d'envisager les particularités de leurs cavités.

Le type le plus parfait du diverticule, celui qui incontestablement pourra donner l'image radioscopique la plus nette, est l'ulcère profond, arrivant à creuser dans les organes voisins, et mieux encore dans le tissu scléro-adipeux du petit épiploon infiltré, une véritable logette, en communication avec la cavité gastrique.

C'est de la sorte également que les ulcères en selle peu étendus dans le sens axial, créeront au niveau de la petite courbure une cavité qui s'enfoncera profondément, entre le foie et le pancréas ulcéré, dans le petit épiploon.

Par contre, les ulcères ayant largement détruit la paroi gastrique présenteront une cavité relativement beaucoup moins profonde, car ici la hauteur de leurs bords sera proportionnellement diminuée, par l'énorme étendue de l'ulcération. La déformation gastrique primera le diverticule qui n'existera réellement, que lorsque en un point, au niveau du petit épiploon le plus souvent, le processus ulcéreux aura creusé un récessus plus profond encore que le reste de l'ulcération.

§ 3. — ANATOMIE PATHOLOGIQUE
ET PATHOGÉNIE DES ESTOMACS BILOCULAIRES PAR ULCÈRE

Il est actuellement classique de considérer la sténose médiogastrique par ulcère comme une des complications, dues à la guérison de l'ulcère simple. Langerhans, Grünfeld, Doyen, Perret, Marion, Castellani, Guillemot, Bouveret ont de la sorte considéré que l'ulcère gastrique déformait l'estomac et entraînait la formation d'une sténose médiogastrique, tout d'abord par la périgastrite intense à laquelle il donne lieu, puis ensuite, par la cicatrisation de la perte de substance qu'il a créée et qui sera d'autant plus profonde, d'autant plus étendue que l'ulcère aura eu une évolution plus longue, plus chronique.

Cette hypothèse n'avait en somme rien que de très logique en soi, mais elle présente cependant le double inconvénient d'être très incomplète et de répondre à une minorité de cas ; en outre, elle aboutit à cette conclusion erronée et dangereuse : que le traitement des sténoses médiogastriques, *consécutives* aux ulcères, s'adressant à une lésion cicatricielle, devra, comme l'a écrit Pouchet, considérer « que la *lésion causale n'est rien* au moins par elle-même, étant la plupart du temps un ulcère guéri ou torpide et qui ne se manifeste en général, que par une conséquence exclusivement mécanique, la constriction de l'estomac entre ses deux orifices ».

Le résultat d'une telle conception se juge aisément par la thérapeutique chirurgicale de l'estomac biloculaire, la plus répandue à l'heure actuelle, qui comporte un maximum d'opérations palliatives, dirigées uniquement contre la déformation.

La réalité des faits est, croyons-nous, tout autre, et il est impossible d'isoler dans une étude anatomique de la biloculation par ulcère, la lésion causale et la déformation, qui ne font qu'un.

C'est parce que cette démonstration est la base même de l'argumentation du traitement radical, par l'exérèse de la sténose médiogastrique, que nous allons rapidement exposer ici les raisons qui motivent une telle théorie.

I. La sténose proprement dite.

A. BILOCULATION CICATRICIELLE

Une déformation dite cicatricielle consécutive à la *guérison* d'une lésion ayant évolué antérieurement, doit, nous semble-t-il, avoir pour principal caractère de ne s'accompagner cliniquement ou anatomiquement d'aucune manifestation, qui soit encore de nature inflammatoire et qui puisse continuer de ce fait à modifier l'architecture et l'importance de cette déformation.

En d'autres termes, une lésion vraiment cicatricielle, est quelque chose d'immuable, de définitif, qui seulement à ce prix aura droit au bénéfice des opérations palliatives.

Dans quelles limites la sténose médiogastrique par ulcère répond-elle à cette définition ?

Il nous a paru, d'après les constatations opératoires qu'il nous a été donné de faire, et à la lecture des observations publiées, qu'une quantité très minime de cas pouvaient vraiment être considérés comme étant de nature cicatricielle.

En effet, dans beaucoup de travaux, le mot cicatriciel sert à désigner en bloc, une foule de lésions diverses que les auteurs groupent sous cette même étiquette, dans la seule pensée de marquer fort probablement leur apparition tardive après une évolution prolongée d'ulcère chronique.

Deux ordres de constatations permettent rapidement en effet de prouver que l'ulcère causal est presque toujours dans ces cas encore en activité.

a) **Constatations cliniques permettant d'affirmer que l'ulcère en cause est en évolution.** — La symptomatologie des sténoses médiogastriques comprend dans la grande majorité, en plus des signes de sténose, un certain nombre de symptômes indubitables d'ulcère en évolution.

Les douleurs sont signalées par tous les auteurs, nous montrons plus loin leurs caractères, elles sont en relation avec les phases d'activité digestive, à irradiations dorsales ou thoraco-scapulaires gauches, n'ont bien souvent de différent avec les anciennes douleurs d'ulcères ressenties depuis longtemps par les malades qu'une recrudescence d'intensité dans les paroxysmes, et la continuité de ceux-ci.

De plus, l'action mécanique de la sténose médiogastrique peut entraîner l'apparition de phénomènes douloureux liés à la distension, à la lutte de la musculature de la poche supérieure contre l'obstacle mésogastrique, fait dont Spannauss, entre autres, a bien montré l'importance. Mais la douleur irradiée, la douleur en broche par exemple, ne peut être due à autre chose qu'à l'évolution de l'ulcère et aux phénomènes inflammatoires qui l'accompagnent.

Les hématémèses coïncident fréquemment avec

l'apparition des signes de sténoses médiogastriques, beaucoup d'observations signalent leur présence : sur 34 *observations* originales rapportées par Spannauss, il en est 12 qui relatent l'existence d'hémorragies, peu avant l'intervention. Il n'est pas de signe plus évident de l'activité franche d'une lésion gastrique.

L'examen local enfin, par la défense locale qu'il provoque, la douleur irradiée qu'il ravive, ou la tumeur qu'il permet de percevoir dans bon nombre de cas, est très instructif, en ce qui concerne la nature évolutive des lésions qu'il décèle. Nous ne parlerons pas ici des constatations radioscopiques, qui constituent souvent aussi un argument de tout premier ordre et de même signification.

b) **Les constatations opératoires ou cadavériques.** — Riedel, qui est certainement un des opérateurs ayant la plus grosse autorité en matière d'ulcère gastrique, avouait en 1909 qu'il n'avait eu qu'une fois l'occasion d'observer un estomac biloculaire dont les lésions de sténose lui aient paru de nature purement cicatricielle.

Parmi les observations que nous rapportons, il en est quelques-unes dans lesquelles l'examen *macroscopique*, et celui-là seulement, permet de conclure à uneorigine cicatricielle pure, non contestable (Mathieu, Petersen, Moskovickz); il en est d'autres par contre qui, signalées comme telles par leurs auteurs, semblent liées à une origine inflammatoire probable, soit à cause du voisinage d'un ulcère encore en activité (Tuffier et Roux-Berger), soit parce que l'histoire clinique du malade contient un épisode aigu récent (hémorragie grave un mois avant l'opération dans un cas de Küttner), soit enfin parce que l'anneau cicatriciel médiogastrique est encore entouré d'adhérences inflammatoires récentes (Caspersohn) que l'histoire clinique avait d'ailleurs pu faire prévoir (Büdinger).

A l'heure actuelle il n'est permis de considérer comme étant de nature cicatricielle que les sténoses médiogastriques, dont l'histoire clinique ne renferme, mis à part une histoire ancienne d'ulcère éteint depuis longtemps (disparition totale des douleurs, des hématémèses, et des troubles digestifs depuis plusieurs années), qu'une symptomatologie de sténose mécanique. L'examen anatomique ne doit d'autre part révéler que des lésions purement cicatricielles. C'est-à-dire une déformation régulière, sténosant la région moyenne de l'estomac, qui paraît étranglée dans un anneau fibreux plus ou moins large, correspondant à une cicatrice d'ulcère, visible seulement sur la face séreuse de l'organe, sous la forme d'une tache blanchâtre et étoilée, sans qu'aucune perte de substance, aucun cratère, d'aspect si éteint soit-il, ne puisse être trouvé sur la face muqueuse, dont la cicatrisation réelle se caractérise par le retour *ad integrum*, ou la persistance de lésions si minimes, que seul l'examen histologique peut démontrer leur origine.

Le professeur Tripier, dans la thèse de son élève Duplant, a d'ailleurs bien démontré ce qu'il fallait penser de ces ulcères chroniques *dits cicatrisés*, et qui ne sont, en réalité, que des *ulcères anciens*.

L'ulcère ancien possède des bords saillants, des parois épaissies par une réaction conjonctive intense.

Toutes les tuniques sont infiltrées d'éléments embryonnaires à son voisinage.

Les artères présentent de l'endartérite oblitérante qui se rencontre partout autour de l'ulcère et démontre son *activité*.

Dans certains cas, plus tard, les éléments conjonctifs prolifèrent et se substituent aux cellules rondes, surtout aux bords et dans le fond de l'ulcère. Certains auteurs considèrent ce stade comme un *stade de guérison ;* en réalité, le professeur Tripier a constaté qu'il n'y a pas de tissu cicatriciel limitant cette perte de substance. Ces ulcères ont l'air éteints à cause de leur pauvreté en vaisseaux et en productions cellulaires, mais ne diffèrent pas autrement des autres ulcères dits en évolution.

Comme conclusion, le professeur Tripier admet que les ulcères capables de se cicatriser réellement sont de formation récente.

C'est dire que tous les cas qui comportent l'existence d'une *perforation persistante de la muqueuse*, alors même que cette perforation est entourée de tissu scléreux et paraît avoir perdu toute activité évolutive, ne doivent pas être considérés comme des cas guéris. Le contrôle histologique aura tôt fait d'ailleurs de démontrer, comme dans la très intéressante observation de Cabanès rapportée dans la thèse de Pathault (Paris, 1907), l'existence de très nombreuses cellules inflammatoires embryonnaires dans la sous-muqueuse avoisinant l'ulcère, de lésions d'endovasculite, et d'infiltration embryonnaire des parois des vaisseaux, et enfin la présence de signes d'inflammation subaiguë dans la couche musculaire.

Il s'agit là, à n'en pas douter, de lésions à évolution, très ralentie, mais qui ne sont pas arrivées à l'état cicatriciel adulte, et commes telles capables de se remanier, et d'accentuer encore les déformations, ou de reprendre sous une influence quelconque une activité nouvelle.

La production du tissu fibreux périulcéreux, les traînées conjonctives plus ou moins abondantes qui infiltrent les anneaux de biloculation, sont bien, à n'en pas douter, une *réaction cicatricielle* de la paroi gastrique, et constituent un *processus de guérison*. Mais il ne s'ensuit pas que l'ensemble de la lésion soit pour cela *guéri*, et il serait difficile de concevoir que la paroi gastrique ulcérée et enflammée se comportât autrement lors de la formation d'une sténose médiogastrique que ne le font, sur les autres conduits du tube digestif ou du système urinaire, les sténoses inflammatoires, dites cicatricielles, mais considérées comme des lésions constamment en évolution dans la majorité des cas, et traitées comme telles si possible.

Les adhérences intimes d'une sténose médiogastrique avec les organes voisins doivent également faire douter de la nature cicatricielle pure de ces lésions. C'est là d'ailleurs une règle générale en pathologie péritonéale que de voir la symphyse de la séreuse devenir de moins en moins serrée avec une guérison de plus en plus avancée, la persistance indéfinie d'adhérences vélamenteuses, de voiles membraneux, de pseudo-ligaments, pourront témoigner toujours de l'évolution antérieure d'une lésion inflammatoire disparue ; une soudure étroite d'un organe au viscère voisin signifiera toujours lésion évolutive. Nous n'en voulons pour preuve que le critérium donné par les auteurs signalant la guérison d'un ulcère chronique de l'estomac, obtenue exceptionnellement par une opération palliative, et qui n'est autre que la libération spontanée des adhérences existant lors de la première intervention, avec le pancréas (Riedel) ou avec le foie (Brenner).

Des quelques données qui précèdent, se déduisent facilement les caractéristiques de l'estomac biloculaire cicatriciel. Il constituera son type le plus schématique sous la forme d'un étranglement fibreux souvent des plus restreints, véritable sténose en ficelle occupant soit la partie moyenne de l'estomac, soit assez souvent aussi un siège plus voisin du cardia.

Il s'agit presque toujours de biloculation symétrique (Spannaus) résultant de ce que l'anneau cicatriciel, n'étant pas adhérent, restera axial, et la biloculation apparaîtra dès lors comme formée également par la grande et la petite courbure ; quant au volume réciproque des deux segments gastriques, il dépend à la fois du degré de retrécissement de la sténose médiogastrique et de l'association possible d'une sténose pylorique.

La poche cardiaque, très volumineuse lorsque l'anneau cicatriciel est très étroit (il admettait à peine le passage d'une pince dans le cas de Mathieu), est capable dès lors d'en imposer au premier aspect pour l'estomac tout entier. Inférieure à la pylorique dans le cas de sténose associée du pylore, la poche cardiaque peut même en ce dernier cas conserver un volume prédominant si, comme dans le cas de Petersen, c'est la sténose médiogastrique qui reste encore la plus serrée,

B. LES STÉNOSES MÉDIOGASTRIQUES PAR ULCÈRE
CHRONIQUE EN ÉVOLUTION

Ce que nous avons vu à propos de la description anatomo-pathologique des ulcères du corps et en particulier des ulcères de la petite courbure, nous a déjà presque complètement montré par quels différents mécanismes ils étaient capables de réaliser la sténose médiogastrique.

En règle générale, nous pouvons schématiser d'emblée le processus d'après lequel ils parviennent à rétrécir l'estomac dans sa portion la plus large et qui semblerait dès lors capable de compenser au maximum la déformation, en considérant que l'ulcère chronique agit : par *la perte de substance* qu'il élabore dans la paroi gastrique, et *les fixations anormales* de l'estomac aux viscères voisins qu'il entraîne, par les lésions dont il provoque l'apparition dans tout le segment gastrique annulaire passant par lui, *lésions d'ordre inflammatoire* dans l'évolution desquelles *le spasme médiogastrique* joue un rôle important.

a) **Rôle de la perte de substance et des adhérences aux viscères voisins dans la biloculation par ulcère chronique.**

1º DANS LES ULCÈRES DE LA PETITE COURBURE. — Le rôle prépondérant de l'ulcère de la petite courbure, parmi tous ceux qui se compliquent de biloculation, a été signalé depuis longtemps, mais c'est Riedel qui a le premier montré par quel processus cet ulcère réalisait son action déformante.

Nous avons vu, en décrivant la forme rétractile de l'ulcère, comment peut s'expliquer avec une lésion aussi réduite en apparence une telle intensité des déformations ; nous n'y reviendrons donc pas ici.

En général, l'ulcère rétractile reste de très petites dimensions malgré sa longue évolution, et pendant longtemps la réaction inflammatoire qu'il provoque du côté du péritoine se borne à entraîner l'apparition d'une tumeur sclérolipomateuse dans le petit épiploon, par l'intermédiaire duquel il finit par adhérer, puis par pénétrer le foie ou le pancréas.

Libre d'adhérence, il donne naissance à une sténose médiogastrique dont notre observation 40 est un cas typique. La lésion ulcéreuse réduite à un cratère admettant à peine le manche d'un porte-plume, siège soit au niveau même de la sténose, soit, comme dans notre cas, sur le versant cardiaque de celle-ci.

Vue par sa face péritonéale (fig. 6), la région sténosée est d'ailleurs peu modifiée, le péritoine ne présente pas de réaction nettement visible, pas de vascularisation anormale, et en amont et en aval de l'anneau rétréci les deux poches, cardiaque et pylorique, s'évasent régulièrement, sans que le processus pathologique s'accuse autrement que par l'épaississement épiploïque de la petite courbure.

La face muqueuse apparaît, examinée du côté cardiaque, constituée un peu comme un pylore normal, sorte de cône aboutissant à l'orifice de la sténose, sillonné par des plis nombreux et souples de la muqueuse paraissant seulement enserrée dans un lien, qui l'obligerait à réduire son étendue en diminuant considérablement la lumière gastrique, devenue un pertuis de deux centimètres.

Seule l'existence au pôle supérieur, juste au-dessus

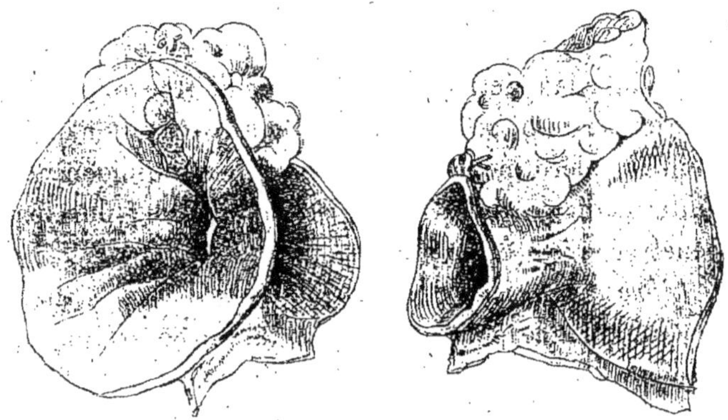

Fig. 6. — Pièce opératoire de résection médiogastrique (obs. 40). — Biloculation due à un ulcère lenticulaire de la petite courbure visible par la poche cardiaque [1].

de la lumière du passage sténosé, d'un cratère lenticulaire, vient signer la nature ulcéreuse de la lésion.

La palpation permet d'ailleurs de trouver que, sous son petit volume apparent, l'ulcère cache une étendue considérable de tissus infiltrés qui l'entourent sous la forme d'un bloc dur, cartonné, occupant toute la petite courbure au niveau de l'anneau de sténose, et se prolongeant par l'épaississement épiploïque sus-jacent.

[1] Dessin dû à l'obligeance de notre ami le Dr P. Bonnet.

Par contre, le reste du segment annulaire rétréci est peu modifié ; il est surtout épaissi par une infiltration partie d'en haut, mais qui en augmente peu la consistance, et l'impression qui se dégage de cet examen est que la diminution de calibre médiogastrique paraît surtout due à un manque d'étoffe, résultat de la lente destruction sournoise effectuée par l'ulcère. Une section de la pièce effectuée suivant l'axe gastrique et passant par l'ulcère confirme d'ailleurs cette impression. Au niveau de la petite courbure, tous les plans normaux de la paroi gastrique sont remplacés par un tissu fibreux criant sous le couteau et que pénètre profondément l'ulcère, réduit, peu étendu sans doute, mais dont le cratère étroit est tout entier creusé dans une gangue inflammatoire qui, elle, diffuse en amont et en aval, sur la petite courbure, et constitue un véritable éperon du côté de la lumière gastrique, que dissimulait la muqueuse saine et plissée.

La coupe passant par la grande courbure montre par contre les trois tuniques à peine modifiées macroscopiquement, par un épaississement diffus portant sur la couche sous-muqueuse et sous-péritonéale.

Un examen histologique topographique des lésions ne fait que compléter la vue d'ensemble donnée par l'examen macroscopique (fig. 7). Une coupe passant par l'ulcère nous montre celui-ci avec les caractères typiques de l'ulcère chronique sur lesquels il est inutile d'insister, sauf cependant en ce qui concerne une particularité que nous avions déjà signalée à propos de l'ulcère rétractile déjà décrit, à savoir l'énorme réaction inflammatoire conjonctive qui détruit entièrement la continuité de la paroi normale de l'estomac, remplacée dans toute l'étendue de la zone que la palpation montrait indurée par une masse à la fois inflammatoire et fibreuse.

A ce niveau, les vaisseaux sont ou thrombosés ou en voie d'oblitération, et les nerfs si nombreux de la petite courbure présentent les multiples lésions signalées par

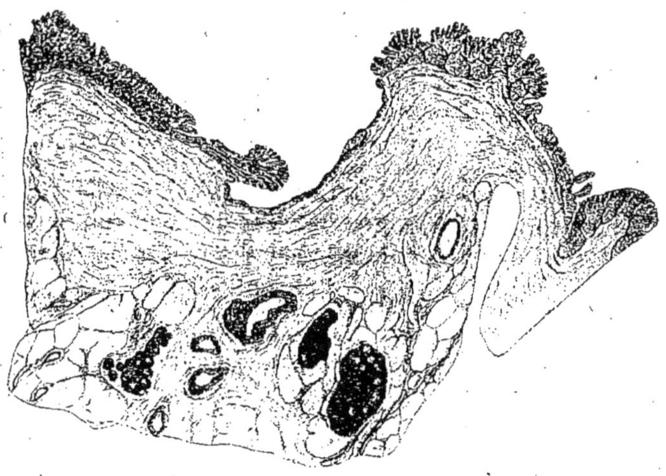

Fig. 7. — Coupe de la pièce précédente vue à un très faible grossissement. 3 diamètres.

Lœper et Schulmann dans leur description d'un ulcère analogue.

Examinée histologiquement, la région de la sténose opposée au siège de l'ulcère montre par contre un minimum de lésion.

Chez une malade du Dr Barjon (obs. 42), le Dr Delore

avait trouvé une sténose médiogastrique extrêmement
serrée, par ulcère chronique de la petite courbure, associé d'ailleurs à un second ulcère plus récent au voisinage du cardia.

L'examen histologique de la sténose, en un point
éloigné de l'ulcère, pratiqué au laboratoire d'anatomie
pathologique de la Faculté, a donné lieu aux constatations
suivantes : « On ne voit ni dans la muqueuse, ni dans
le muscle, ni dans le tissu sous-séreux aucune nappe
ou traînée cicatricielle. Sans l'affirmation que ce point
là correspond à une sténose, on ne s'y arrêterait pas.
On peut seulement noter l'hyperplasie des glandes
gastriques, et l'épaississement des points lymphoïdes
de la muqueuse. En outre le muscle gastrique ne se
présente pas avec son aspect normal sur la plus grande
partie de la coupe. Au lieu d'offrir des faisceaux
franchement coupés transversalement ou obliquement, ou longitudinalement, on peut remarquer que
ces faisceaux se montrent souvent comme en volute
ou en tourbillon, rappelant l'aspect qu'on leur voit
offrir dans certains léïomyomes. Il n'y a pas trace de
sclérose intrafasciculaire, ni sous-péritonéale, ni sous-
séreuse. » Un second examen a été fait de façon
identique chez une autre malade de Barjon et Delore
(obs. 87), et a donné des résultats superposables, à
cela près cependant, qu'il existait en outre quelques
lésions inflammatoires discrètes sous formes d'amas
de petites cellules embryonnaires, disséminés dans le
muscle.

*Lorsque l'ulcère de la petite courbure est devenu
pénétrant*, soit qu'il s'accole directement au foie ou au

pancréas, soit qu'il les pénètre seulement après avoir donné naissance à une cavité profonde creusée dans le tissu scléro-lipomateux du petit épiploon, l'aspect général de la biloculation reste le même dans ses grandes lignes; ici encore c'est au niveau de la petite courbure que prédominent les lésions, le restant du segment annulaire conserve à peu de chose près sa consistance et son aspect normal.

Comme précédemment, la biloculation est avant tout le fait d'une diminution locale de l'étoffe gastrique résultant de la rétraction et de la destruction de la petite courbure alors que la partie du segment rétréci qui confine à la grande courbure apparaît au contraire très peu modifié à la vue et au palper. Seul un léger épaississement de la totalité de la paroi gastrique, paraissant développé surtout aux dépens de la tunique musculaire, traduit macroscopiquement les lésions. Histologiquement on observe les mêmes modifications très minimes que dans le cas précédent.

Par contre au niveau de la petite courbure nous retrouvons l'enduration étendue avec au centre l'orifice à l'emporte-pièce conduisant soit aux lésions pancréatique ou hépatique, soit à une niche ulcéreuse creusée en plein tissu inflammatoire et dont le fond seul est représenté alors par le parenchyme glandulaire peu pénétré lui-même.

De la fusion intime existant entre la petite courbure et l'organe adhérent, résulte une forme un peu spéciale de l'estomac biloculaire, qui devient souvent dès lors *fortement asymétrique.* La biloculation n'apparaît plus en effet également constituée aux dépens des deux bords de l'estomac convergeant l'un vers l'autre, mais bien plutôt, comme une profonde encoche de la grande courbure qui semble attirée vers l'ulcère.

En outre, de l'adhérence à un organe, résulte, comme nous le disions plus tôt, une augmentation souvent considérable du diamètre de l'ulcère qui fréquemment a un diamètre égal à une pièce de 2 francs. Le tissu scléreux qui l'environne s'en trouve accru d'autant et, en pareil cas, la sténose médiogastrique ne se limite plus à une simple gouttière rétrécissant la lumière gastrique, mais arrive à créer un véritable canal, long de plusieurs centimètres, qui sépare l'une de l'autre les deux poches.

La fréquence de la biloculation par ulcère isolé de la petite courbure nous paraît assez grande.

Sur 48 des cas dont nous rapportons l'observation à propos du traitement par la résection, et dont les détails anatomopathologiques ont été donnés de façon assez précise par leurs auteurs pour être utilisés ici, ou que nous avons observés nous même (8 cas), il en est 16, soit un tiers, qui sont dus à un ulcère de la petite courbure.

Dans 11 de ces cas, l'ulcère n'était pas pénétrant, et ne présentait ou pas d'adhérences, ou quelques tractus pouvant être libérés sans ouvrir l'estomac ; dans les 5 autres cas, l'ulcère était pénétrant et adhérait simultanément au foie et au pancréas (4 cas) ou pancréas isolément (1 cas).

2° DANS L'ULCÈRE PÉNÉTRANT DES FACES. — Le mécanisme de la biloculation est ici un peu différent de celui que nous venons d'envisager. Le rétrécissement médiogastrique est en effet ici le résultat à la fois, tant de la large perte de substance que peut réaliser l'ulcère de la face antérieure ou postérieure, lorsqu'il pénètre le foie et le pancréas, que des déformations mécaniques résultant de cette adhérence même. Ici encore, les lésions du segment médiogastrique dans la zone opposée à l'ulcère sont peu considérables. Il est cependant bien certain que, plus l'ulcère est étendu, plus la zone inflammatoire qui l'environne est vaste, et gagne du côté du pôle opposé de la sténose, dont l'intégrité est de moins en moins complète et qui finira par être le siège de lésions inflammatoires et fibreuses considérables lorsque l'extension de l'ulcère franchissant la petite courbure en fera l'ulcère en selle.

La fréquence de la biloculation par ulcère des faces nous a paru aussi grande que celle des déformations dues à l'ulcère de la petite courbure.

Il faut cependant tenir compte de ce fait que l'ulcère ne s'éloigne jamais beaucoup, même en pareil cas, de la petite courbure et que, *ulcère en selle, ulcère des faces ou ulcère de la petite courbure*, ne font que réaliser une destruction plus ou moins complète de ce segment prédestiné de l'estomac, de cette zone particulière du corps de l'estomac, qui semble appeler avec prédilection la localisation du processus ulcéreux.

Dans 15 cas sur les 48 dont nous avons montré la provenance plus haut, la biloculation était due à un ulcère des faces pénétrant :

Le pancréas dans 12 de ces observations ;

Le foie, dans un seul cas ;

Et le foie et la paroi abdominale dans les deux autres.

3° Dans l'ulcère en selle. — Une lésion capable, comme nous l'avons signalé plus haut, de réaliser la section presque complète de la région médiogastrique, et de substituer sur une large étendue en fer à cheval, aux parois de l'estomac, la surface des organes voisins, ne peut pas laisser intacte la forme du réservoir gastrique.

Avant même d'avoir perforé l'estomac, et d'être devenu pénétrant et adhérent, le seul fait d'étreindre une partie plus ou moins grande de la circonférence gastrique, en substituant à la souplesse normale des tissus sains, l'induration cartonnée de l'infiltration inflammatoire, fait de l'ulcère en selle une lésion sténosante au premier chef.

Lorsque très étendu, non seulement autour d'un segment annulaire, mais le long de la petite courbure, il méritera le nom d'ulcère géant, il n'est plus une parcelle de la région médiogastrique qui ne soit modifiée, infiltrée ou sclérosée. La sténose médiogastrique correspond alors à un long canal intermédiaire que la radioscopie pourra faire prévoir.

8 cas de biloculation par ulcère en selle sont nettement rapportés dans nos observations : 3 d'entre eux n'étaient pas adhérents, les 5 autres pénétraient le foie et le pancréas (2 observations), le foie, le pancréas et la paroi abdominale (3 observations).

Quant aux 3 cas d'ulcère géants, avec biloculations, ils étaient tous les trois superposables à celui d'entre eux dont nous venons de donner une brève description.

b) **Rôle de la contraction musculaire**. —
L'étude radioscopique de l'estomac a permis de constater la fréquence insoupçonnée de l'estomac biloculaire,
mais dans quelques cas, l'intervention pratiquée sur ses
indications n'a pas permis de vérifier l'existence d'une
biloculation anatomique (Ricard et Moutier, Cotte et
Leriche). En outre, dans la presque totalité des cas où
la sténose a été effectivement trouvée à l'intervention,
elle était moins serrée que ne l'indiquait la radioscopie.
Seule une action musculaire, intermittente ou prolongée, une contracture de la tunique moyenne de l'estomac, pouvait réaliser semblables phénomènes, qui
sont interprétés à l'heure actuelle comme des spasmes
passagers ou prolongés du muscle gastrique.

Nous reviendrons, au chapitre du diagnostic radioscopique, sur l'aspect et la signification clinique très
importante de l'estomac biloculaire spasmodique.

Le rôle que cette lésion peut être capable de jouer
dans l'élaboration de la biloculation organique mérite
d'être discuté.

Il est aujourd'hui prouvé par de nombreuses observations analogues à celles que nous signalions tout à
l'heure, que le spasme médiogastrique peut persister
identique à lui-même et être vérifié par de multiples
radiographies échelonnées durant des mois (Leriche
et Cotte) et des années (Ricard et Moutier). Grœdel
et Lévi, Barjon ont montré que, dans les cas où ce
spasme est intermittent, c'est toujours au même niveau
qu'on le voit survenir. Enfin, les constatations opératoires ont presque toujours permis de voir que dans les
cas en question, si la biloculation avait disparu sous

l'influence de l'anesthésie, comme elle disparaît quelquefois sous l'écran par la belladone, on trouvait
par contre toujours une lésion causale sur la petite
courbure ou une des faces de l'estomac, représentée
par un ulcère en évolution, ou exceptionnellement
une cicatrice.

Rieder, Nathanblutt, de Quervain, Beclère,
Stierlin, qui avaient les premiers fait ce rapprochement, en tirèrent, en plus de déductions diagnos-
tiques pleines d'intérêt, des conceptions pathogéniques, établissant les relations qui existent entre cette
contracture musculaire, et l'irritation nerveuse résultant de la lésion en évolution.

Le pneumogastrique est, en effet, le nerf moteur
de l'estomac, les observations expérimentales des
physiologistes en font foi, et cliniquement l'action
spasmogène de son irritation, a été démontrée par
Neyrovsky, Paltauf et Krauss, pour le cardia et le
pylore.

Lœper et Schullmann ont insisté sur les lésions histologiques des nerfs de la petite courbure, rencontreés
sur des coupes d'ulcère chronique, et représentant, en
quelque sorte, le substratum anatomique de l'origine
de ces phénomènes spasmodiques.

Avant la découverte et les applications si faciles de
la radioscopie, le rôle joué par l'action musculaire
dans la pathogénie de la biloculation était déjà connu :
Jaunas avait dépisté un estomac biloculaire spasmodique à la transillumination en 1906. Et à la même
époque, Delagenière comparait le rôle de l'ulcère,
irritant la musculature gastrique, à celui d'un trauma-

tisme de la tunique intestinale, excitant une contraction annulaire au point touché.

Cette contraction temporaire est-elle capable de favoriser ou de réaliser par sa reproduction ou sa permanence l'apparition d'une sténose organique ?

Beclère et Mériel admettent la possibilité d'une telle succession de faits dans leur rapport au congrès de 1912. Quelques constatations, rapportées par différents auteurs, permettent dès maintenant de motiver une telle opinion.

Si, dans beaucoup de cas analogues aux deux observations de Leriche et Cotte, l'opération ne permet de constater après la disparition du spasme aucune modification apparente de la paroi gastrique, au niveau du point où siège habituellement la contracture, il n'en est pas toujours ainsi.

Caillé rapporte une observation de Ricard, dans laquelle, bien que le spasme ait disparu, on constatait nettement à l'opération, entre les régions pylorique et cardiaque, une différence d'épaisseur de la musculature gastrique, à l'avantage de la portion supérieure, ébauchant dès lors une différence de constitution de la paroi au-dessus et au-dessous du rétrécissement anor-ganique.

Nous rapportons enfin, parmi nos cas de résection médiogastrique, une observation d'Israël qui, à l'opération, trouva une hypertrophie annulaire du muscle gastrique aboutissant à la sténose organique.

Les deux constatations histologiques, que nous rapportons, concernant l'examen du segment de l'anneau de sténose, éloigné de l'ulcère, montrent également des modifications du muscle correspondant au sillon de biloculation.

Que l'on admette, avec Delagenière, que l'inflammation, émanée de l'ulcère, peut à la longue fixer dans sa forme la contracture spasmodique du muscle, en élaborant dans son intimité du tissu conjonctif jeune, puis fibreux ; ou que l'on pense, avec Strauss et Braudenstein, qu'il s'agit là d'hypertrophie musculaire ; il nous paraît, d'après nos constatations personnelles, qu'un tel mécanisme, s'il est exceptionnel, en tant que phénomène isolé, capable de réaliser une sténose analogue à celle qu'a opérée Israël, doit être très fréquemment associé au rôle de l'ulcère en activité et complète l'action si importante de l'ulcération elle-même et du tissu inflammatoire qui l'entoure.

Le spasme, s'il précède la sténose organique et s'il est incapable, à lui seul, de réaliser une lésion anatomique, en facilite certainement la lente élaboration. Phénomène surajouté à la sténose vraie par ulcère, il contribue, pour une large part sans doute, à l'intensité des troubles fonctionnels qu'elle entraîne.

II. Étude des deux poches gastriques.

Nous la réduirons au strict minimum, ses particularités les plus intéressantes ayant, d'ailleurs, été étudiées avec le rétrécissement.

Leur différence de volume, cause de tant d'erreurs durant l'ère prérédioscopique de la chirurgie gastrique, est la plupart du temps fonction de l'étroitesse de la sténose, qui provoque l'énorme distension de la poche cardiaque, ou de l'association *d'une sténose pylorique* à la lésion médiogastrique.

Cette dernière coïncidence est assez fréquente, et les observations que nous rapportons à propos de la résection concernent, dans 10 cas, soit dans 15 pour 100 de nos observations, des sténoses médiogastriques et pyloriques associées. Spannaus avait observé bien plus souvent encore cette association, puisque les 34 cas originaux de la clinique de Küttner, qu'il a rapportés, renfermaient 6 sténoses pyloriques, soit 17 pour 100.

L'extrême petitesse de la poche cardiaque est, quoi qu'on en ait dit, relativement rare ; elle peut être simulée par le refoulement de la sténose médiogastrique vers la gauche dans les cas de grosse distension de la poche pylorique.

Le siège très élevé de l'ulcère, voisin du cardia, devrait théoriquement donner des sténoses hautes et de petites poches cardiaques ; en partie réalisée dans la pratique, cette forme de biloculation à segment supérieur inaccessible résulte beaucoup plus souvent des adhérences postérieures de la poche qui, fixée, ne peut être abaissée, car la région fondique de l'estomac est exceptionnellement atteinte par la sténose qui, nous l'avons vu, se localise presque toujours dans la région médiogastrique.

La torsion de la poche pylorique est enfin un accident assez souvent constaté au cours des interventions. Tantôt cette torsion du segment pylorique, qui tourne autour de l'axe longitudinal de l'estomac, de façon à rendre la grande courbure supérieure, n'est qu'ébauchée, et elle contribue simplement alors, à exagérer les signes de sténose médiogastrique. Tantôt, au contraire, elle prend un caractère de véritable complication, la torsion est alors complète, réalisant un véritable volvulus avec accidents d'occlusion portant également, comme dans un cas de Reinecke, sur des anses grêles et le côlon transverse, entraînés dans le mouvement de rotation. Bourcart et Clément avaient observé des cas de gravité analogue.

On a aussi signalé la possibilité de voir la torsion se faire autour d'un axe vertical passant par la sténose, de façon telle que, les faces antérieures des deux poches venant en contact, il en résulte un véritable éperon antérieur dans la cavité gastrique exagérant l'effet de la sténose. Jaboulay et Bouveret en ont rapporté après Saake un exemple resté classique.

CHAPITRE II

ÉTUDE CLINIQUE ET RADIOLOGIQUE
DE L'ULCÈRE CHRONIQUE ET DES BILOCULATIONS

§ I. — ÉTUDE CLINIQUE DES ULCÈRES CHRONIQUES DU CORPS DE L'ESTOMAC

Dans sa remarquable thèse sur le diagnostic clinique de l'ulcère de l'estomac et du duodénum, Caillé fait remarquer combien l'ulcère de la petite courbure est passé sous silence dans les descriptions classiques de pathologie gastrique.

La fréquence de la localisation de l'ulcère à la petite courbure ou aux faces de l'estomac, et la gravité des complications de pareilles lésions, nécessitent cependant qu'elles soient diagnostiquées de bonne heure et traitées efficacement ; il importait donc de chercher si ce diagnostic précoce était possible. Caillé a réuni un grand nombre de faits cliniques dont il tire des déductions fort intéressantes, que nous lui emprunterons au cours des quelques lignes qui suivent sur la clinique de l'ulcère du corps de l'estomac.

A. — PHÉNOMÈNES DOULOUREUX

Ils sont toujours très marqués, et dominent l'histoire de l'ulcère chronique de la petite courbure.

a) **Horaire et durée de la douleur.** — Dès le début de l'évolution, alors qu'il s'agit encore de lésions récentes, la douleur revêt une acuité toute particulière. Elle surviendrait, d'après Lœper, plus précocement après l'alimentation que dans le cas d'ulcère pylorique. Pour Sommerfeld, elle apparaît dans les deux premières heures qui suivent le repas.

Lorsque l'ulcère a passé à la chronicité, la douleur s'exagère encore et surtout elle prend un caractère de continuité qui la rend plus insupportable. Il arrive un moment où l'horaire du maximum des douleurs, après le repas, est à peine décelable au milieu des douleurs constantes qui peuvent demeurer jour et nuit. Le type qui paraît le plus fréquemment observé et que nous schématisons d'après les observations rapportées plus loin est le suivant :

Une femme le plus souvent, âgée de trente-cinq à quarante-cinq ans, a présenté, une dizaine d'années auparavant, la première manifestation de sa lésion gastrique sous forme de crampes douloureuses suivant d'assez près le repas, survenant une à deux heures au maximum après l'ingestion des aliments, se prolongeant pendant une à deux heures, et soulagées soit progressivement et spontanément, soit par un vomissement peu alimentaire, de saveur acide.

Ces phénomènes douloureux ont pu se répéter de la sorte pendant plusieurs jours et, dans certains cas, s'accompagner d'une hématémèse abondante ou non, qui a marqué très souvent la cessation de cette période de *crise*, soit par un phénomène local inconnu, soit à cause du traitement diététique dont elle a nécessité l'emploi. De telles crises se sont reproduites à intervalles irréguliers, réapparaissant spontanément ou sous l'influence du régime, mais avec une tendance manifeste à se multiplier.

La cessation des phénomènes douloureux a été de moins en moins complète et, finalement, c'est continuellement que la malade souffre de douleurs gastriques, dont non seulement la durée et l'intensité se sont accrues, mais dont la forme et les irradiations ont pris des caractères nouveaux, symptomatiques, de l'ulcère perforant.

b) **Persistance malgré le traitement.** — C'est là un des caractères les plus frappants de la douleur propre à l'ulcère chronique de la petite courbure.

Les thérapeutiques médicales à base d'alcalins sont sans efficacité, de même d'ailleurs que le pansement bismuthé qui n'amène aucune sédation.

Les drogues opiacées ou les potions à la cocaïne sont également sans grands effets, et seules les doses de morphine suffisantes pour atteindre profondément l'état général, procurent un léger soulagement à certains malades qui deviennent alors très rapidement des intoxiqués chroniques.

Le vomissement lui-même n'est plus suivi de la disparition des douleurs, et malgré l'intensité des phénomènes locaux et généraux, il n'a d'ailleurs pas tendance à se répéter, à augmenter d'intensité, caractère bien particulier, appartenant en propre aux ulcères extrapyloriques.

Cette seule persistance de la douleur, nous aurons

l'occasion de le redire, est une indication pressante
d'intervenir, et d'intervenir radicalement, car, de l'aveu
des médecins, la gastroentérostomie ne donne en pareil
cas que des résultats médiocres.

c) **Siège de la douleur.** — Longtemps localisée à
l'épigastre la douleur spontanée est surtout médiane,
ainsi d'ailleurs que la sensibilité à la pression, beaucoup plus constante que dans l'ulcère pylorique, et
que réveille la palpation un peu forte de la région
sous-xyphoïdienne.

d) Les **irradiations** sont encore plus caractéristiques et prennent une grosse importance diagnostique.
Assez précoces, elles peuvent apparaître dans les premières manifestations de l'ulcère récent, sous la forme
de douleurs dorsales spontanées, que réveille la pression sur la région paravertébrale gauche à hauteur des
dernières dorsales (Boas). Pour Seidl et Sommerfeld,
cette douleur dorsale serait beaucoup plus étendue que
dans l'ulcère pylorique. Openchowski a récemment
insisté à nouveau sur la sensibilité particulièrement
étendue de la région paravertébrale gauche dans
l'ulcère du corps et de la petite courbure (de la 4ᵉ à
la 10ᵉ dorsale). Lorsque l'ulcère est devenu chronique,
les irradiations dorsales interscapulaires et dorsolombaires prennent une acuité bien plus considérable
encore, et qui témoigne alors le plus souvent de
l'envahissement, de la pénétration pancréatique par
l'ulcère.

C'est bien ici qu'il faut parler de douleur en broche,

de sensation d'empâtement épigastrique. Car si, dans les crises du début de l'ulcère, ce dont se plaignent les malades c'est avant tout d'une sensation de brûlure gastrique, fréquemment associée aux regurgitations acides, dans la période qui nous occupe pour l'instant, il s'agit d'une douleur dont le caractère digestif disparaît peu à peu, pour faire place à la sensation continuelle d'une névralgie profonde, à caractère lancinant et qui provoque l'endolorissement, la sensibilité vive à la pression de toutes les régions auxquelles elle s'irradie.

La région dorsolombaire n'est pas seule en effet à être hyperesthésiée par l'évolution de l'ulcère, l'hémithorax gauche tout entier, le rebord costal et la partie sous-costale gauche de la paroi abdominale partagent fort souvent ce triste privilège.

La valeur symptomatique de la douleur térébrante dorsolombaire mérite d'être soulignée : tous les auteurs qui se sont occupés du traitement radical de l'ulcère du corps de l'estomac ont insisté sur sa valeur diagnostique, tout d'abord du siège de la lésion, localisée à la petite courbure ou à la face postérieure et, plus encore peut-être, de l'existence des adhérences pancréatiques.

Riedel a montré toute l'importance qu'il convient de lui reconnaître, et le Dr Delore nous a souvent fait constater opératoirement la réalité d'adhérences pancréatiques plus ou moins serrées, prévues d'avance grâce à l'existence des douleurs dorsolombaires.

Nous avons avec lui récemment signalé ce fait que, sur six malades opérés pour ulcère chronique, porteurs d'ailleurs d'une biloculation gastrique due à cet ulcère, l'existence des adhérences pancréatiques avait pu être prévue cinq fois, du fait de la constatation du syndrome douloureux, irradié, postérieur.

La douleur, sous le rebord costal gauche, à irradiations dans l'hémithorax et l'épaule gauche, est également de constatation fréquente dans l'ulcère du corps, mais elle a, elle aussi, une valeur significative particulière.

Nous aurons l'occasion de voir, dans un instant, qu'elle fait très fréquemment partie de la symptomatologie de l'estomac biloculaire par ulcère.

Il est plus exact encore de dire, avec Riedel, que c'est un symptôme très important d'*ulcère tumeur*. Cet auteur a en effet montré que, dès qu'un ulcère gastrique, occupant la région médiane du corps de l'organe, ou la petite courbure, a provoqué la formation d'une masse inflammatoire un peu volumineuse, celle-ci ne reste pas sur la ligne médiane du corps, mais est fatalement entraînée à venir se loger dans l'hypocondre gauche où elle ne tarde pas à se fixer.

Ce déjettemment vers la gauche s'explique facilement, il est l'aboutissant de deux forces également puissantes. La saillie vertébrale forme, sur la ligne médiane de la loge gastrique, un relief au-devant duquel les tumeurs ont peu de tendance à rester si elles n'adhèrent pas précocement (cas des ulcères de la face antérieure et de la petite courbure).

Les masses médiogastriques sont, du fait même de leur siège, empêchées de tomber vers la droite par la fixité du cardia ; la mobilité du pylore leur permet au contraire de fuir vers la gauche, d'autant plus que la petite courbure malade est déjà rétractée plus ou moins par le processus ulcéreux.

Sur les 33 observations d'ulcère du corps, sans biloculation, que nous rapportons, il en est 11 où la douleur sous-costale et à irradiation gauche est nettement indiquée.

Si la douleur dorsale est symptomatique d'un ulcère adhérent au pancréas, la douleur gauche peut être l'indice d'adhérences hépatiques ou pariétales antérieures; cette relation est d'ailleurs beaucoup moins vérifiée que dans le cas précédent et c'est ainsi que 4 seulement des 11 malades précités furent trouvés porteurs d'adhérences hépatiques ou pariétales antérieures à l'intervention.

B. CONSTATATION D'UNE TUMEUR

La constatation d'une tumeur est relativement peu fréquente dans l'ulcère du corps non compliqué de biloculation, ceci n'est pas pour infirmer ce que nous indiquions plus haut à propos de la pathogénie de la douleur gauche, car la tuméfaction périulcéreuse prolabée dans l'hypochondre est, par ce fait même, peu perceptible pendant longtemps.

Ce ne sont guère que les ulcères de la face antérieure de l'estomac, rapidement fixés à la paroi, ou ceux de la petite courbure plus exceptionnellement, qui arrivent à une période avancée de leur évolution, sans donner lieu à des symptômes de sténose organique ou fonctionnelle, chez lesquels une tumeur peut être révélée par la palpation de l'épigastre ou de la région sous-costale.

C. SIGNES PYLORIQUES

L'absence de signes pyloriques constitue, pour Mathieu et Caillé, une des carastéristiques de l'ulcère de la petite courbure.

Situéeloin du pylore(si l'on en excepte, bien entendu, l'ulcère prépylorique), cette lésion ne retentirait pas sur le fonctionnement du sphincter. Il s'ensuit que, pour ces auteurs, la syndrome d'hypersécrétion, la rétention légère ne font absolument pas partie de la symptomatologie de l'ulcère de la petite courbure, tant qu'il n'a pas retenti sur le pylore par l'extension de ses lésions même, ou l'existence de périgastrite.

Enriquez et Durand, Lœper et Schulmann considèrent, au contraire, que le pylorospasme est un phénomène banal au cours de l'évolution de l'ulcère de la petite courbure.

Haudeck affirme, en s'appuyant sur de nombreux examens radioscopiques, que tout ulcère gastrique, « surtout s'il est localisé à la petite courbure, provoque l'occlusion spasmodique du pylore », et se refuse à faire le diagnostic d'ulcère de la petite courbure lorsqu'il constate l'absence d'un résidu alimentaire six heures après le repas bismuthé.

Payr admet que l'ulcère de la petite courbure entraîne non seulement le spasme localisé au sphincter, mais encore la contracture de tout l'antre pylorique, et pour lui la résection médiogastrique doit une partie de ses heureux effets à ce qu'elle énerve le pylore et fait cesser les phénomènes spasmodiques.

Quoi qu'il en soit de ces discussions théoriques, il faut bien admettre que cliniquement, et notamment dans l'ulcère chronique qui nous occupe ici, le syndrome pylorique, réel ou simulé, est de constatation fréquente, mais il est surtout symptomatique, fort probablement, de la sténose médiogastrique spasmodique, pendant un certain temps et, plus tard, de la lente formation d'une sténose organique.

D. L'ÉTAT GÉNÉRAL

Il est le plus souvent fort touché, et nous avons noté chez tous les malades que nous avons observés, et dans un grand nombre d'observations, l'état d'amaigrissement, d'asthénie, qui arrivent à réaliser le tableau de ce que Payr a appelé l' « ulcus cachexie ».

C'est là l'aboutissant de la douleur continue, de l'abstinence qu'elle provoque, complétées assez souvent par les hématémèses ou les mélæna qui compliquent tout ulcère chronique.

Mais cette cachexie, cet état de faiblesse extrême, dans lequel nous voyons trop souvent, actuellement, les porteurs d'ulcère du corps, et qui est responsable, dans beaucoup de cas, de la grosse mortalité opératoire dans les interventions radicales, il n'appartient qu'au médecin d'en atténuer l'importance et la fréquence, en diminuant la longue période d'expectative qui a toujours précédé, jusqu'à maintenant, l'adoption d'une thérapeutique active.

E. SYNDROME DE LA PETITE COURBURE

Il nous faut enfin signaler l'apparition récente, dans la séméiologie de l'ulcère de la petite courbure, d'une tentative faite par MM. Lœper et Schullmann pour isoler un véritable *syndrome de la petite courbure.*

Né de constatations histopathologiques, touchant aux lésions du X dans ces ulcères, ce syndrome se caractérise par les faits suivants :

La douleur, pas aussi immédiate que celle de l'ulcère du cardia, non exclusivement tardive, comme celle de l'ulcère du pylore apparaît de façon précoce. Elle peut persister pendant toute la digestion, tout en s'atténuant un peu au bout d'une heure, pour, dans quelques cas, subir une recrudescence tardive, traduisant l'existence d'un spasme pylorique fréquent chez tous les ulcéreux, quel que soit le siège de l'ulcère.

Cette douleur peut prendre le caractère *dysphagique* moins violent que dans l'ulcère du cardia et moins immédiate, mais due sans doute à un spasme du cardia.

Elle est localisée assez haut, sous le sternum et les côtes gauches ; irradiée vers la rate, le mamelon gauche, et surtout le VIe espace intercostal du même côté et la partie gauche des 10e et 12e vertèbres dorsales.

Le vomissement est assez précoce et contient des aliments non digérés. Il est, dans bien des cas, clair, muqueux, filant, purement salivaire.

La nausée : sa constance dans l'ulcère de la petite courbure, sa persistance en dehors des repas pendant plusieurs semaines constituent autant de caractères intéressants pour le diagnostic.

La sialorrhée est un symptôme fort important. Elle

survient une demi-heure après l'ingestion des aliments, existe aussi en dehors de l'alimentation et oblige le malade à crachoter fréquemment ou à déglutir la salive qui s'accumule incessamment dans sa bouche.

Inefficacité du pansement bismuthé due au siège élevé de l'ulcère, qui n'est atteint par le bismuth que si le malade est placé en position de Trendelenbourg, qui procure un soulagement presque immédiat[1].

Troubles circulatoires. — La bradycardie, l'hypotension rencontrées chez les malades atteints d'ulcère de la petite courbure, le ralentissement du cœur sous l'influence de la compression oculaire traduiraient aussi l'atteinte du pneumogastrique.

§ 2. — ÉTUDE CLINIQUE DE L'ESTOMAC BILOCULAIRE PAR ULCÈRE

I. Sténose médiogastrique isolée.

L'apparition des signes de la biloculation ne vient, en général, compliquer l'évolution d'un ulcère du corps de l'estomac que lorsque celui-ci donne déjà depuis longtemps des témoignages fréquents de la continuité de la progression de ses lésions.

Aussi n'est-ce pas là une complication de l'ulcère des jeunes, mais bien plutôt une affection survenant, dans le maximum des cas, à l'âge moyen.

Le petit tableau suivant que nous avons dressé, du

---

[1] Comment expliquer alors la présence de Bi dans la cavité de l'ulcère à la radioscopie? Il semble que l'interprétation donnée par les auteurs ne tienne pas grand compte de la physiologie de la réplétion gastrique.

nombre respectif de cas, suivant l'âge, des malades
dont nous rapportons l'observation, est assez suggestif.

Pour 57 seulement de ces malades, l'âge et le sexe
étaient rapportés dans les observations publiées.

Nous ferons en outre remarquer qu'il ne s'agit là que
d'une statistique portant sur des cas opérés par intervention radicale, mais les chiffres que nous avons
trouvés concordent avec ceux obtenus dans des statistiques plus générales.

De 16 ans à	
	1 cas (1 femme).
20 ans, à	
	6 cas (5 femmes, 1 homme).
30 ans, à	
	10 cas (9 femmes, 1 homme).
40 ans, à	
	19 cas (15 femmes, 4 hommes).
45 ans, à	
	11 cas (7 femmes, 4 hommes).
50 ans, à	
	6 cas (6 femmes).
60 ans, à	
	3 cas (3 femmes).
70 ans. .	
A 70 ans .	1 cas (1 femme).

Il y a donc un maximum très manifeste du nombre
des cas observés, entre quarante et quarante-cinq ans,
avec une décroissance plus *lente* vers les âges avancés,
que ne l'avait été la croissance, dans la période antérieure à quarante ans.

Spannauss, dont la statistique comporte 34 observations personnelles, trouve que l'âge optimum est
compris également entre quarante et cinquante ans
avec une proportion plus forte que la nôtre cependant
entre trente et quarante.

Il fait en outre remarquer, chiffres en mains, que les signes d'ulcère ont débuté chez ces malades dix à quinze ans auparavant, et que d'ailleurs dans les statistiques d'ulcère, l'âge qui correspond au maximum de cas observés, est compris entre vingt et trente ans, et trente et quarante ans, précédant ainsi de dix à quinze ans, les périodes les plus riches en biloculations.

Cette évolution de l'ulcère vers la biloculation avec apparition des accidents de sténose médiogastrique chez des sujets dont l'âge oscille autour de quarante à quarante-cinq ans, a une importance clinique considérable, nous allons en effet rapidement constater également, que la symptomatologie de cette affection retentit puissament sur l'état général déjà antérieurement atteint par le seul ulcère chronique. Quand nous ajouterons qu'à la symptomatologie fonctionnelle, s'ajoute assez souvent la constatation locale d'une tumeur gastrique, il est aisé de comprendre pourquoi, avant l'avènement de la radioscopie, et malgré les moyens ingénieux dont disposaient alors les cliniciens, c'est au cancer gastrique qu'étaient rapportés bien souvent les troubles observés.

A l'heure actuelle, l'examen radioscopique, pratiqué systématiquement chez tous les malades atteints de troubles digestifs, a singulièrement facilité la tâche des médecins ; c'est donc en grande partie devant l'écran fluorescent que doit s'étudier la séméiologie de l'estomac biloculaire. Nous passerons cependant rapidement en revue les procédés cliniques, qui ont permis à Wolffler, Jaworsky, Krukenberg et Bouveret de diagnostiquer cette affection, et d'en décrire les modalités

et l'évolution bien avant que les rayons X n'en fassent
une lésion de constatation presque banale.

A. SYMPTOMES FONCTIONNELS

Pendant toute une période de son évolution, la sténose médiogastrique par ulcère se constitue à bas bruit
et sa symptomatologie fonctionnelle n'est pas décelable
de celle de la lésion causale.

Il est vrai de dire, et nous insistons à dessein sur ce
point, que les remarques faites lors de l'étude anatomo-
pathologique de la biloculation ont leur juste corol-
laire ici à propos de l'histoire clinique. Ce qui caractérise la symptomatologie de la sténose médiogastrique, c'est l'association presque constante de signes
caractéristiques d'un trouble de la circulation gastrique aux symptômes d'un ulcère encore en évolution. Il est exceptionnel que les troubles mécaniques
apparaissent isolés de toute manifestation ulcéreuse
active.

I. Les signes fournis par l'ulcère.

Ils sont évidents dans toutes les observations,
même dans celles signalées par leurs auteurs comme
étant caractéristiques d'une sténose cicatricielle.

Nous ne voulons pas insister longuement sur leur
description qui est superposable à celle des signes de
l'ulcère chronique du corps de l'estomac en général.

Cependant, il faut signaler le type pylorique que
prennent souvent les douleurs, qui deviennent de plus

en plus tardives ou, plus exactement, présentent leur maximum d'acuité assez tard après le repas. Ceci, bien entendu, concernant les douleurs spontanées et leurs irradiations qui, beaucoup plus souvent ici que dans l'ulcère non biloculant, seront non seulement pancréatico-dorsales, mais encore costales gauches et spléniques.

Les Hématémèses font fréquemment partie de la symptomatologie de la biloculation. Alors que, depuis de longues années, le malade n'avait plus vomi de sang, l'exagération des phénomènes douloureux et l'apparition des signes de sténose coïncident souvent avec la réapparition de vomissements sanglants et de mélæna. Nous avons trouvé ce fait signalé dans bon nombre d'observations (Bier, Capersohn, Bardachzi, Küttner) et avons pu le constater très nettement chez plusieurs des malades que nous avons nous-même observés (obs. 42-91), chez deux d'entre elles, les hémorragies gastriques constituaient même le syndrome prédominant qui les avaient amenées à l'hôpital (obs. 40-41) ; chez une enfin, le Dr Delore est intervenu pour une hémorragie aiguë qui menaçait la vie de façon assez immédiate.

II. *Signes de sténose médiogastrique.*

Ils simulent d'assez près les signes des sténoses pyloriques par ulcère, et, dans bon nombre de cas, c'est à ce diagnostic que l'on se range avant le contrôle radioscopique.

a) **Les vomissements.** — Ils se modifient peu à peu et remplacent la régurgitation acide tardive de l'ulcère chronique, ou le rejet immédiat des aliments ingérés dû au spasme médiogastrique, par le vomissement tardif, copieux, alimentaire, souvent hématique de l'arrêt de circulation gastroduodénal.

Mais ici encore il faut bien noter l'irrégularité de ce vomissement de sténose, qui, malgré l'application d'un régime constant, peut ne se reproduire qu'à intervalles très irréguliers, sans pour cela présenter l'exagération en volume des grandes sténoses pyloriques. Il ne s'agit pas là d'ailleurs d'un signe propre à la sténose médiogastrique, mais à la sténose par ulcère en général, dans laquelle l'élément spasmodique joue toujours un rôle important, et qui explique ces variations dans la perméabilité du passage rétréci.

b) **Les signes de petit estomac.** — Moynihan, à propos d'un malade de Syckes, avait déjà remarqué que la symptomatologie clinique, traduisait chez cet individu la petitesse de son estomac supérieur, et c'est ainsi que l'ingestion d'une tasse de lait avalée à petites gorgées ne provoquait aucun malaise, alors que la brusque déglutition d'un ou deux verres, coup sur coup, était immédiatement suivie du rejet de tout le liquide.

Tuffier, rapportant une observation de Jeanne, a insisté à nouveau sur les signes de petit estomac qui se caractérisaient, dans ce dernier cas, par de vives douleurs apparaissant si l'alimentation avait été un peu trop abondante, et calmées immédiatement par un vomissement provoqué. Cet auteur aurait eu l'occasion d'observer la même symptomatologie chez un de ses propres malades.

Nous avons nous-même remarqué ce phénomène chez une femme dont nous rapportons un peu plus loin l'observation.

c) **Evacuation bruyante de la poche supérieure.** — Il s'agit là d'un symptôme peu caractéristique, puisque chez la femme surtout, les gargouillements gastriques sont chose fréquente au cours de la digestion, dans un estomac comprimé. Fréquemment, les malades signalent un soulagement assez brusque de leur douleur, comparable à celui qui succède au vomissement et qui fait suite ici à une sensation de déballonnement rapide, accompagnée d'un bruit hydroaérique assez intense, qu'il est possible de percevoir au cours d'un examen, en même temps que l'on constate un affaissement partiel de l'épigastre.

B. SIGNES LOCAUX

I. Péristaltisme.

Il a été nié, on ne sait trop pourquoi, par bon nombre d'auteurs. En réalité c'est là un signe assez fréquent, mais qu'il faut chercher assez haut, sous les fausses côtes gauches. Il est complété parfois par une tension intermittente localisée elle aussi à la moitié gauche de l'épigastre, et qui peut, lorsqu'elle se produit également sur la poche inférieure dans le cas de sténose pylorique associée, dessiner spontanément sous la paroi la biloculation (observation III).

II. Clapotage gastrique; signes de grand estomac.

Leur fréquente constatation est une des causes d'erreur les plus fréquentes avec la sténose pylorique; il est vrai de dire que lorsque ces signes sont très nets, ils dépendent le plus souvent d'une sténose pylorique associée, et la poche que l'on explore est la poche inférieure; il est en effet exceptionnel que la poche cardiaque descende au-dessous de l'ombilic.

III. Perception d'une tumeur, douleur localisée.

La localisation de la douleur à la pression est un élément de diagnostic fort important qui permet dans beaucoup de cas d'orienter assez rapidement le diagnostic. La sensibilité vive à la pression de l'épigastre, ou mieux encore de la région sous-costale gauche, existe souvent dans l'estomac biloculaire par ulcère; elle fait partie de ce syndrome douloureux gauche, caractéristique des ulcères du corps, que l'on peut à juste titre, croyons-nous, opposer au syndrome douloureux droit de l'ulcère du pylore. Nous ne voulons, certes, pas dire par là que ce soit un symptôme dont l'absence ait une valeur éliminatoire; mais, bien au contraire, que sa constatation permet de penser à un ulcère grave du corps de l'estomac, qui dès lors a toutes les chances voulues pour s'accompagner de sténose médiogastrique.

La constatation d'une *tumeur* à l'épigastre ou dans

la région gauche a une valeur au moins aussi grande,
avec cette restriction cependant que la tumeur évoque
fatalement chez des malades de quarante-cinq ans,
plus ou mois déprimés, l'idée d'un néoplasme malin
dont l'apparition au déclin d'une histoire d'ulcère n'est
pas tellement exceptionnelle qu'on puisse à coup sûr
trancher entre l'ulcère ou le cancer. La radioscopie
heureusement nous sera bien souvent d'un utile secours.

C. LES SIGNES PHYSIQUES DE BILOCULATION

Nous nous bornerons à les passer rapidement en
revue. L'exploration à la sonde gastrique permettant
de constater l'ectasie paradoxale de Jaworski, après
évacuation de la poche supérieure, le *lavage d'estomac*
avec *retour incomplet* de l'eau introduite, et le *reflux
secondaire* du liquide trouble de la seconde poche,
signalé par Bouveret en 1893, sont des épisodes trop
fréquents du lavage, dans une simple sténose pylorique, pour avoir encore quelque valeur.

I. *L'Insufflation*

Avec ses diverses éventualités : distension isolée de
la poche supérieure, distension tardive de la seconde
poche, distensions simultanées des deux segments gastriques, l'insufflation a été longtemps, grâce à Bouveret,
le seul moyen de diognostic précis des sténoses médiogastriques. Elle avait malheureusement une action
limitée, et n'était pas sans danger dans les cas graves
Nous avons trouvé seulement trois observations, parmi

celles que nous rapportons, dans lesquelles l'insufflation ait permis le diagnostic (Bildinger, 1899, Moskovickz, 1909, Küttner, 1910); dans un cas elle avait seulement fait diagnostiquer l'adhérence postérieure d'une tumeur gastrique sans mettre la sténose médiogastrique en évidence (Finsterer, 1912).

II. *La gastrodiaphanoscopie*.

La gastrodiaphanoscopie n'a jamais été utilisée beaucoup en dehors de ses promoteurs, Rosenheim, Chauffard et Jaworski ; son emploi n'était, d'ailleurs, à l'époque où elle pouvait être d'une utilité réelle, à la la portée que de rares privilégiés.

D. ÉTAT GÉNÉRAL

Nous avons déjà à plusieurs reprises laissé entrevoir ce qu'était l'état général de beaucoup de malades atteints de sténose médiogastrique par ulcère, répétons-le une fois de plus : il est souvent *très précaire*. Comment en serait-il autrement chez des individus qui, depuis dix à quinze ans, ont eu à subir les assauts douloureux et débilitants d'un ulcère chronique, et qui, depuis des mois, évitent toute alimentation, sont en proie à des douleurs dans bien des cas égales en intensité à celles du cancer inopérable, et qui, depuis la confirmation de leur sténose, vomissent et souvent aussi présentent des hématémèses. C'est d'ailleurs l'opinion de la presque totalité des opérateurs dont nous rapportons les observations, que la biloculation par ulcère, surtout lorsqu'une tumeur est perçue, simule à s'y méprendre, et jusqu'à l'examen radioscopique, le cancer gastrique sténosant.

Ceci s'applique, bien entendu, aux cas trop nombreux encore pour lesquels le chirurgien n'est consulté qu'en dernier ressort, alors que toute la thérapeutique médicale ou diététique a été en vain épuisée et a permis la lente constitution de la cachexie par ulcère dont nos observations 91 et 92 sont de fidèles descriptions.

Il faut cependant reconnaître que la radioscopie, de plus en plus fréquemment pratiquée, décèle de nombreux cas de sténose médiogastrique encore latente, et ne se traduisant que par la symptomatologie de l'ulcère chronique. Chez de tels malades, l'état général est fonction de la durée d'évolution antérieure et de la gravité de l'ulcère.

II. Sténose médiogastrique et sténose pylorique, associées.

L'extension de l'ulcère de la petite courbure au pylore ou la coexistence de lésions individualisées du pylore et du corps de l'estomac sont choses assez fréquentes. Il s'ensuit que la symptomatologie clinique de la biloculation est en pareil cas renforcée, par les signes de sténose pylorique, dont le diagnostic, soupçonné déjà par l'existence de douleurs à la palpation du pylore et par l'intensité même des signes de sténose, peut être affirmé, nous le verrons, par la radioscopie.

Nous reproduisons ici, à ce sujet, une observation très typique, recueillie avec grand soin par nos collègues et amis Dufourt et Dupasquier, à l'examen d'une malade du Dr Savy, atteinte de biloculation et de sténose pylorique.

Observ. III.

> Ulcère chronique de l'estomac ayant débuté il y a quinze
> ans. — Signes de sténose pylorique. — Biloculation et
> sténose pylorique associées, diagnostiquées à la radio-
> scopie. — Vérification opératoire.

Femme de quarante ans. Entrée le 28 janvier dans le service du professeur J. Courmont, suppléé par le Dr Savy.

Le début de l'affection gastrique qui amène la malade remonte à *plus de quinze.ans*. Ce furent tout d'abord des troubles vagues, sensations de pesanteur et de malaise après le repas, bouffées de chaleur. Mais assez rapidement apparurent des douleurs et des vomissements. Les douleurs siégeaient au creux épigastrique parfois, mais le plus sou-vent dans l'hypocondre gauche. Elles s'accompagnaient d'un point dorsal et d'irradiations dans l'épaule gauche, violentes ; comparées par la malade à une brûlure, elles survenaient exclusivement après les repas, environ une heure et demi à deux heures après l'ingestion des aliments et se prolongeaient plus ou moins, suivant la quantité des aliments ingérés ; elles provoquaient souvent les vomisse-ment, qui étaient suivis d'une disparition immédiate et complète de la douleur.

Ces vomissements étaient eux-mêmes purement alimen-taires, ne contenaient jamais de sang et survenaient chaque fois que la douleur était violente, précédés d'une vive sen-sation de brûlure rétro-sternale et du rejet abondant de glaires acides.

Ces troubles ont ainsi persisté depuis quinze ans, fort irréguliers, d'ailleurs : aux périodes de crises, durant quelques jours, succédaient des périodes de calme et de fonctionnement gastrique satisfaisant.

D'autre part, à plusieurs reprises, la malade suivit des traitements médicaux prolongés (repos, régime lacté, bicarbonate de soude), suivis d'assez longues périodes d'amélioration.

Mais, depuis trois mois, l'état s'est brusquement et considérablement aggravé. *Les vomissements* sont tout d'abord devenus journaliers, puis se sont espacés pour ne se reproduire que tous les deux ou trois jours, mais alors avec une *grande abondance,* contenant des aliments ingérés depuis plus de vingt-quatre heures, et survenant environ quatre heures après les repas.

Les douleurs ont gardé les mêmes caractères de localisation, de nature et d'irradiations (douleurs en broche, entre les deux épaules, irradiées dans l'hypocondre gauche), elles sont plus tardives, survenant maintenant trois heures et demie à 4 heures après le repas, soulagées immédiatement par les vomissements qui surviennent de temps à autre.

L'anorexie est complète; depuis longtemps déjà la malade a remarqué que l'ingestion de quantités, même minimes, d'aliments, provoque l'apparition d'une tuméfaction bilobée au-dessous du rebord costal gauche, avec aussitôt une sensation de plénitude qui arrêtait ses tentatives d'alimentation. Le régime lacté n'a produit aucune amélioration.

A l'examen : malade amaigrie, affaiblie, obligée de garder le lit à cause de sa faiblesse et de ses douleurs. Pas de température. Ni sucre, ni albumine dans les urines.

Rien de particulier à noter aux divers appareils.

Tube digestif : estomac dilaté et douloureux, la *sonorité* gastrique est nettement perçue dans tout l'hypocondre gauche, descend sur la ligne médiane à un travers de doigt sous l'ombilic, se poursuit dans l'hypocondre droit à trois travers de doigt en dehors de l'ombilic et sur la même ligne.

La *douleur* à la pression est *localisée,* non pas au creux épigastrique, mais très nettement dans l'hypocondre gauche, un peu au-dessous du rebord costal.

Au moment de l'examen, pratiqué le matin à jeun, on obtient un *clapotage* très net. D'ailleurs, il est possible d'extraire à ce moment par le pompage une certaine quantité de liquide gastrique épais et verdâtre ne semblant pas contenir de débris alimentaires.

On ne constate *pas d'ondes péristaltiques*, pas de tension intermittente de l'épigastre.

La *constipation* est assez prononcée, pas de diminution appréciable de la quantité des urines.

Il n'y a jamais eu d'hématémèse. Il ne semble pas y avoir eu de mélæna, mais les selles n'ont pas été examinées régulièrement. Très mauvaise dentition.

3o janvier 1914. — Ce matin, au moment de l'examen, on constate très nettement des ondes péristaltiques.

31 janvier 1914. — *Liquide gastrique :*

Chimisme
{ Acide chlorhydrique libre : réaction intense.
{ Acide lactique : o.
{ Acidité totale en acide chlorhydrique : 4,32.

(Porteret.)

2 février. — *Liquide gastrique :*

Chimisme
{ Acide chlorhydrique libre : réaction très nette.
{ Acide lactique : o.
{ Acidité totale en acide chlorhydrique : 2,65.

(Porteret.)

11 février (Dr Savy) :

La malade présente :

1o Des signes de sténose pylorique, *ondes péristaltiques* sous-ombilicales, clapotage et présence de liquide à jeun, rétention bismuthée cinquante-quatre heures après l'ingestion de soupe ;

2o L'examen radioscopique complique le tableau qui paraissait cliniquement très simple.

On voit nettement, en effet, deux poches sus- et sous-ombilicales.

La première se vide facilement dans la seconde, puisque au bout de quelques heures elle a disparu ; c'est au niveau de la deuxième que se produit la rétention.

S'agit-il d'un estomac biloculaire simple sans sténose pylorique ? ou bien d'une sténose pylorique avec un estomac biloculaire, cette biloculation pouvant être soit organique par ulcus, soit FONCTIONNELLE ?

14 février. — La malade passe en chirurgie (Dr Leriche).

15 février. — *Insufflation.* Pas de biloculation apparente, estomac descendant très bas.

16 février. — *Intervention (Leriche).*

Anesthésie à l'éther. — Laparotomie basse. Face antérieure de l'estomac au niveau de l'antre, couvert de périgastrite. Canal médian séparant deux poches, long de 3 centimètres.

Sur la petite courbure, au niveau du canal, épaississement lardacé dû à un ulcère encore en évolution tendant à envahir.

Au-dessus du canal, estomac sain (poche cardiaque).

Au-dessous, poche pylorique très distendue par une sténose pylorique, due à un gros ulcère calleux duodénopylorique, pénétrant la tête du pancréas.

Première portion du duodénum très courte, comme altérée par l'ulcère.

L'ablation paraît impossible à cause des deux ulcères et de leurs adhérences. On fait avec quelques difficultés deux anastomoses au bouton, une sur chaque poche, sans implantation spéciale de l'anse anastomosée.

Suites opératoires simples. Lavage d'estomac le lendemain.

La malade rend ses deux boutons le même jour (28 février) et repasse en médecine très soulagée, ne souffrant plus du tout et s'alimentant le *1er mars.*

Revue le *20 mai,* elle se déclare très soulagée, a engraissé de 5 kilogrammes, mais se plaint de coliques, de douleurs

abdominales dans les mouvements du tronc, liées sans
doute à l'existence d'adhérences, ou à la distension rapide
de l'anse jéjunale entre les deux anastomoses (Leriche).

III. Complications de l'estomac biloculaire.
Torsion de la poche inférieure.

Nous avons vu que anatomiquement la poche pylorique présente assez souvent une ébauche de torsion
sur son axe ; cette torsion peut, lorsque la sténose
médiogastrique est libre, se compléter et donner alors
une symptomatologie d'occlusion gastrique aiguë.

Jaboulay et Bouveret, en 1896, avaient observé une
malade présentant des signes assez intenses de sténose
et chez laquelle il s'agissait seulement d'un accolement
face à face des deux poches ; la torsion avait eu lieu,
mais autour d'un axe vertical, en permettant le rabattement du segment inférieur de la biloculation sur le
supérieur.

Saake avait observé un cas semblable. Tout récemment, Bourcart a rapporté l'observation d'une femme
chez laquelle la radioscopie avait montré l'existence
d'une biloculation, qui fut vérifiée à l'opération, avec
cette particularité que le canal médiogastrique présentait seulement une petite cicatrice, mais avait subi un
mouvement de torsion qui faisait que la face antérieure
de la poche pylorique était devenue presque supérieure ; la détorsion fut d'ailleurs facilement effectuée
et suivie d'une gastroplastie avec guérison opératoire.

En somme, dans tous ces cas, la torsion semble avoir
simplement accentué la sténose médiogastrique sans
en avoir vraiment compliqué l'évolution.

Il n'en est pas de même dans un cas de Clément (1913), où la torsion a été suivie d'une véritable occlusion gastrique avec issue mortelle, malgré une intervention d'urgence (gastrogastrostomie).

Plus heureux, Reinecke (1913), dont nous rapportons plus loin l'observation, a pu, dans un cas semblable, pratiquer avec succès une résection médiogastrique. Bouveret, dans un cas aujourd'hui classique, avait, en 1902, observé une distension extrème de la poche cardiaque d'un estomac biloculaire, avec signes d'occlusion aiguë datant de huit jours. Une simple ponction de la poche distendue prise pour un kyste hydatique avait amené la rétrocession des symptômes, qui ne s'étaient plus reproduits jusqu'à la mort survenue un mois après.

Il est permis de se demander si une torsion incomplète de la poche inférieure n'avait pas ici aussi contribué à exagérer la sténose médiogastrique vérifiée ultérieurement à l'autopsie.

§ 3. — SYMPTOMES RADIOSCOPIQUES ET RADIOGRAPHIQUES DE L'ULCÈRE DU CORPS ET DE L'ESTOMAC BILOCULAIRE

Les règles nécessaires que l'on doit observer pour procéder à l'investigation de l'estomac malade à l'aide des rayons X sont aujourd'hui trop bien connues pour qu'il soit utile de les retracer ici. Holzknecht et Léonard les ont encore précisées au dernier congrès de Londres. Quelques-uns des points qu'ils ont développés dans leurs rapports trouvent dans l'examen des estomacs atteints d'ulcère du corps une application particulièrement immédiate.

C'est ainsi que la méthode du double repas bismuthé de Haudeck facilite singulièrement l'étude complète de l'estomac malade en une seule séance, et permet d'éviter au maximum les erreurs d'interprétation. Elle consiste simplement à munir le malade la veille de l'examen d'un paquet de 40 grammes de carbonate de Bi qu'on lui ordonne d'incorporer à une bouillie de farine ou de semoule qu'il ingérera six heures avant de se présenter à l'examen radioscopique.

L'évacuation d'un tel repas demande normalement trois heures à trois heures et demi (Rieder); la persistance d'une quantité égale au quart ou à la moitié du repas seront souvent symptomatiques d'un spasme pylorique dû à un ulcère gastrique, quel que soit son siège, ou d'une sténose pylorique organique qui pourra coexister avec une lésion du corps de l'estomac.

Holzknecht et Salitzer ont conseillé l'ingestion de chlorhydrate de morphine (0,04) pour différencier la sténose organique de la spasmodique, la durée d'évacuation se trouvant exagérée par le médicament dans le premier cas, raccourcie dans le second.

Au moment de l'examen radioscopique, et lorsque les premières constatations touchant à la rapidité de l'évacuation auront été faites, la forme et les lésions gastriques pourront être mises en évidence soit par l'ingestion d'une seconde bouillie bismuthée (Rieder) qui a l'inconvénient de ne s'évacuer que lentement, soit à l'aide d'une potion bismuthée gommée, qui a l'avantage, tout en dessinant parfaitement le contour gastrique, de franchir rapidement les orifices (Barjon).

Cette méthode du double repas nous paraît tout à fait indiquée pour le diagnostic de l'estomac biloculaire, mais il nous semble avantageux de procéder à un premier examen trois heures après l'ingestion de la bouillie initiale; une seconde radioscopie à la sixième heure venant ensuite compléter le diagnostic.

I. La radioscopie dans l'ulcère du corps.

A. — LE SPASME GASTRIQUE LOCALISÉ

L'existence d'une lésion ulcéreuse au niveau de la petite courbure, plus rarement au niveau d'une des faces de l'estomac, provoque l'apparition d'une contraction anormale de la musculature gastrique se traduisant à l'écran par des images caractéristiques, très bien connues à l'heure actuelle et qui appartiennent à trois types principaux : *le retard dans la réplétion du segment inférieur, l'incisure ou encoche péristaltique, la biloculation fonctionnelle ou spasmodique.*

a) **Le retard dans la réplétion du segment inférieur** de l'estomac a été surtout signalé par Mills et Carman qui décrivent ce phénomène de la façon suivante. Lorsqu'on examine à l'écran la façon dont se remplit un estomac normal, on constate que le bismuth s'accumule tout d'abord très légèrement dans la partie haute de l'estomac en dessinant pendant un instant très court une image triangulaire à sommet inférieur dont la base se confond avec la poche à air gastrique, image qui dessine simplement la forme de l'estomac vide, contracté. Puis, très rapidement, le liquide opaque passe par bouchées dans le segment inférieur et l'estomac tout entier apparaît avec sa forme aujourd'hui classique de J majuscule renversé, c'est-à-dire sous la forme d'un long cylindre évasé vers le haut. Lorsqu'un ulcère siège sur la portion verticale de la petite courbure, il serait assez fréquent de constater la prolongation, l'exagération de l'image initiale, c'est-à-dire le retard dans l'apparition de la forme cylindrique de l'estomac en voie de réplétion, ce que Mills et Carman appellent *le retard dans la canalisation*. Il s'ensuit alors que, pendant un temps plus ou moins long, l'estomac apparaît sous la forme du triangle opaque très allongé qui traduit l'hypermotilité du segment moyen de la musculature gastrique. Puis soudain, cette contraction cessant, la réplétion du segment inférieur pylorique s'effectue et l'image classique apparaît.

b) **Encoche péristaltique ou incisure.** — Jonas, dès 1906, avait constaté la possibilité de voir certains estomacs présenter des contractions localisées profondes, déprimant en un point limité la grande courbure, capables de persister un certain temps, puis de s'effacer, n'étant pas de la sorte décelables à tous les examens. Dans la suite, Faulhaber, Schmitt et Schieden-Härtel, Haudeck, Rieder ont fait des constatations semblables et ont cherché à voir à quelles lésions anatomiques elles pouvaient correspondre. Stierlin a

récemment réuni un nombre suffisant de documents lui
permettant d'étudier cette question et il arrive à
conclure, d'après ses propres recherches expérimentales et cliniques, d'après les constatations opératoires
de de Quervain, que la présence d'érosions plus ou
moins profondes de la muqueuse siégeant en un point de
la petite courbure ou des faces de l'estomac provoque
l'apparition dans le territoire musculaire des fibres circulaires de la tunique contractile de l'estomac correspondant à la localisation des lésions, d'une contraction
spasmodique d'intensité et de durée variables, mais proportionnée en général à la gravité de l'ulcération causale.

Quels que soient le point de départ et les voies suivies par l'excitation causale de ce spasme, il ne constitue d'ailleurs qu'une exagération d'un état physiologique de l'estomac lié intimement à sa constitution
anatomique, faits bien mis en évidence par Rieder,
Rosenthal, Kästle et Cannon, Cuningham et P. Carnot,
et dont nous avons d'ailleurs signalé l'importance au
début de ce travail.

L'encoche péristaltique, sur la valeur symptomatique de laquelle Beclere a beaucoup insisté, se traduit
à l'écran par l'existence en un point de la grande courbure, occupant une situation très variable, suivant les
cas, d'une dépression brusque en encoche, qui échancre,
d'une petite zone claire, le contour arrondi de l'ombre
gastrique, de façon absolument comparable à ce que
réaliserait une onde péristaltique, figée, arrêtée dans sa
progression en un point de la grande courbure (fig. 8).
Le siège de cette encoche est toujours le même pour un
malade donné et, qui plus est, il correspond souvent à

l'existence sur la petite courbure d'un point douloureux déterminé par la palpation sous l'écran et qui traduit l'existence d'un ulcère en évolution.

On a même signalé la possibilité de voir deux telles encoches sur la grande courbure dans le cas d'ulcère double de la petite courbure. Mills et Carman reproduisent dans leur travail, superbement illustré, la radiographie d'un cas semblable vérifié à l'intervention.

Cette encoche péristaltique, cette incisure peut être extrêmement réduite ; il semble alors qu'elle corresponde à un ulcère très récent, peu profond encore, ou aussi à une cicatrice dont le pouvoir spasmogène serait moindre (Mills et Carman). Dans les cas d'ulcère profond, d'ulcère invétéré, sa profondeur devient considérable ; l'encoche se transforme en section presque complète de l'ombre gastrique par un trait lumineux et ainsi se constitue l'estomac biloculaire spasmodique dont nous allons étudier la valeur diagnostique.

Les causes d'erreur auxquelles expose la constatation de l'encoche péristaltique sont assez nombreuses, si on se borne à un examen superficiel.

Une accumulation de gaz dans une anse, au contact de la grande courbure, les compressions extrinsèques peuvent la simuler. Chez les névropathes et les sujets porteurs de tares nerveuses (tabes), on peut voir des ondes péristaltiques persistantes.

On pourra toujours les éliminer, par l'absence du point douloureux recherché au siège de l'ulcère présumé de la petite courbure, et surtout par la variabilité de siège de ces pseudo-encoches qui n'ont jamais la

fixité de localisation toujours identique à elle-même
pour un cas donné d'ulcère.

Signalons enfin que dans les ulcères haut situés,
précardiaques, de la petite courbure, l'encoche est
elle-même située très haut sur la grande courbure ;

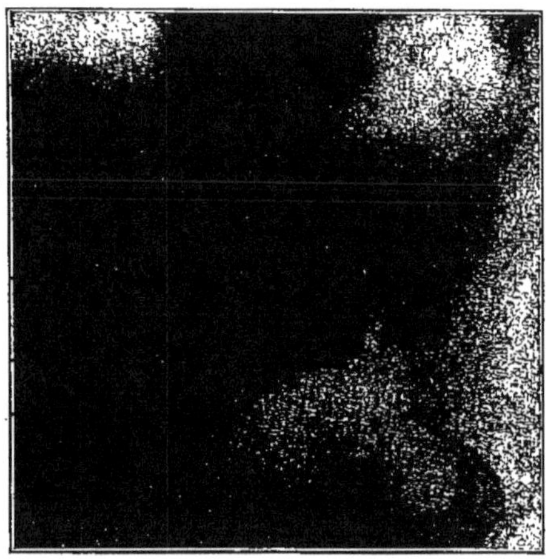

Fig. 8. — *Encoche péristaltique.* La grande courbure
est soulevée et dentelée par le côlon gonflé de
gaz. Il existe, en outre, vers son tiers inférieur,
une encoche profonde et fixe retrouvée à plusieurs examens successifs. — A l'opération,
ulcère chronique de la petite courbure, l'encoche
avait disparu[1] (Barjon).

elle peut ne pas apparaître dès lors du fait d'une réplétion insuffisante de l'estomac. La palpation pratiquée
en appuyant sous l'écran la main sur la région inférieure de l'ombre gastrique, ou la manœuvre de Chi-

[1] Les différentes formes de la biloculation gastrique et leur diagnostic radiologique (Barjon, *Lyon Médical*, 30 mars 1913).

laïditi, la mettront en évidence en élevant le niveau du bismuth dans l'estomac.

c) **La biloculation spasmodique**. — Elle est constituée à l'état pur par l'apparition sous l'écran d'une zone claire, le plus souvent étroite et profonde, qui interrompt dans sa presque totalité l'image gastrique en la divisant en deux portions superposées, réunies par une partie commune au niveau de la petite courbure. Les caractéristiques de cette image de biloculation sont notamment :

La netteté du trait clair qui sépare les deux portions ; on l'a comparé à la dépression que donnerait un doigt refoulant la grande courbure pour atteindre la lésion située sur la petite courbure.

Du fait que la communication réunissant les deux poches superposées n'est *jamais située sur l'axe longitudinal* même de la cavité gastrique, mais occupe au contraire une position asymétrique par rapport à cet axe, correspondant toujours au bord même de la petite courbure, il s'agit, en somme, d'une exagération de l'encoche péristaltique arrivant, par sa profondeur, à bilober l'estomac, mais uniquement aux dépens de la grande courbure (fig. 9).

Le Dr Barjon a insisté sur la façon dont se comporte l'estomac biloculaire spasmodique vis-à-vis de son contenu : « Un tel estomac se remplit et se vide comme s'il n'y avait qu'une seule cavité, l'encoche ne se modifie pas à l'occasion de la contraction des parois. » Il y a là, comme nous le verrons, un élément très important de diagnostic avec les biloculations organiques.

Il est, d'autre part, toujours possible de faire refluer de la poche inférieure dans la supérieure la bouillie opaque, soit par la pression manuelle sur le réservoir pylorique, soit par l'inspiration à vide de Chilaïditi.

La persistance de l'image biloculaire donnée par la contraction spasmodique de l'estomac est très variable.

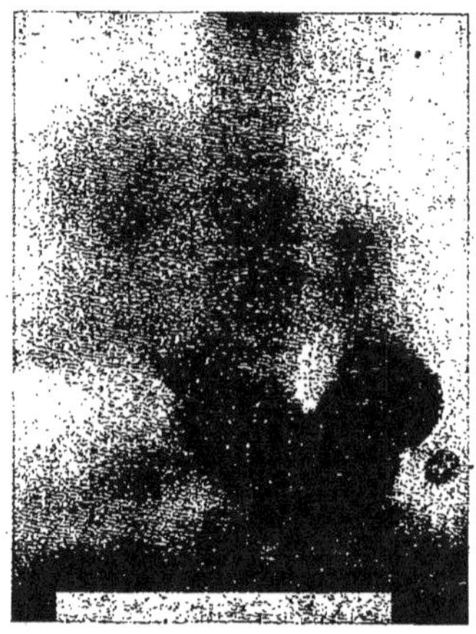

Fig. 9. — Estomac biloculaire spasmodique par ulcère de la petite courbure (Mills et Carman).

Dans bon nombre de cas, cet aspect peut être très intermittent avec cependant ce fait très important que l'encoche, à tous les examens où elle est retrouvée, se localise au même point.

Grœdel et Levi ont publié le cas d'une profonde encoche siégeant à la partie moyenne de la grande courbure et qui n'était retrouvée que de loin en loin à l'examen radioscopique.

Dans beaucoup plus de cas encore, la persistance

de la biloculation spasmodique est telle qu'elle a provoqué des erreurs de diagnostic, causes de la publication de très nombreuses observations de ce genre.

Ricard et Moutier ont, de la sorte, publié une observation dans laquelle la radiographie et la radioscopie décelaient depuis trois ans une encoche très nette ; l'opération ne permit de trouver qu'une cicatrice de la petite courbure ; sous le sommeil anesthésique, la biloculation avait disparu.

Leriche et Cotte ont observé deux cas superposables pour lesquels de fréquentes radioscopies, montrant toujours la même biloculation, avaient fait admettre un diagnostic de sténose médiogastrique organique. L'intervention montra chez les deux malades l'absence de biloculation, mais l'existence, chez l'un, d'un ulcère de la petite courbure, ancien et dur, du diamètre d'une pièce de 2 francs ; chez l'autre, d'un ulcère de la petite courbure très étendu et très adhérent en arrière.

La persistance du spasme médiogastrique dans l'ulcère est même considérée par plusieurs auteurs comme l'un des modes par lequel se constitue lentement la sténose organique (Béclère et Mériel). Strauss et Braudenstein ont rapporté une observation d'Israël (obs. 25) qu'ils interprètent comme une démonstration typique de cette transformation.

La valeur symptomatique de l'estomac biloculaire spasmodique semble considérable. Certains auteurs, dépités par l'erreur anatomique que leur avait fait faire la constatation radioscopique d'une biloculation non retrouvée à l'intervention, ont pu dire que c'était là une preuve de la suspicion dans laquelle on devait tenir l'examen radioscopique en matière de pathologie gastrique. Rien n'est plus faux. Il est exceptionnel que l'intervention démontre l'intégrité entière d'un estomac capable de présenter un spasme persistant.

Les biloculations spasmodiques observées par Baron et Barsony dans l'ulcère du duodénum doivent se rencontrer bien rarement et avec une symptomatologie radioscopique suffisamment anormale (évacuation très rapide de l'estomac) pour être rapportées à leur véritable cause.

Bien au contraire, il faut voir dans cette manifestation un symptôme très important d'ulcère chronique de l'estomac. Celui-ci d'ailleurs se signalera, dans certains cas, à l'écran, par l'existence de déformations de la petite courbure, plus nettement encore par l'image même de sa cavité, sous la forme d'une image diverticulaire dans l'ulcère pénétrant.

L'erreur qui consiste à prendre un estomac spasmodique pour une sténose organique doit être évitée par l'étude soigneuse de l'image observée. Dans quelques cas, l'atropine pourra, donnée à faible dose (Riedel), atténuer ou faire disparaître l'encoche, témoignant le plus souvent alors d'un ulcère peu profond (Stierlin). Mais alors même que cette étude laisserait persister quelques doutes sur la nature organique ou non de la sténose nettement constatée, sa valeur diagnostique en faveur de l'ulcère persiste et doit guider l'action thérapeutique dans le sens de l'intervention.

B. IMAGE RADIOSCOPIQUE DE L'ULCÈRE

La radioscopie et la radiographie d'ulcères pénétrants analogues à ceux dont nous avons étudié précédemment l'anatomie pathologique ont permis à Haudeck[1] (1910) et à Reiche de constater que ces lésions, qui nous apparaissent si profondes, et capables de modifier dans une telle mesure l'architecture de la petite courbure, donnent à l'écran une image très particulière actuellement connue sous le nom de « niche de Haudeck ».

La réplétion partielle, par le bismuth, de la cavité diverticulaire, creusée par l'ulcère dans les viscères et le petit épiploon, donne à l'écran l'image d'un petit appendice sombre, à contour souvent arrondi, dont le diamètre varie de celui d'un gros pois, à une petite noix ; tantôt juxtaposé à la petite courbure dont il semble un simple renflement, tantôt à une légère distance de cette petite courbure, réuni à elle par un mince filet bismuthé.

Souvent d'ailleurs la limite supérieure de cette petite tache opaque est linéaire, horizontale, véritable ligne de niveau minuscule que surmonte une zone claire, donnée par l'existence, dominant le liquide remplissant incomplètement la cavité de l'ulcère, d'une bulle d'air incarcérée.

Tantôt cette image diverticulaire sera constatée seulement au moment de la réplétion gastrique, tantôt

[1] *Centralblatt für Chirurgie*, 1910, p. 1555.

plus nette encore, elle persistera alors que l'estomac s'est vidé, et elle reste seule image visible au niveau de la zone gastrique, grâce à l'accumulation dans l'ulcère d'une petite quantité de bismuth qui n'a pu s'évacuer. Holzknecht signale la possibilité d'images diverticulaires beaucoup plus importantes sans bulles gazeuses, mais à contour irrégulier, données par les ulcères peu pénétrants dans les viscères, mais ayant détruit toute l'épaisseur de la paroi gastrique sur une large surface.

Dans presque tous les cas cette image diverticulaire est immobile, fixée, et ne suit pas les déplacements que l'on peut imprimer à la partie encore mobile de l'estomac ; en outre la pression à son niveau, pratiquée sous l'écran, est douloureuse et peut correspondre à une induration cliniquement perçue.

La constatation de signes aussi évidents d'ulcère chronique, est fréquemment associée à celle de biloculations gastriques [1] ; des biloculations organiques nous ne dirons rien pour l'instant. Les biloculations spasmodiques comportant au niveau de la petite courbure une image diverticulaire, avec pression douloureuse sous l'écran, constituent l'ensemble symptomatique objectif le plus parfait que l'on possède actuellement de l'ulcère chronique. Les erreurs commises à propos des niches de Haudeck sont peu fréquentes.

Dans quelques cas cependant, si l'on n'a pas la précaution d'orienter le malade suivant diverses incidences derrière l'écran, on pourra laisser passer inaperçue une

[1] Neuf fois sur dix pour Mériel.

niche postérieure évidant le pancréas, ou une niche antérieure creusée dans la paroi, masquées par l'ombre gastrique. L'attitude de trois quarts permettrait, dans certains cas, de voir, simultanément, deux diverticules encadrant une sténose médiogastrique (Mériel).

Mills et Carman insistent sur l'erreur qui consiste à prendre pour une niche la bulle d'air surmontant un bol bismuthé occupant le duodénum ; cette erreur ne peut être commise d'ailleurs que s'il existe, en outre, d'autres signes radioscopiques d'un ulcère de la petite courbure (douleur localisée, spasme médiogastrique).

C. LES DÉFORMATIONS GASTRIQUES

L'évolution prolongée d'un ulcère de la petite courbure ne laisse jamais entièrement intacte la forme normale de l'estomac. Nous avons déjà vu que Riedel reconnaît deux grandes variétés de ces déformations gastriques : celles qui s'exercent suivant l'axe même de la petite courbure, celles qui lui sont perpendiculaires ; de ces dernières, nous ferons une étude détaillée dans quelques instants, il s'agit de l'*estomac biloculaire ;* la traduction radioscopique des premières n'est autre que l'*estomac en hélice,* l'*estomac en crosse.*

a) **Rétraction en hélice de la petite courbure.**
Le raccourcissement progressif de la petite courbure par un ulcère rétractile se traduit à l'écran par deux modifications de l'image gastrique :
La diminution de la distance séparant le cardia du

pylore, difficile à apprécier en elle-même, mais qui aboutit à un symptome plus visible.

Le déplacement du pylore vers la gauche et en haut, résultant de ce fait que, seule portion mobile de la petite courbure, la région pylorique est obligée de suivre la rétraction du bord supérieur de l'estomac. Radioscopiquement, il en découle un aspect assez particulier, qui tantôt donne à l'estomac une forme en V, lorsque le pylore et le cardia arrivent presque au contact, tantôt lui fait prendre la forme d'une crosse renversée, regardant en haut et à droite (Mills et Carman), forme plus connue depuis Hœrtel et Schnieden sous le nom d'enroulement en hélice, en colimaçon, de l'estomac.

II. La Radioscopie dans l'estomac biloculaire organique par ulcère.

Il est permis de dire, sans exagération, que le diagnostic courant de l'estomac biloculaire ne date que de l'apparition de la radioscopie, et de son application facile à l'exploration de l'estomac.

Sur les 64 observations d'estomacs biloculaires par ulcère, vérifiés à l'opération radicale, que nous rapportons dans cette thèse, 25 seulement avaient été diagnostiqués avant l'intervention, et 3 parmi ces derniers l'avaient été par un autre mode que la radioscopie.

A. IMAGE DES DEUX POCHES DE LA BILOCULATION.

Lorsqu'on examine à l'écran un individu à jeun

porteur d'estomac biloculaire organique, immédiatement après l'ingestion d'une bouillie bismuthée,
on voit se dessiner, au-dessous du diaphragme, une
poche gastrique dont la forme est le plus souvent
assez spéciale. De forme triangulaire, à sommet
inférieur, opaque dans le bas, surmontée d'une poche
à air très claire. cette poche ressemble assez bien

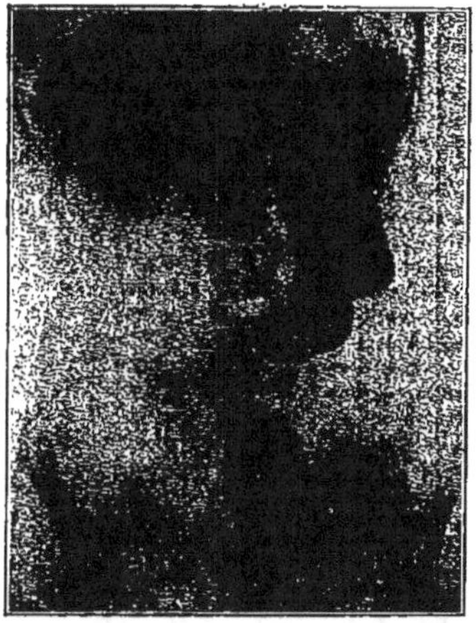

Fig. 10. — Malade de l'observation 42 (Barjon).

à un estomac de volume souvent normal, mais auquel manquerait toute sa portion pylorique ; cette
similitude est assez grande pour créer parfois une
erreur passagère qui fait confondre cet aspect avec
celui donné par les tumeurs volumineuses de l'antre
pylorique (fig. 10). Cette poche reste seule visible
pendant un temps très variable et qui dépend essentiellement de l'intensité de la sténose qui l'isole du reste
de l'estomac. Parmi nos observations, il en est une de

Bier (obs. 35) dans laquelle cet aspect s'est maintenu deux heures; nous en avons nous-même observé un cas avec MM. Devic et Bouget (obs. 40), dans lequel la poche supérieure fut seule visible pendant une heure et demie. Pauchet, chez son malade (obs. 80), ne put faire le diagnostic de biloculation que le lendemain du premier examen.

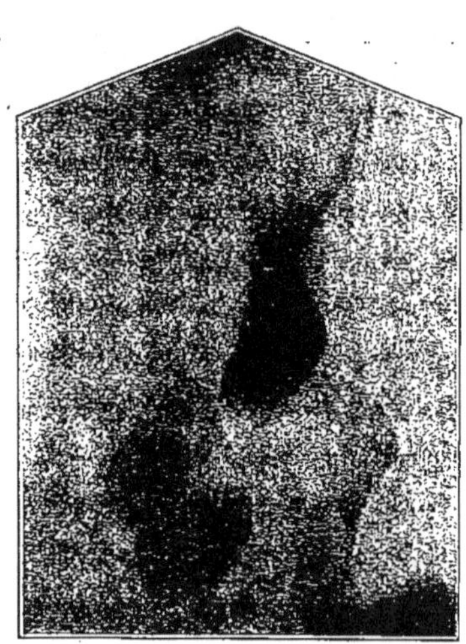

FIG. 11. — Malade de l'observation 42 (Barjon).

Le plus souvent, au bout de quelques minutes (onze minutes, obs. 36 Bier), (obs. 42 Barjon), il est possible d'apercevoir au niveau du pôle inférieur de cette première poche ou, plus exactement, un peu au-dessus de ce pôle et à droite, des bols bismuthés qui abandonnent leur premier gîte, pour tomber dans une seconde poche siégeant parfois beaucoup plus bas, où ils s'accumulent de façon à dessiner bientôt la biloculation complète (fig. 11).

Le Dr Barjon a décrit de façon très précise la façon dont s'exécute ce passage du bismuth à travers la sténose, en même temps que les signes radioscopiques, de la motricité particulière de l'estomac biloculaire organique par ulcère.

La sténose médiogastrique sert de pylore à l'estomac supérieur, transformé en poche continente. Quand le bismuth a pénétré dans la seconde poche, l'aspect présenté est tout à fait caractéristique et ne se rencontre dans aucune autre forme de biloculation. Il existe une véritable solution de continuité entre les deux poches, *elles ont chacune une ligne de niveau* et chacune *une chambre à air distinctes*. Il y a bien vraiment deux estomacs et chacun de ces estomacs conserve son individualité, se contracte et se vide pour son propre compte ; on distingue, en effet, très nettement sous l'écran ce fonctionnement alternatif.

On voit d'abord l'estomac supérieur se contracter, puis une bouchée de bismuth s'individualiser au niveau de la sténose médiogastrique qui fonctionne comme un véritable pylore. Le bismuth passe alors à travers l'orifice étroit et tombe dans la poche inférieure. Celle-ci se contracte à son tour et se vide dans le duodénum par le vrai pylore. Jamais les deux estomacs ne se contractent ensemble : tandis que l'un est en activité, l'autre est toujours au repos. Il semble bien qu'il s'agisse là d'une seule et unique contraction qui commence par l'estomac supérieur, puis gagne l'estomac inférieur après avoir abandonné le premier.

Cette onde contractile qui passe de l'un à l'autre démontre en quelque sorte l'unité physiologique de cet organe anatomiquement et anormalement divisé en deux parties.

Dans trois de nos observations (42, 87 et 88), le Dr Barjon avait pu constater l'existence fort nette de la symptomatologie précipitée et, dans les trois cas, la vérification des lésions confirma le diagnostic d'estomac biloculaire organique.

C'est la constatation du rôle particulier joué par les sténoses médiogastriques organiques par ulcère, dans l'évacuation de la poche supérieure, qui leur a fait donner par le Dʳ Barjon le nom de « Biloculation active » par opposition aux biloculations passives résultant de la présence d'une tumeur, d'un cancer rétrécissant par sa masse le calibre de l'estomac.

Cette interprétation très intéressante des faits, constatée à l'écran, n'est pas signalée par les autres auteurs. Legros admet que le bismuth tombe d'une poche dans l'autre mécaniquement « *comme dans un sablier* ». Cerné et Delaforge ont signalé l'existence de contractions de la poche supérieure sans montrer leur rôle ni leur résultat évacuateur.

B.   LA STÉNOSE PROPREMENT DITE.

Elle est caractérisée essentiellement dans l'estomac biloculaire organique par :

L'étendue toujours assez considérable de l'espace clair qui sépare les deux poches et qui n'a jamais les dimensions, toujours réduites, linéaires de la sténose spasmodique ;

Le siège et la forme du canal de communication qui traverse l'espace clair intermédiaire. Ce canal est souvent fort réduit, à peine visible dans certains cas. Il serait fort imprudent d'en conclure à coup sûr que la sténose organique est elle-même très serrée. Beaucoup d'auteurs, et les observations que nous rapportons

en contiennent de nombreux exemples, ont insisté sur
la différence de diamètre existant presque constamment
entre l'image radioscopique du rétrécissement et le
calibre réel constaté à l'opération toujours supérieur.
Cette différence provient uniquement de ce que le
spasme se surajoute toujours à la lésion anatomique
pour exagérer l'étroitesse de la sténose médiogastrique
qui est non seulement scléro-cicatricielle ou inflammatoire mais encore contractile, dans beaucoup de
cas. Dequervain, Stierlin, Hœrtel ont cherché à donner
une explication satisfaisante de ce spasme surajouté [1].

Il faut, en outre, remarquer que, contrairement à ce
qui se passe dans l'estomac biloculaire spasmodique,
le trajet intermédiaire est ici le plus souvent sur l'axe
même de la lumière gastrique, et non pas déjeté laté-
ralement au voisinage de la petite courbure.

Régulier et nettement calibré dans les formes les
moins graves de sténose médiogastrique, le canal intermédiaire devient tortueux, déchiqueté, quelquefois
même : divisé en de multiples traînées bismuthées dans
les cas d'ulcères invétérés, adhérents ou pénétrants.
Mais, en pareil cas, il présente deux particularités très
importantes à retenir pour le pronostic opératoire :

a) **L'immobilité** qui traduit l'existence des adhérences de la sténose médiogastrique, et qu'il est facile de
mettre en évidence par la palpation sous l'écran. Celle-ci,
en même temps qu'elle provoque de la douleur au point
correspondant à la sténose et permet souvent de trouver

---

[1] Stierlin, *Münchener med. Woch.*, 1912, p. 796, t. LIX.

au même niveau la tumeur révélatrice déjà perçue au lit du malade, montre l'impossibilité de mobiliser l'estomac, de faire refluer le liquide de la poche inférieure dans la supérieure. La manœuvre de Chilaïditi donne des signes identiques.

b) **Les images diverticulaires associées à la sténose.** — Elles sont de constatation fréquente. Nous

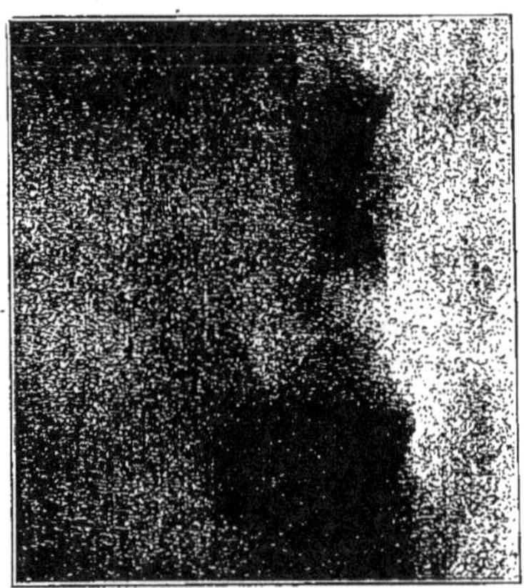

Fig. 12. — Image biloculaire, diverticulaire et lacunaire, donnée par un vaste ulcère adhérent (Barjon [1], obs. 88).

avons trouvé la présence de niche de Haudeck signalée dans 9 des 23 observations d'estomacs biloculaires diagnostiqués à la radioscopie, que nous rapportons plus loin.

Le Dr Barjon avait observé un aspect semblable chez la malade du Dr Delore qui fait l'objet de notre observation 88. Le diagnostic porté avait été estomac *biloculaire lacunaire* et *diverticulaire* (fig. 12).

[1] *Loc. cit.*

L'ensemble radioscopique réalisé par la présence des diverses taches gazeuses normales ou pathologiques de la région gastrique peut même être en ce cas fort curieux, et Bier (obs. 35) a rapporté un cas dans lequel la radioscopie permettait de voir 4 bulles d'air autour de la zone sténosée : 2 volumineuses, correspondant aux poches à air des deux segments de l'estomac biloculé, 2 très petites correspondant l'une à une niche de Haudeck, l'autre à la bulle d'air duodénale.

C. STÉNOSE MÉDIOGASTRIQUE ET STÉNOSE PYLORIQUE ASSOCIÉES

Le diagnostic en est fort possible radioscopiquement par l'évaluation du volume respectif des poches de la biloculation (fig. 13). Le Dr Barjon l'a fait très aisément pour deux des observations du Dr Delore : dans l'une (obs. 87), la poche pylorique avait un volume nettement prédominant sur la poche cardiaque, et en outre il était impossible de voir passer le bismuth au niveau du pylore que ne dépassait aucun bol opaque ; dans la seconde, en sus des signes précités, la poche pylorique contenait encore du bismuth neuf heures après l'ingestion.

D. DIAGNOSTIC

Nous avons eu constamment en vue, au cours de cet exposé de la symptomatologie radioscopique de l'estomac biloculaire, le diagnostic entre les formes

spasmodiques et organiques de la biloculation par
ulcère, il nous paraît inutile d'y revenir ici.

Restent à envisager les biloculations par cancer et
celles qui dépendent de compressions extérieures ou

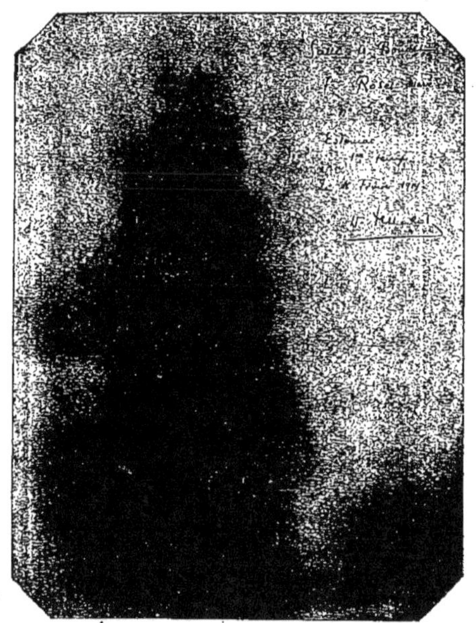

Fig. 13. — Sténoses médiogastrique et pylorique
associées. Inégalité des deux poches (malade
de l'observation III, page 101).

sont simulées par un aspect anormal des viscères
voisins.

La *biloculation due au cancer* ne peut être isolée
de celle qui nous intéresse ici que lorsqu'il s'agit d'une
tumeur développée dans la cavité gastrique, provoquant la formation d'une image gastrique irrégulièrement divisée par une tache claire correspondant à la

tumeur, qui empêche le bismuth de s'accumuler dans le segment de l'estomac qu'elle occupe ; il s'agit là en réalité d'une image lacunaire. Si, au contraire, il s'agit d'un cancer ulcéré à marche lente, nous croyons la différenciation beaucoup plus difficile.

Il est bien évident tout d'abord que certains ulcères malins, analogues à ceux dont nous rapportons l'observation plus loin, donneraient une image identique à celle de l'ulcère chronique le plus typique.

Mais, en outre, l'ulcère géant bénin, analogue aux deux cas que nous avons rapportés de la pratique de notre maître le Dr Delore, donne une image de biloculation irrégulière, avec souvent des traînées multiples intermédiaires aux deux poches opaques, si bien qu'on peut être exposé à faire alors le diagnostic de tumeur maligne, comme le fit d'ailleurs Bier chez le malade de l'observation 33, porteur en réalité d'un ulcère bénin, largement adhérent.

Le Dr Barjon a insisté sur ce type particulier de la biloculation dans les vastes ulcères adhérents. La fixité de la sténose, l'aspect lacunaire et diverticulaire qu'elle présente (fig. 12) sont associés à ce fait que les poches inférieure et supérieure sont reliées par un mince filet de bismuth ininterrompu.

La poche inférieure ne présente pour son propre compte ni ligne de niveau, ni chambre à air.

C'est donc là le type de la *sténose organique passive*, donnée par l'ulcère, et opposée à la *sténose organique active*, dont nous avons rapporté la description plus haut.

Notre malade de l'observation 92 nous avait donné

une image répondant à la description donnée par le Dr Barjon, avec cette différence que pendant quelques minutes une poche à air avait persisté dans le sac inférieur. Elle avait disparu au moment de la radiographie (fig. 14).

Les fausses biloculations, mises à part les formes anormales de l'estomac ptosé, étiré en son milieu en

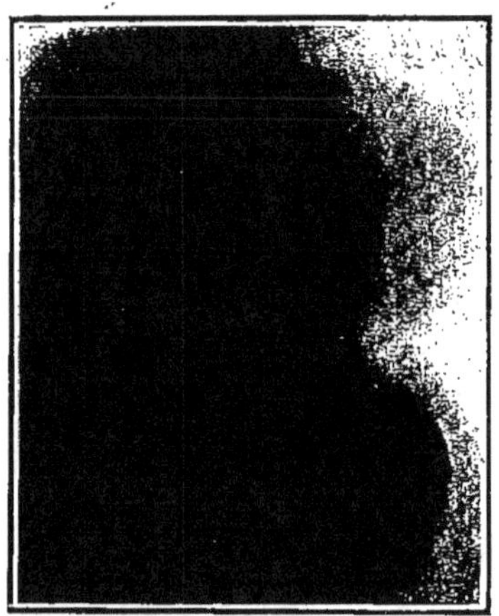

FIG. 14. — Estomac biloculaire par ulcère géant [1]
(malade de l'observation 92).

un vague sablier, et non biloculé nettement, peuvent être réalisées par l'intestin, distendu par les gaz, qui vient alors soulever la grande courbure.

Leven et Baret, Enriquez et Durand ont ainsi observé des pseudo-biloculations par distension gazeuse du côlon qui furent d'ailleurs diagnostiquées en partie et reconnues d'origine extrinsèque par la fréquence des changements de forme observés à l'écran.

[1] Cliché du Dr Japiot.

DEUXIÈME PARTIE

CHAPITRE PREMIER

LES OPÉRATIONS PALLIATIVES DANS L'ULCÈRE CHRONIQUE ET L'ESTOMAC BILOCULAIRE

§ I. — LES OPÉRATIONS PALLIATIVES DANS L'ULCÈRE CHRONIQUE

Le traitement chirurgical de la petite courbure et du corps de l'estomac est de naissance toute récente, et l'on peut bien dire que, jusqu'à ces dernières années, en dehors des complications brutales telles qu'hémorragie ou perforation, les erreurs de diagnostic constituaient les principales indications opératoires des ulcères extrapyloriques. Jusqu'à ces dernières années, en effet, les médecins n'ont abandonné leurs malades aux mains des chirurgiens qu'après avoir épuisé pendant des mois et des années les ressources de la thérapeutique médicale, impuissante le plus souvent à les guérir, dans bien des cas à les soulager.

L'apparition d'un syndrome pylorique, spasmodique

ou dû à l'association d'un second ulcère, plus tardivement provoqué par la lente formation d'une sténose médiogastrique, constituait de temps à autre le seul titre à l'intervention dont bénéficiaient ces ulcères qui, cliniquement confondus avec les lésions pyloriques, ont dû pendant longtemps se contenter de la même thérapeutique chirurgicale, la seule d'ailleurs qui fut alors de mise, la gastro-entérostomie.

L'ulcère pylorique devait ensuite être le premier à profiter de l'intervention radicale avec Rydygier qui essayait, en 1881, la première pylorectomie pour ulcère ; puis, presque aussitôt, Czerny, en 1882, appliquait à l'ulcère extrapylorique le principe de l'exérèse, en réséquant un ulcère de la paroi postérieure de la petite courbure et d'une partie de la paroi antérieure chez un malade qui survécut seize ans à cette superbe intervention[1].

Le principe de la résection atypique, l'opération de Czerny, comme la désignent les Allemands, était né, mais il ne put lutter, avec ses difficultés, ses dangers d'alors, contre la simple gastro, dont les résultats immédiats étaient incomparablement meilleurs. Il faut ensuite arriver à 1897 pour trouver un nombre appréciable de résections partielles ou d'excisions pour ulcère extrapylorique. Après 1900, les séries opératoires commencent à se constituer : Jedlicka, Brenner, Jaboulay, multiplient leurs cas de résections atypiques ; tout près de nous, enfin, Brenner, Riedel, Payr, Lambotte et Mayo à l'étranger, Delore en France, par la résection annu-

---

[1] Maurer, *Archiv f. klin. Chir.*, 1884, t. XXX, p. 2.

laire médiogastrique, établissent définitivement l'indi-
dividualité chirurgicale de l'ulcère du corps de
l'estomac.

Cette individualité est, en effet, bien réelle, et elle
doit être respectée ; on a eu trop de tendance, de 1900 a
1910, à oublier qu'à des lésions différentes devaient
correspondre des thérapeutiques appropriées, et qu'il
était illusoire de vouloir uniformiser le traitement de
l'ulcère de l'estomac en une formule unique que nous
empruntons à A. Guinard : « La gastroentérostomie
répond à toutes les indications fournies par l'ulcère gastrique.[1] » Nous allons, dans les pages qui suivent, chercher à montrer les avantages et les inconvénients des
différentes méthodes opératoires actuellement proposées
pour guérir les ulcères chroniques extrapyloriques,
simples et avec déformation gastrique, nous proposant
ainsi de justifier et de préciser les indications respectives des procédés de choix.

I. La gastroentérostomie dans l'ulcère du corps.

La gastroentérostomie, par sa rapide et facile exécution, sa mortalité immédiate peu considérable, a rapidement conquis tous les chirurgiens, qui lui doivent,
d'ailleurs, un nombre considérable de succès. Mais, à
y regarder de plus près, cette intervention peut difficilement répondre efficacement, à toutes les indications si
variées qui lui sont reconnues chaque jour, et l'on doit
se demander si, appliquée indifféremment au traite-

[1] A. Guinard, *Traité de Chirurgie Le Dentu et Delbet,* « Maladies
de l'abdomen ».

ment de tous les ulcères de l'estomac, elle jouit vis-à-vis d'eux d'une vertu curatrice également heureuse. Telle n'est pas, nous a-t-il semblé, la réalité ; il importe d'en apporter ici la preuve.

A. — FONCTIONNEMENT DE CETTE ANASTOMOSE

Il est indéniable que le siège de l'ulcère a une influence considérable sur le fonctionnement de l'anastomose que crée l'opérateur dans le but de faciliter la vidange gastrique. Dans le cas de lésions pyloriques, tant que dure l'oblitération physiologique ou anatomique du pylore, par le spasme qu'entretient son évolution et par l'obstacle mécanique que crée la tuméfaction des tissus au sein desquels il creuse, ou sa cicatrice inextensible, l'anastomose est vouée à un fonctionnement inévitable qui maintient, d'autre part, les dimensions de sa lumière.

Le résultat naturel de ce fonctionnement est la disparition immédiate des accidents mêmes qui avaient commandé l'intervention, accidents dont la précocité et l'intensité sont, en outre, un des puissants facteurs de cette réussite opératoire, puisque l'intervention s'adresse, de ce fait, plus rarement à des ulcères chroniques invétérés dont la rétrocession lente ne va pas sans incidents.

En réalité, cette action si favorable, si rapide dans la sténose du pylore, a bien quelquefois son revers, car, en même temps que disparaissent les symptômes fonctionnels de sténose pylorique, l'existence anatomique même de cette dernière se modifie, la stricture orificielle se relâche, l'inflammation périulcéreuse diminue, en un mot, le pylore redevient souvent perméable et, de ce fait, la bouche opératoire n'est plus seule à assurer l'évacuation du chyme gastrique ; elle a tout aussitôt tendance à se rétrécir, à s'oblitérer. Nous ne citons que pour mémoire les démonstrations expérimentales de Kielling, de Delbet, Cannon, Legett, Maury, qui ont bien montré cette tendance à l'oblitération spontanée des gastros non fonctionnelles, dont Neuhaus a donné une autre interprétation fort élégante, sur laquelle nous avons nous-même récemment insisté [1].

Ce que nous retiendrons seulement du fonctionnement de la gastro-entérostomie dans l'ulcère du pylore, c'est que si, tardivement, cette intervention est suivie parfois de récidive, et si Rydigier, Krogius, Tuffier, Hartmann et bien d'autres ont vu des complications, telles que l'hémorragie foudroyante ou la perforation, compliquer tardivement des ulcères pyloriques antérieurement traités par la gastro-entérostomie, il n'en est pas moins vrai que les résultats immédiats de cette intervention sont brillants et expliquent sa vogue actuelle, puisque dans 62 pour 100 des ulcères pyloriques traités par la gastro, d'après Clairmont, les résultats sont favorables.

Mais il n'en est absolument pas de même dans les ulcères de la petite courbure et du corps de l'estomac ; ici la situation même de l'ulcère le soustrait à l'influence heureuse d'un drainage gastrique, d'ailleurs illusoire,

[1] Delore et Santy, Résections gastriques dans l'ulcère (*Lyon Chirurgical*, mars 1914).

puisque, en pareil cas, la sténose pylorique n'existera
que dans une minorité de cas comportant un pylorospasme ou un ulcère pylorique associé.

B. RÉSULTATS OBTENUS A L'AIDE DE L'ANASTOMOSE

Les statistiques classiques, établies dans le but
d'étudier les résultats de la gastro dans l'ulcère, ne
tiennent malheureusement pas compte, le plus souvent,
du siège de la lésion pour laquelle on était intervenu,
et les chiffres si souvent cités en faveur des suites heureuses de l'anastomose concernent une majorité telle
d'ulcères du pylore avec sténose qu'il est impossible
d'en déduire des faits intéressants pour l'ulcère du corps.

Il est cependant curieux de constater que ces
chiffres sont loin d'être uniformes, puisque :

Krönlein, sur 67 gastros pour ulcères, avait, en
1904, 85 pour 100 de bons résultats ;

Hochenegg, sur 50 gastros pour ulcères, avait, en
1905, 64 pour 100 de bons résultats ;

Helferich, sur 51 gastros faites de 1889 à 1905,
avait, en 1907, 67 pour 100 de bons résultats ;

W. Mayo, sur 234 gastros faites avant 1906, avait,
en 1908, 90 pour 100 de bons résultats.

La différence des résultats obtenus tient certainement à la variété des cas traités et à l'influence inégale
de la gastro-entérostomie sur la guérison des ulcères
du pylore et du corps de l'estomac.

Malheureusement, les statistiques tenant compte de
la localisation de la lésion dans les effets observés sont
rares.

Clairmont est le premier qui ait montré la nécessité d'une telle distinction.

Publiant en 1909 les résultats de 137 gastroentérostomies pratiquées par V. Eiselsberg, de 1896 à 1908, pour ulcère gastrique, il montre que le résultat global est de 74 = 52 pour 100 guérisons, 20 = 15 pour 100 améliorations, 24 échecs et 14 morts, soit une totalité de 67 pour 100 résultats satisfaisants. Mais tenant compte ensuite des localisations de l'ulcère, il arrive à cette conclusion que :

Dans l'ulcère du duodénum, on observe 73 pour 100 de guérisons ;

Dans l'ulcère du pylore, 62 pour 100 ;

Et 47 pour 100 seulement dans l'ulcère localisé au corps de l'estomac.

Petren, auquel nous venons d'emprunter la majeure partie des chiffres qui précèdent, divise de la même façon les résultats des observations de gastro pour ulcère qu'il a réunies, et il arrive de la sorte aux résultats suivants :

Siège de l'ulcère	Nombre	Guérison	0/0	Légères douleurs	0/0	Douleurs fortes	0/0
Ulcères pyloriques et duodénaux. .	132	77	58 o/o	28	21 o/o	27	20 o/o
Petite courbure et région cardiaque.	40	19	48 o/o	13	32 o/o	8	20 o/o
Estomac biloculaire	10	6		2		2	
Estomac sans localisation palpable.	11	1		3		7	

Si on limite l'enquête des résultats obtenus aux cas opérés au moins depuis deux ans, les résultats sont différents.

Siège de l'ulcère	Nombre	Guérison	0/0	Légères douleurs	0/0	Douleurs fortes	0/0
Pyloriques ou duodénaux	106	61	58 o/o	21	19 o/o	24	23 o/o
Petite courbure et région cardiaque	29	15	52 o/o	9	31 o/o	5	17 o/o
Estomac biloculaire	7	4		2		1	
Pas de localisation palpable . . .	9	1		2		6	

Albrecht publie les résultats suivants en 1911. Il a eu l'occasion de faire 40 gastroentérostomies pour ulcère avec deux morts postopératoires, et les 38 cas restants lui ont donné comme suite les résultats suivants :

Siège de l'ulcère	Nombre d'opérations	Guérison	Suites imparfaites
Pylorique . . .	31	27 = 87 o/o	4
Petite courbure .	7	5 = 71 o/o	2

qui, tout en étant très favorables, conservent une certaine différence suivant le siège de la lésion.

Denéchaux qui a cherché à connaître les suites éloignées de la gastroentérostomie, non plus seulement au point de vue du résultat brutal et grossier de la sédation des principaux accidents qui avaient motivé l'intervention, ou au contraire de la réapparition des symptômes bruyants, mais encore au point de vue du fonctionnement des estomacs ainsi modifiés dans leur évacuation, conclut de l'examen de 95 anciens gastroentérostomies que, chez ces malades, il est facile de mettre en évidence dans 70 à 75 pour 100 des cas un ensemble de symptômes appartenant à trois catégories bien différentes. Les uns, troubles *fonctionnels*, consistent en douleurs, régurgitations aqueuses, constipation, ou au contraire, diarrhée ; d'autres, les troubles *généraux*, moins nets, se traduisent surtout par la variation de la courbe du poids ; quant aux phénomènes *locaux*, ils consistent surtout en troubles de la sécrétion et de l'évacuation gastrique.

Ce que nous voulons surtout retenir de ses conclusions, c'est que le *syndrome secondaire*, dont nous venons de signaler les caractéristiques, se montre le plus souvent dans les gastros effectuées pour ulcères *extrapyloriques* encore en évolution, et dans les cas s'accompagnant de périgastrite.

En parcourant les observations réunies par Denéchaux et en ne tenant compte que des 76 d'entre elles dont le siège des lésions est indiqué de façon assez précise, on constate les résultats suivants :

Siège de l'ulcère	Nombre	RESULTATS			
		Très bon	Syndrome second. peu accentué	S. S. accentué	Mauvais
Pylorique .	56	9 = 16 o/o	37 = 66 o/o	6 = 10,7 o/o	4 = 7,1 o/o
Prépylorique Petite courbure avec ou sans biloculation . .	16	2 = 12,5 o/o	3 = 18,7 o/o	8 = 50 o/o	4 = 25 o/o
Périgastrite et lésions n. précisées .	4	»	1	2	1
Total. .	76				

Il ne faut sans doute pas accorder une valeur symptomatique considérable à l'existence de quelques-uns des signes du syndrome secondaire, et il serait très imprudent de croire qu'ils témoignent toujours d'une récidive ou de la réapparition du processus ulcéreux.

Denéchaux leur attribue souvent une tout autre
signification en rapport avec des troubles de l'évacuation, de la sécrétion et des phénomènes de digestion
gastrique. Néanmoins, il nous paraît incontestable
qu'une différence aussi grande dans les résultats opératoires est très significative, alors même que dans le
tableau qui précède on ne tiendrait compte que des
résultats franchement mauvais. Ceux-ci sont d'ailleurs
très nettement indiqués dans la thèse de Denéchaux,
qui rapporte, dans les 4 observations d'ulcère de la
petite courbure avec mauvais résultats, une fois des
vomissements spontanés avec amaigrissement (obs. 54,
estomac biloculaire), dans un autre cas, un méléna et
des douleurs en broche sept mois après l'intervention (obs. 65, estomac biloculaire), et dans deux autres
enfin, des douleurs en broche aussi vives qu'avant l'intervention, et empêchant ou gênant considérablement
le travail (obs. 25 et 26[1]).

Il ne peut plus être question ici de simples troubles
de la digestion gastrique et de tels symptômes sont
trop conformes à ceux qui avaient précédé l'intervention pour qu'on hésite à conclure à son échec.

Rivière a réuni, en 1906, les cas d'ulcère traités
chirurgicalement par Jaboulay : en étudiant les observations qu'il rapporte, on constate que, sur les 14 ulcères traités par la gastroentérostomie, 10 étaient
pyloriques et 4 occupaient le corps et la petite courbure de l'estomac.

---

[1] Les numéros des observations précitées sont ceux de la thèse
même de Denéchaux.

Les 10 ulcères pyloriques ont donné 7 bons résultats soit 70 pour 100 de succès ; dans un cas, les douleurs sont revenues comme avant, et, dans deux cas, on a dû réséquer secondairement l'ulcère. Les 4 ulcères calleux du corps de l'estomac ont donné 2 bons résultats et 2 échecs, soit 50 pour 100 ; les insuccès se sont caractérisés, dans un cas, par le retour des vomissements et, dans l'autre, ces vomissements et les douleurs ont persisté avec une telle intensité que l'on a dû faire une résection de l'ulcère huit mois après la gastro.

Tout récemment Caillé a réuni au point de vue clinique un grand nombre d'observations d'ulcères de la petite courbure dont la majorité comporte un contrôle opératoire. L'intervention dans les 13 cas traités chirurgicalement a toujours été la gastroentérostomie. Bien que des chirurgiens différents aient opéré ces malades, et que, par conséquent, des techniques assez variées aient été utilisées par eux, il nous a paru que ces 13 observations constituent un matériel fort intéressant pour l'étude que nous poursuivons. Il est certain que nous ne pouvons demander à une telle statistique que des résultats approximatifs, car il en s'agit la plupart du temps dans les comptes rendus opératoires ou les observations, que des suites peu éloignées. Mais, même avec cette restriction, les faits constatés nous paraissent mériter un assez grand intérêt.

Sur 13 cas de gastroentérostomie pour ulcère de la petite courbure, il n'y a eu que 4 améliorations manifestes immédiates, 2 cas pour lesquels cette amélioration est douteuse, et 7 cas enfin dont les suites ont été mauvaises, avec persistance des troubles antérieurs à l'intervention et, pour l'un d'entre eux, accident hémorragique mortel, imputable peut-être à l'acte opératoire, et que, en tout cas, la gastroentérostomie était impuissante à éviter.

Nous sommes donc bien loin ici avec 30,7 pour 100 de succès immédiats, ou même 43 pour 100 de résultats favorables, si on ajoute les cas douteux, des statistiques fournies par les auteurs qui n'ont eu en vue que le traitement de l'ulcère pylorique, qui leur donne 70 à 80 pour 100 de réussite.

a) Causes des insuccès de la gastroentérostomie.

1° La perméabilité du pylore. — Nous ne faisons que rappeler les travaux de Delbet, qui ont établi la nécessité de l'imperméabilité du pylore, pour maintenir le bon fonctionnement d'une gastroentérostomie. Lorsque, soit par cessation d'un spasme persistant ou d'une disparition des accidents locaux, le pylore se débouche, l'anastomose, non seulement cesse de fonctionner, mais l'anse anastomosée peut, comme Papadopoulos en a rapporté plusieurs cas, perdre tout contact avec l'estomac, et reprendre sa liberté.

Dans l'ulcère du corps, la gastro n'a donc, que bien peu de chances de rester perméable, puisque le pylore est le plus souvent intact.

En outre, même lorsqu'elle est fonctionnelle, le drainage qu'elle établit risque fort d'occuper par rapport à la lésion une situation telle que le traumatisme digestif n'en sera en rien diminué.

2° La situation défavorable de la bouche anastomotique par rapport au siège des ulcères de la petite courbure sera donc un second facteur capable d'expliquer les échecs.

b) **Lenteur de l'influence de l'anastomose sur les ulcéres chroniques du corps.** — Brenner, partisan de la gastroentérostomie, bien qu'ayant pratiqué bon nombre de résections, déclare que cette intervention est capable d'amener la régression de lésions calleuses volumineuses, et il rapporte trois observations personnelles dans lesquelles une intervention faite quelques années après la gastroentérostomie, lui avait permis de constater la disparition de l'ancien ulcère. Mais il avoue que cette guérison ne peut se faire que très lentement, progressivement, et que, dans certains cas, elle ne se produit pas. Il admet comme conclusion la possibilité de faire d'abord une opération palliative et de réserver l'exérèse aux cas rebelles à la première intervention.

Cette pratique semble bien peu en rapport avec les tendances chirurgicales actuelles et, d'autre part, cette période d'attente après la gastro n'est pas sans danger pour le malade, sans compter que, bien souvent, les douleurs ne sont même pas soulagées par la première opération.

Toutes les statistiques de résection ou d'excision d'ulcères comportent un nombre assez important de malades déjà traités par une gastro quelque temps auparavant, et qui lassés de souffrir étaient venus demander une opération plus radicale, sans avoir la patience d'attendre une guérison si longue à venir.

Payr a eu aussi l'occasion de faire deux résections

d'ulcères chroniques de la petite courbure, traités quatre mois avant par la gastro sans aucun résultat clinique et local.

Pendant cette longue période de rétrocession fictive ou réelle, des accidents redoutables peuvent d'ailleurs survenir.

1° ACCIDENTS AU COURS DE LA PÉRIODE D'AMÉLIORATION. — *Les hémorragies* sont souvent même provoquées par le traumatisme opératoire des lésions qui, laissées en place après l'exploration, saignent malgré l'anastomose, impuissante.

Caillé, dans sa thèse, rapporte une observation de ce genre, avec mort par hématémèse le lendemain d'une intervention palliative, dans un cas de gros ulcère calleux avec réaction péritonéale et adhérences pancréatiques.

Pauchet, dans une récente communication à la Société de Chirurgie, a rappelé un cas personnel d'ulcère chronique de la face postérieure qui, peu après une gastro, dut subir une résection motivée par une hématémèse grave.

L'hémorragie peut être plus tardive et témoigner seulement de l'inefficacité de l'opération pratiquée. Tuffier a de la sorte observé un malade porteur d'ulcère chronique auquel il fit, en 1907, une gastro, et qui, réopéré neuf ans plus tard pour une hématémèse formidable, fut trouvé porteur d'un ulcère hémorragique de la petite courbure, tandis que la gastro ancienne était complètement oblitérée et l'anse jéjunale séparée en partie de l'estomac.

La perforation peut survenir dans des conditions

analogues. Czerny, Ziegler, Gœpel, Jedlicka, Backes, Krogius, Hofman, Riédel, Jonnesco, ont vu survenir de la sorte des accidents suraigus mortels que la gastro n'avait pu éviter.

2° Apparition de déformations gastriques malgré l'anastomose. — Alors même que la guérison serait obtenue par la simple gastroentérostomie, elle ne constituerait souvent qu'une guérison incomplète, car un ulcère chronique profond ne peut se réparer qu'en déformant l'estomac. Brenner a rapporté un cas d'ulcère guéri par la gastroentérostomie, chez lequel il a dû réintervenir pour une déformation grave de l'estomac qui nécessita la résection partielle de la poche pylorique d'une biloculation.

Casman d'Anvers, Montprofit, ont publié des cas analogues, dans lesquels six ans et neuf ans après une gastro pour ulcère, une nouvelle intervention motivée par la réapparition de troubles graves, montra qu'une biloculation s'était progressivement constituée.

c) **Contre-indications de la gastroentérostomie tirées de la malignité possible de l'ulcère.** — Tous les chirurgiens qui ont eu l'occasion d'opérer un certain nombre de malades atteints d'ulcères chroniques, ont remarqué l'impossibilité fréquente de diagnostiquer les ulcères bénins anciens, à bords épaissis indurés, à fond adhérent aux organes en contact, des ulcérations néoplasiques encore limitées, sans envahissement ganglionnaire typique et sans métastatase visible. Seuls, l'examen histologique, lorsqu'on a eu recours à l'exérèse, le syndrome néoplastique plus où moins tardif dans le cas d'interventions palliatives, sont à même de trancher le diagnostic.

La façon d'envisager le problème se présente d'ailleurs actuellement sous deux aspects assez différents dans la forme, mais dont les conclusions, par contre, sont assez semblables.

Avec Hayem et son école, et, il faut bien le dire, beaucoup de chirurgiens étrangers venus bien après lui, tels que Rydygier, Maydl-Jedlicka, Mayo-Robson, les frères Mayo, Riédel et, plus récemment, Riédel et Payr, une première catégorie d'auteurs admettent que l'ulcère chronique de l'estomac peut subir la dégénérescence épithéliomateuse et évoluer en cancer plus ou moins tardivement.

Des examens histologiques ont permis de constater la signature indubitable du cancer dans des coups d'ulcères chroniques, considérés macroscopiquement comme bénins, et les statistiques des auteurs étrangers qui, ayant pratiqué systématiquement l'exérèse de l'ulcère ou la résection gastrique pour ulcère, ont examiné soigneusement les coupes histologiques de leurs pièces opératoires, montrent un pourcentage élevé de lésions malignes.

Il est d'ailleurs gênant de constater les divergences excessives existant entre ces diverses statistiques.

Payr admet que dans 26 pour 100 des cas le cancer est trouvé dans les coupes d'ulcère calleux.

Kelling, de Dresde, admet que sur 14 ulcères réséqués 8 offraient des lésions cancéreuses.

Küttner, sur 19 pièces opératoires d'ulcère, trouve 7 carcinomes.

Mac Carty, publiant les comptes rendus histologiques de la clinique de Rochester des frères Mayo, a trouvé, dans 68 pour 100, des éléments cancéreux sur des coupes d'ulcères chroniques.

Petren, de Lund (Suède), a vu 134 pièces d'ulcères calleux, donne histologiquement 17 cancers, soit dans 13 pour 100 des cas.

Il est bien malaisé de conclure, entre des chiffres aussi différents, mais il est permis d'en conserver l'impression que, histologiquement, la constatation d'éléments néoplasiques doit être chose fréquente lors de l'examen anatomopathologique des lésions ulcéreuses supposées bénignes, avec cette circonstance aggravante signalée par Payr, que dans bien des cas, le microscope ne fouille que dans une portion très limitée de l'ulcération et peut donc laisser passer bien des points douteux ou même nettement cancéreux.

Très différente dans son fond, très séduisante aussi, est la théorie de Tripier, de ses élèves, Duplant, Sannerot et aussi, peut-on dire, de toute l'école lyonnaise avec Devic, Tixier, Vallas, Leriche, etc. Il faut admettre ici non plus la dégénérescence secondaire d'un ulcère antérieurement bénin, mais l'existence d'un cancer à évolution lente, sorte d'*ulcus rodens* de la muqueuse gastrique qui, primitivement ulcéré, peut simuler par son évolution, par ses accidents et ses complications, la marche d'un ulcère chronique que le chirurgien croit encore reconnaître le jour où une intervention lui permet de vérifier son diagnostic. Nous avons signalé déjà les particularités morphologiques de ce cancer ulcéré à marche lente; rappelons seulement que, dans bien des cas, l'erreur qui en fait une lésion bénigne persiste jusqu'au moment de la réponse histologique.

Quoi qu'il en soit, que l'ulcère dégénère à un moment donné en cancer, ou que ce dernier puisse revêtir dans certains cas un aspect clinique et morphologique capable de donner le change, la conclusion doit être la même; et s'inspirant, des règles générales de thérapeutique chirurgicale, l'opérateur ne devrait pas, nous semble-t-il, avoir le choix entre une intervention palliative qui n'a aucune action au point de vue cancer et l'opération radicale qui, si elle ne répond pas toujours au but proposé, s'en rapproche beaucoup plus que la précédente.

L'idée la plus exacte que l'on puisse acquérir sur ce sujet doit nous être fournie par l'étude des résultats éloignés de la gastroentérostomie pour ulcère chronique, avec recherche des cas de morts tardives par cancer.

Küttner, en 1910, sur 12 opérés de gastroentéroanastomose pour ulcère chronique, en avait perdu 5, soit 41 pour 100, de cancer gastrique vérifié.

Kelling, à la même époque, avait traité 39 ulcères chroniques par la gastroentérostomie. 8 de ses malades, c'est-à-dire un tiers de ses opérés, étaient morts de cancer.

§ 2. — LES OPÉRATIONS PALLIATIVES
DANS L'ESTOMAC BILOCULAIRE

De l'étude anatomique et clinique que nous avons faite des sténoses médiogastriques par ulcère, il ressort que, si dans quelques cas il s'agit là d'une déformation d'origine purement cicatricielle et qui, arrivée à un stade définitif de son évolution, ne s'accroîtra plus ou ne subira aucune déformation, il en est beaucoup d'autres dans lesquels l'ulcère causal est encore en activité et surajoute sa symptomatologie, et ses complications à celles de la sténose qu'il a créée et dont il modifie sans cesse l'étendue et l'intensité.

C'est en s'inspirant de telles données qu'il nous faut envisager les diverses méthodes de traitement opératoire des biloculations et discuter l'opportunité des interventions palliatives en pareille matière. Ce que nous venons de voir, au sujet des résultats défectueux de ces interventions, dans l'ulcère chronique en général, facilitera d'ailleurs considérablement notre tâche.

I. La gastroentérostomie.

A. DANS LES STÉNOSES MÉDIOGASTRIQUES ISOLÉES

Tard venue parmi les opérations opposées de façon courante à l'estomac biloculaire par ulcère, la gastro-entérostomie, dont Pinatelle ne pouvait rapporter que 28 observations en 1903, a peu à peu bénéficié du chaud plaidoyer que le congrès de Bruxelles de 1905 avait vu soutenir par Rotgans, Jonesco, Mayo Robson et Hartmann. Depuis 1900, Montprofit n'a d'ailleurs pas cessé d'en être le défenseur convaincu.

L'idée directrice qui a conduit les chirurgiens à l'utiliser était d'ailleurs la même que celle qui en avait motivé la création, dans les sténoses du pylore, et qui était, avant tout, le drainage de l'estomac dont l'évacua-

tion était insuffisante ou impossible. Secondairement
est née sa seconde indication, tirée d'une amélioration
possible de l'ulcère sténosant.

a) **Nécessité de faire l'anastomose sur la poche
cardiaque.** — Elle ne se discute plus aujourd'hui, et
la poche supérieure d'un estomac biloculaire doit toujours être drainée, quels que soient l'état de la poche
inférieure et la thérapeutique qui doit lui être appliquée
s'il y a sténose pylorique concomitante.

Les quelques cas, signalés au cours de ces dernières
années, d'anastomose isolée sur la poche pylorique,
résultent soit de difficultés dans la motilisation de
l'estomac, qui ont trompé le chirurgien, soit, de plus
en plus rarement, d'une erreur de diagnostic qui a fait
prendre la biloculation pour une sténose pylorique.
erreur que la radioscopie systématique des estomacs
pathologique doit à tout prix faire éviter, car elle a
causé des désastres dont Hartmann, Bier, Sidney
Martin, Billon Rollard, Childe et Lindner ont rapporté
des exemples.

Un cas spécial doit cependant être envisagé, qui est
celui des *estomacs biloculaires fonctionnels, spasmodiques*, liés à l'existence d'un ulcère. Ce que nous
avons dit de cette affection suffit à faire comprendre
que la gastroentérostomie ne pourra présenter quelques
chances de succès, bien minimes déjà nous venons de
le voir, dans le traitement d'ulcères accompagnés de
spasme médiogastrique, que si la bouche anastomotique est établie au-dessus du siège habituel de ce
rétrécissement intermittent.

Faite plus bas, l'anastomose est dans l'impossibilité de fonctionner, et cette éventualité doit assez souvent expliquer l'insuccès immédiat de cette intervention.

Sous anesthésie, il est très difficile de reconnaître la zone spasmodique, qui ne se révélera absolument par rien au chirurgien non prévenu et qui, dans le cas où la radioscopie avait signalé l'existence d'une biloculation fonctionnelle, sera le plus souvent encore introuvable.

Caillé, dans sa thèse, en rapporte un très bel exemple :

Observ. 35 de la thèse de Caillé.

> Ulcère en activité de la région moyenne de la petite courbure. — Estomac biloculaire d'après la radiologie. — A l'opération, aucune sténose médiogastrique, la bouche est installée par erreur sur la poche inférieure.

B..., quarante-trois ans, douleurs gastriques d'ulcère depuis 1909 avec vomissements, sans hémorragies.

Aux rayons X, estomac à image biloculaire retrouvée identique à un très grand nombre d'examens radioscopiques. La poche inférieure se vide bien et le bismuth passe rapidement dans l'intestin.

Opération, 24 janvier 1910 (M. Ricard). — Estomac volumineux sans trace de biloculation, ni même d'encoche au niveau de la grande courbure. Au niveau de la petite courbure, on constate, vers la partie moyenne, un ulcère en activité. Au niveau de l'ulcère, petite plaque vascularisée sur le péritoine gastrique. A la palpation, l'induration est grosse comme une pièce de 2 francs.

Pas de ganglions.

A la palpation de l'estomac les deux tiers supérieurs

paraissent avoir une musculature très hypertrophiée, mais ce n'est certainement ni de l'infiltration ni de l'induration. Le tiers inférieur, au contraire, a son épaisseur normale.

Rien au pylore.

Gastroentérostomie sur la grande courbure à l'union du tiers inférieur et des deux tiers supérieurs au niveau du point où semble commencer l'hypertrophie.

Suites opératoires. — Le malade continue à souffrir assez vivement de son estomac pendant un temps assez long. Examiné à la radioscopie, un mois après l'opération, on constate une image exactement semblable aux images antérieures et nettement biloculaire. La poche inférieure semble se vider plus lentement et par une bouche latérale qui n'est autre que la bouche chirurgicale.

Revu à des dates espacées, le malade, qui se plaint de quelques brûlures, continue à présenter l'image d'un estomac biloculaire qui semble moins prononcé.

En novembre 1912, presque deux ans après son opération, l'estomac est oblique, parallèle au bord inférieur du foie, avec une très faible déformation de la grande courbure, reste de la biloculation. Evacuation très rapide, totale en dix minutes.

Ici, bien qu'on ait cherché à localiser, à l'aide de l'hypertrophie musculaire, la région habituellement contracturée de la paroi gastrique, l'anastomose a donc bien été faite trop bas sur la grande courbure.

Si, en pareil cas, les accidents entraînés par la position vicieuse de l'anastomose ne sont pas d'une grande gravité et ne ressemblent heureusement en rien à ceux produits par la même erreur, au cours d'une intervention pour biloculation organique, ils suffisent à provoquer l'inefficacité de la gastro et l'évolution persistante de l'ulcère qui reste donc aussi menaçant qu'auparavant. Et nous en concluons que, si l'on voulait rester fidèle à la gastro pour traiter les ulcères spasmogènes, il faudrait, de toute nécessité, la faire très haute sur le fundus gastrique.

b) **Fonctionnement de cette anastomose.** — Notre étude sera ici singulièrement simplifiée quand nous aurons signalé l'analogie considérable, existant entre ce fonctionnement, et celui des anastamoses réalisées sur les estomacs dilatés des sténoses pyloriques.

La poche cardiaque d'un estomac biloculaire pure se comporte comme un véritable estomac isolé, dont l'individualité motrice a été très élégamment prouvée par les études radiologiques du Dr Barjon.

Il est donc tout naturel de penser que la bouche anastomotique faite sur un tel réservoir va être exposée aux mêmes troubles de fonctionnement que s'il s'agissait d'une sténose pylorique.

Il nous faut même ajouter cette circonstance aggravante, que les variations de perméabilité d'une sténose médiogastrique sont autrement accusées encore que celles d'une sténose du pylore.

Au cours de l'évolution d'un estomac biloculaire organique par ulcère, le spasme musculaire continue à jouer le rôle important dont il a joui sans doute déjà dans l'étiologie de cette déformation. Il est banal aujourd'hui de constater, au cours d'une intervention pour sténose médiogastrique organique, l'existence d'un rétrécissement beaucoup moins accusé que celui constaté lors de l'examen radioscopique.

Si l'on ajoute à cet élément spasmodique les variations tenant à l'existence des phénomènes inflammatoires pouvant diminuer temporairement sous l'influence du drainage de la poche cardiaque, il devient bien évident que la sténose médiogastrique aura beaucoup de chances de devenir rapidement assez perméable, pour que la bouche anastomotique cesse de fonctionner, et présente dès lors toutes les conditions voulues pour s'oblitérer rapidement.

Cliniquement et radiologiquement, il est d'ailleurs rare de voir une sténose médiogastrique arriver au degré d'imperméabilité de la sténose pylorique, et Destot, signalant ce fait en 1905, faisait remarquer que la bouche opératoire n'était pas suffisante pour faire cesser des accidents qui ne semblaient pas uniquement liés à un rétrécissement mécanique en réalité rarement serré. La radioscopie permet d'ailleurs de voir comment se comporte un estomac biloculaire traité de la sorte.

Petren a publié un certain nombre d'observations de malades opérés depuis quelque temps, à la radioscopie desquels il était toujours possible de voir le bismuth passer à la fois par l'anastomose (ce qui pour l'auteur suffit à la justifier) et par la région sténosée.

Obs. 31, de Petren. — Homme de soixante-six ans. Histoire d'ulcère remontant à plusieurs années, à trente-trois ans, hématémèse et depuis vomissements hématiques fréquents, avec longues périodes douloureuse.

4 janvier 1908. — Abondante hématémèse.

22 février. — Entre à la clinique chirurgicale. Sujet amaigri et anémique.

Opération (professeur Borelius). — Infiltration de la petite courbure qui rétrécit la partie moyenne de l'estomac au point de ne laisser passer qu'un doigt. Gastroentérostomie postérieure sur la poche cardiaque. Convalescence troublée par une double parotidite.

4 juin. — Le malade a engraissé de 8 kilogrammes (48 kg.), il s'alimente, mais ne peut pas manger beaucoup à la fois, sensation de brûlure, douleurs après les repas, mais pas de vomissements.

Août 1909. — Ces symptômes persistent, le malade ne pèse plus que 46 kilogrammes au lieu de 48.

Juin 1910. — Douleurs et brûlure chaque fois que le malade prend des aliments lourds, les douleurs gastriques sont plus fortes qu'après l'opération. Poids 46 kilogrammes.

A la radioscopie (Edling et Petren) : l'estomac est toujours biloculaire. Le bismuth gagne rapidement la poche inférieure, il passe également dans l'anse anastomosée, la poche supérieure se vide ainsi par ces deux débouchés, mais le bismuth s'accumule dans la poche pylorique où on le retrouve encore au bout de trois heures trois quarts.

Il est fort probable que, malgré l'anastomose, l'ulcère de la petite courbure a continué à évoluer et a peu à peu gagné le pylore, dont la sténose paraît évidente lors du dernier examen.

L'anastomose ne tarde souvent pas à s'oblitérer lorsque la sténose redevient perméable. Montprofit en a rapporté un assez bel exemple, dans lequel les accidents réapparurent dans un cas de biloculation par ulcère, cinq ans après l'établissement d'une gastro, qu'une deuxième opération montra deux ans plus tard entièrement oblitérée ; l'ulcère avait en outre continué à évoluer et avait à son tour envahi et sténosé le pylore.

B. LA GASTROENTÉROSTOMIE DANS LES STÉNOSES MÉDIOGASTRIQUES ET PYLORIQUES ASSOCIÉES

La nécessité de drainer les deux poches en pareil cas, a suggéré aux chirurgiens plusieurs moyens de réaliser cette indication. Assez souvent la sténose médiogastrique a été traitée par une gastroplastie ou une gastro-anastomose, et la poche pylorique a reçu l'anastomose de l'anse jéjunale. Ce n'est plus ici, à proprement parler, la gastroentérostomie qu'il faut discuter, mais bien plutôt les opérations pratiquées sur le rétrécisse-médiogastrique qui, nous pouvons déjà le dire, procurent rarement un résultat définitif. Lemesle a rapporté une observation de Cerné dont un malade, ayant subi une gastrolyse et une anastomose sur la poche pylorique pour double sténose, présenta deux ans plus tard une hématémèse, et Pauchet a dernièrement rapporté, à la Société de Chirurgie de Paris, un exemple on ne peut plus typique de la persistance des accidents dus à un ulcère avec sténose médiogas-trique, malgré son traitement, par une gastrogastro-stomie et une gastroentéroanastomose associées.

On a souvent d'ailleurs recours actuellement aux doubles anastomoses, réalisées soit à l'aide du procédé de Clément ou du double Y de Montprofit, soit beau-coup plus simplement en anastomosant successivement la même anse grêle avec les deux poches par gastro-entérostomie latérale, comme l'a fait Leriche pour la malade de notre observation III.

C. RÉSULTATS GÉNÉRAUX DE LA GASTROENTÉROSTOMIE
EMPLOYÉE COMME TRAITEMENT DE L'ESTOMAC BILOCULAIRE

Il est impossible et il serait inutile de rapporter ici toutes les observations de biloculations gastriques, traitées par la gastroentérostomie. Nous nous bornerons à considérer les résultats de quelques statistiques récentes, puis nous tâcherons d'en déduire dans quelle mesure on doit utiliser à l'heure actuelle une semblable thérapeutique opératoire.

Spannaus a eu l'heureuse fortune de pouvoir observer, dans les différents services de Küttner, 32 cas d'estomac biloculaire par ulcère, dont 21 ont été traités par la gastroentérostomie postérieure.

Sur ces 21 interventions, il y a eu 3 décès immédiats, dont un seul est imputé par l'auteur à la méthode, le malade ayant succombé à des accidents de *circulus vitiosus*, mais dont un autre nous semble critiquable également, puisqu'il fut causé par une hématémèse foudroyante au niveau d'un ulcère récent voisin de la lésion ancienne.

Les résultats éloignés n'ont pu être connus que pour 16 des opérés, 2 d'entre eux ayant été perdus de vue :

8 sont bien portants au moment de l'enquête ;

1 est mort quatorze ans après l'opération sans récidive d'ulcère ;

2 ont été soignés pour des affections intercurrentes (maladies nerveuses) ;

1 doit surveiller sa nourriture ;

. 2 ont souffert à nouveau d'irradiations douloureuses dans le dos ; l'un d'eux a été soulagé par des injections de thiosinamine ;

2 ont eu un mauvais résultat : l'un souffre toujours beaucoup et vomit ; l'autre, opéré depuis deux ans, avait été amélioré, mais depuis six semaines les douleurs ont repris de plus belle.

Ainsi donc, le bilan de cette statistique peut se résumer de la façon suivante : sur 16 résultats éloignés, il en est 2 de mauvais et 3 de douteux. Les conclusions qu'en tire l'auteur méritent d'être rapportées, car nous aurons l'occasion de les utiliser ultérieurement.

Spannaus, de l'examen des constatations opératoires et des suites que l'on vient de voir, déduit que les estomacs biloculaires par ulcère adhérents aux organes voisins ne sont pas soulagés par la gastroentérostomie.

Nous n'avons pas trouvé d'autres statistiques globales avec résultats éloignés émanant d'un seul chirurgien.

Pouchet, en 1906, dans sa thèse, réunit 53 cas d'estomac biloculaire traités par la gastroentérostomie avec 41 succès immédiats, 11 morts (20,7 pour 100) et 32 guérisons, soit 54 pour 100 des cas, les autres ayant nécessité pour obtenir un résultat favorable des réinterventions.

Veyrassat, en 1909, a porté à 73 le nombre de gastroentérostomies qu'il a pu réunir; dans ce chiffre, rentrent les observations de Pouchet. Il enregistre 14 morts postopératoires (19,1 pour 100) et 52 guérisons, les autres malades ayant eu, soit un résultat mauvais immédiat (2), soit un résultat mauvais amélioré, grâce à une seconde intervention. C'est donc dans 66 pour 100 des cas qu'un bon résultat aurait été obtenu. Nous ne voulons pas prolonger cette énumération peu concluante de résultats globaux fournis par des cas de sources très différentes, et observés pendant une durée trop variable pour qu'ils puissent avoir une signification bien considérable.

Les résultats imparfaits ou mauvais qui ont été observés au cours des suites éloignées de cette intervention peuvent se classer en deux catégories : les *récidives des accidents digestifs*, les *accidents aigus* pouvant constituer de redoutables complications.

a) **Récidive des accidents digestifs, vomissements et douleurs.** — Ce sont là les troubles le plus fréquemment observés, ceux qui traduisent d'ailleurs le fonctionnement défectueux ou l'oblitération de la bouche anastomotique.

Le Dr Lagoutte, du Creusot, a publié en 1910 l'observation suivante d'une sténose médiogastrique par ulcère traitée par la gastroentérostomie en Y sur la poche cardiaque :

Femme de cinquante ans, entre le 2 juin 1910 à l'Hôtel-Dieu du Creusot pour des douleurs gastriques dont le début remonte à vingt-six ans et qui sans hématémèses, sans vomissements, ont augmenté depuis dix-huit mois et s'accompagnent d'amaigrissement.

Actuellement : bien que la malade ne prenne que du

---

[1] *Société de chirurgie de Lyon*, 10 juillet 1910 ; *Lyon Chirurgical*, 1910, p. 409.

lait et des œufs, douleurs épigastriques une heure après l'ingestion. Vomissements rares, aqueux, quelquefois alimentaires, avec constipation opiniâtre.

A la radioscopie : à jeun on ne voit rien. Le bismuth montre un estomac biloculaire.

A un deuxième examen : après distention de l'estomac avec une poudre effervescente on voit une première poche volumineuse sous-diaphragmatique, une deuxième poche plus petite au-dessous avec un canal rétréci entre les deux que dilatent les gaz. Le bismuth ingéré passe de la poche supérieure dans l'inférieure, puis, par suite des variations de pression intragastrique, il repasse de l'inférieure dans la supérieure et vice versa accompagné par les gaz.

Opération, 5 juin 1910. — Grande poche cardiaque, petite poche pylorique à paroi plus épaisse, entre les deux parties rétrécies, assez allongée, une masse dure qui est probablement un ulcère calleux, occupe la petite courbure, rétracte les parois à ce niveau et fait saillie à l'intérieur en diminuant encore le couloir de communication.

Au pylore semble exister un sillon cicatriciel, mais l'orifice paraît perméable.

La résection médiogastrique, opération idéale, conduisait à enlever toute la petite courbure et à faire une gastrectomie très étendue, rendue difficile par des adhérences et l'inégalité des tranches.

Gastroentéroanastomose en Y sur la poche cardiaque en se réservant de la compléter par une gastroentérostomie latérale, entre la poche pylorique et la branche cardiaque de l'Y (Montprofit).

La malade part le 25 juin, les accidents ont disparu, drainage satisfaisant, une opération plus complexe ne semble pas indiquée.

Le Dr Lagoutte a eu l'extrême obligeance de nous communiquer les résultats tardifs de cette intervention.

Le 8 mai 1914, c'est-à-dire quatre ans après l'intervention. — Soulagée tout d'abord par l'opération, la malade a souffert depuis à plusieurs reprises. Actuellement, depuis le 15 avril, les digestions sont difficiles, longues et douloureuses. Il existe en outre de la constipation, des vomissements aqueux, des borborygmes. Bien qu'un examen radioscopique n'ait pas encore pu être fait au moment où on nous communiquait ces renseignements, il est très probable qu'il s'agit d'une réapparition des phénomènes ulcéreux avec sténose concomitante et diminution de la bouche opératoire.

Caillé rapporte dans sa thèse une observation de Lejars très superposable (obs. 48 de la thèse de Caillé, résumée).

Ulcère de la petite courbure à évolution prolongée (début dans l'enfance). Signes de sténose pylorique par envahissement secondaire du pylore par des adhérences.

A l'examen radioscopique, estomac biloculaire avec canal de jonction serré et tortueux, deux diverticules reliés à la petite courbure.

17 février 1912, *intervention* (M. Lejars). — Petite courbure adhérente au foie dans son *tiers supérieur* et occupée à ce niveau par une masse dure d'où partent des adhérences vers le lobe gauche du foie. Le pylore est adhérent bien que non induré.

Gastroentérostomie postérieure transmésocolique.

Après l'opération, la malade continue à souffrir de douleurs gastriques à irradiations dorsales très vives.

Deuxième opération, 29 juin 1912 (M. Lejars). — On constate des adhérences superficielles du lobe gauche du foie à la partie moyenne de l'estomac, on les sectionne.

Mais le tissu gastrique sous-jacent est intimement lié en avant au foie, en arrière au pancréas, et, d'autre part, la situation de la lésion est très élevée, si bien qu'on ne peut pousser plus loin l'intervention. Pas de gastroplastie.

Cette dernière observation représente bien évidemment le type des lésions devant lesquelles la gastro-entérostomie reste impuissante, à cause de leur siège juxtacardiaque, et de leur étendue. Nous essaierons de démontrer, en étudiant les résultats de l'opération radicale que seule cette dernière est indiquée en pareil cas.

b) **Accidents aigus, hémorragies, perforations.** — C'est le plus souvent dans les suites opératoires immédiates qu'éclatent ces accidents graves qu'il faut d'ailleurs interpréter non pas comme une complication de la gastroentérostomie, mais comme une preuve de l'impuissance des méthodes palliatives en général.

Rubritius a rapporté deux cas de la pratique de Wölfler, dans lesquels une perforation de l'ulcère avec péritonite généralisée pour l'un, une hémorragie gastrique foudroyante pour l'autre furent cause de la mort deux et dix jours après une gastro.

Caillé rapporte dans sa thèse (obs. 52) une observation superposable d'hémorragie gastrique.

Dans un cas d'estomac biloculaire diagnostiqué par le Dr Barjon à la radioscopie, le Dr Delore s'était borné à faire une gastroentérostomie, l'exérèse lui paraissant très difficile à réaliser du fait des adhérences. Le malade succomba ultérieurement à une hématémèse.

D. INDICATIONS DE LA GASTROENTÉROSTOMIE

Si l'on s'en rapporte aux travaux récents qui concernent le traitement des estomacs biloculaires par ulcères, on y voit que, considérée comme méthode de choix dans les cas de biloculation libre et mobile facilement extériorisable, la résection médiogastrique est contre-indiquée dans les cas adhérents qui doivent au contraire être traités par une opération palliative, la gastro le plus souvent.

Ce que nous avons dit de ces cas de sténose médiogastrique avec adhérences fortes, ce que nous venons de voir à propos du traitement de l'ulcère sans biloculation par l'opération palliative, doit suffire à montrer les inconvénients d'une telle façon d'agir qui cherche à opposer à des cas d'ulcères graves en évolution une thérapeutique qui risque d'être fort souvent impuissante.

En outre, inapplicable dans les cas d'ulcères de la petite courbure haut situés, juxtacardiaque, la gastro le sera aussi dans les biloculations graves dont nous avons décrit les lésions adhérentes en avant à la paroi abdominale, et qui de ce fait ne se prêtent à aucune exploration de la poche supérieure, si toute tentative de décollement peut en effet provoquer la perforation de l'ulcère pénétrant, et seule alors l'exérèse large est de mise.

Cette contre-indication de l'opération palliative nous a été signalée à plusieurs reprises par notre maître le Dr Delore, au cours d'interventions pour sténose médiogastrique par ulcère grave, dont nos observations retracent fidèlement la physionomie (obs. 94 et 95).

a) **Les indications tirées de l'état local** devront donc être réduites au minimum, et il est d'ailleurs très difficile d'essayer de les préciser, car elles correspondent justement aux cas dans lesquels la gastro-entérostomie est elle-même d'exécution très malaisée. La solidité des adhérences, l'existence d'ulcères pénétrants ne contre-indiquent pas, nous le verrons, la résection, bien au contraire ; seule l'étendue considérable de lésions postérieures très profondes, avec pénétration très large du pancréas, oblige à différer l'opération radicale. Si, en pareil cas, il reste suffisamment de tissus sain, abordable, sur la poche supérieure pour faire une anastomose, c'est à titre d'opération préventive, de premier temps d'une exérèse qu'il faudra la réaliser, dans le but de diminuer l'état inflammatoire des lésions et d'en assurer une très légère diminution. Mais en pareil cas, c'est surtout l'état général qui forcera la main à l'opérateur.

b) **Indications tirées de l'état général.** — Lorsque les lésions sténosantes d'un estomac biloculaire arrivent à être très serrées tout en restant libres et mobiles, ce qui est rare, ou ce qui est bien plus fréquent, en parvenant au degré d'adhérence auquel nous faisions allusion plus haut, il est très fréquent d'observer un état de cachexie extrême.

Faire une opération longue et choquante est, en pareil cas très aléatoire et très dangereux, aussi a-t-on cherché à améliorer aussi rapidement que possible l'état général du malade pour lui permettre de supporter l'intervention radicale.

La gastroentérostomie, par son exécution rapide, qui ne nécessite qu'une anesthésie discrète, peut constituer une opération de secours très utile en pareil cas, et dont nous préciserons plus loin les indications.

II. La gastroplastie.

La gastroplastie pour sténose médiogastrique n'est autre chose que l'application, au rétrécissement qui provoque la biloculation, de l'opération de Heinecke-Mickulicz, réservée par ses auteurs aux sténoses pyloriques.

Elle se résume donc en une gastrotomie longitudinale de la paroi antérieure, exécutée parallèlement à l'axe de l'estomac au niveau de l'anneau de sténose, et fermée ensuite par une suture plastique qui est faite suivant une ligne perpendiculaire à l'incision primitive.

Employée tout d'abord par Bardeleben en 1889, Kruckenberg en 1892, Doyen en 1893, elle fut reprise en 1896 par Jaboulay.

Pouchet, dans sa thèse, en a réuni 38 observations en 1906, et la déclare déjà délaissée à juste titre, bien que sa statistique se traduise par 29 guérisons, 4 insuccès et 5 morts, soit 15,7 pour 100 de décès. Boismard n'avoue que 5 pour 100 de mortalité.

Garré de Breslau, Mayo Robson et Moynihan déclaraient, dès 1901, qu'elle ne répondait que très improprement au but à atteindre.

Si, en effet, les statistiques auxquelles nous venons de faire allusion indiquent des résultats assez favorables, il suffit de consulter les observations publiées isolément au cours de ces dernières années pour voir combien les échecs sont fréquents.

La raison de ces échecs est d'ailleurs d'une interprétation aisée si l'on veut bien se rappeler les faits sur lesquels nous avons insisté en étudiant l'anatomie pathologique de l'estemac biloculaire.

C'est, en effet, tantôt ou plein tissu inflammatoire que porte la section de l'estomac si la biloculation est due à un ulcère en selle un peu étendu. Si, au contraire, la déformation est due à un petit ulcère de la courbure supérieure, l'élargissement obtenu temporairement par l'acte chirurgical sera vite détruit à nouveau par la lésion initiale qui continue à rétracter les deux faces gastriques en attirant à elle la grande courbure.

Inefficace dans les cas que nous venons de citer, elle est irréalisable dans les sténoses par ulcères antérieurs, adhérents ou non, et toutes les fois que la portion rétrécie s'étend transversalement.

Cliniquement, le résultat de la gastroplastie sera donc tantôt immédiatement mauvais (Langenbuch) malgré, quelquefois, deux gastroplasties successives (Eiselsberg) ; tantôt ce sera au bout de quelques mois que la réapparition d'accidents aussi intenses que les premiers se fera (Eiselsberg, Jaboulay), capables de causer la mort du malade par la récidive de complications dues à l'ulcère.

Notre maître, le professeur Bérard[1], a fait ainsi en 1905 une gastroplastie pour une biloculation par ulcère, ayant provoqué une énorme dilatation de la poche cardiaque. Les suites opératoires immédiates furent fort simples, une amélioration temporaire se manifesta. En février 1906, réapparition des mêmes accidents avec, à nouveau, signes de grande dilatation gastrique, pour lesquels on réintervient en mars 1906 par gastroentérostomie, que les adhérences gastriques avec la paroi abdominale antérieure rendent très difficile. Les symptômes ont cédé à cette nouvelle intervention.

Dalla-Vedova[2] a publié le cas d'une malade atteinte d'estomac biloculaire par « cicatrice » d'ulcère qui a, de la sorte, subi quatre interventions successives : une gastroplastie ; puis une gastroentérostomie postérieure transmésocolique rendue nécessaire par l'apparition, peu après la première intervention, d'une sténose pylorique ; en troisième lieu, une plastie de la bouche gastro-jéjunale rétrécie et, finalement, une gastroentérostomie antérieure pour assurer la complète évacuation gastrique.

Spannaus a vu faire trois gastroplasties à Küttner dont une s'est terminée par une hémorragie du tronc cœliaque, et il déclare, bien que les deux autres cas aient été assez favorables dans leurs suites immédiates, que c'est là une intervention aux indications très restreintes et ne correspondant qu'à un très petit nombre de cas.

Lemesle, dans sa thèse (Toulouse, 1913), rapporte

[1] Bérard, *Société de chirurgie de Lyon*, 17 décembre 1907.
[2] Dalla-Vedova, *Gazzeta degli Ospedali*, 1909.

trois observations de gastroplasties, de Cerné, qui ont donné comme résultat : pour l'une, la réapparition de tous les accidents de sténose médiogastrique huit mois après l'intervention ; pour la seconde, la production d'hématémèse dans les mois qui suivirent la plastie ; dans le dernier cas, enfin, les suites furent médiocres, sans amélioration notable.

Mathieu enfin, tout récemment, au cours de ses leçons sur l'ulcère gastrique, a signalé à propos de l'estomac biloculaire deux gastroplasties de la pratique de Ricard ; dans l'une, effectuée sur un estomac atteint d'ulcère perforé dans le pancréas, une période de soulagement assez longue succéda à l'intervention, mais à l'heure actuelle les douleurs reviennent, le canal de communication se resserre à nouveau ; quant à la seconde, l'intervention est encore de date trop récente pour conclure.

Nous n'avons tenu à signaler la fréquence de ces résultats défectueux, que pour répondre à une tentative faite ces derniers temps par Budinger, qui, sous le nom de « Curvatur plastik », préconise la gastroplastie faite au niveau de la grande ou de la petite courbure.

Dans deux cas cet auteur a fait précéder la suture plastique de l'exérèse elliptique de l'ulcère, cause de la déformation ; il s'agissait donc simplement d'une excision correctement suturée. Chez l'un de ses malades très anémié par les hématémèses aiguës qui avaient motivé l'intervention, l'excision d'un ulcère de la grande courbure suivie d'une « Curvatur plastik » inférieure, n'empêcha pas les accidents anémiques de causer la mort au bout de quelques heures. Chez le second, l'exérèse d'un ulcère de la petite courbure avec suture plastique n'a amené qu'une amélioration passagère des accidents.

Dans un cas, il associa à une plastie de la grande courbure une gastroentérostomie sur la poche pylorique nécessitée par une sténose pylorique par extension de l'ulcère laissé en place.

Huit cas enfin de « Curvatur plastik » pratiquée seule ont été suivis de deux récidives survenues deux et quatre ans plus tard et pour lesquelles une gastro dut être faite sur la poche supérieure.

III. La gastroanastomose.

Pratiquée pour la première fois par Wœlfler, qui se borna à anastomoser l'une à l'autre des deux poches gastriques par leurs grandes courbures, venues presque au contact, au-dessous d'une sténose en ficelle, la gastroanastomose a été reprise par Watson qui en modifia la technique. C'est en rabattant la poche pylorique autour de la sténose faisant charnière, que cet auteur amenait la paroi antérieure des deux portions, au contact, pour les aboucher l'une à l'autre.

Logique en soi, et séduisante par sa simplicité de technique, cette intervention tombe, comme la précédente, sous le coup de la critique, à cause du manque de stabilité de la lésion qu'elle cherche à exclure. Ici encore le foyer inflammatoire de l'ulcère est au contact de l'anastomose et, en sus des complications qui lui sont propres, il aura tôt fait d'englober dans des adhérences la bouche opératoire et d'en gêner le fonctionnement.

En 1909, Veyrassat ayant réuni 22 observations de gastroanastomose accusait 15 guérisons, 3 insuccès et 4 morts, soit 18 pour 100. Moynihan avait à la même époque 14,2 pour 100 de mortalité et Montprofit 10 pour 100. Ici encore les résultats éloignés importent seuls, ce sont eux qui doivent nous renseigner sur l'efficacité de cette intervention.

Quelques auteurs, Moynihan, Montprofit, Finsterer, Rowlands, Mauclaire, Vignard, se déclarent satisfaits des résultats obtenus par l'anastomose des deux poches de biloculation pratiquée soit seule, soit associée à une gastro sur la poche pylorique.

D'autres ont vu au contraire des résultats immédiatement mauvais, à l'exemple du malade de Küttner dont Spannaus rapporte l'observation et chez lequel, des adhérences postérieures et le siège élevé de la sténose ayant contre-indiqué la gastroentérostomie, la gastroanastomose n'amena aucune amélioration.

Jeanne, qui avait fait une gastroanastomose alors que le pylore était légèrement rétréci, a perdu son malade quelques jours plus tard, malgré une gastroentérostomie secondaire.

Le plus souvent c'est tardivement que la bouche anastomotique s'oblitère et que survient la récidive des accidents.

Bier a vu de la sorte 2 gastroanastomoses, sur 3 qu'il avait pratiquées, s'accompagner d'accidents qui motivèrent la résection annulaire.

Pauchet a récemment publié une très belle obser-

vation, on ne peut plus démonstrative, de l'inefficacité
et des inconvénients de la gastroanastomose.

Femme de trente ans. Troubles gastriques depuis
l'âge de quatorze ans. A vingt ans, recrudescence des douleurs, apparition de quelques mélænas, vomissements fréquents. A vingt-huit ans, douleurs intolérables, annoncées
par un afflux de salive, goût acide, corrodant la langue et
les lèvres, vomissements quinze à vingt fois par jour.

Au début, le centre principal de la douleur siégeait à
droite ; plus tardivement, irradiations dorsales et vers la
partie inférieure de l'abdomen. Douleurs calmées par l'alimentation. Au premier examen, en novembre 1912
(Dr Béhague) gros amaigrissement, intolérance gastrique
absolue, abdomen flasque avec dans sa partie inférieure
clapotage caractéristique. Sous les fausses côtes droites,
masse irrégulière à peine mobile, douloureuse à la pression.

On constate des ondulations péristaltiques sous-ombilicales avec clapotement net, les vomissements très copieux
contiennent des aliments ingérés depuis jours.

Le diagnostic de sténose pyloroduodénale par ulcère
ancien ayant déterminé autour de lui une zone d'adhérences est alors posé.

A l'examen radioscopique (Dr Degouy), poche épigastrique peu dilatée, très haute, paraissant fixée en bas par
des adhérences, et ne se vidant pas pendant l'exploration.
Le lendemain cette poche supérieure est entièrement vidée,
par contre, on constate une deuxième poche immédiatement sus-pubienne qui contient la totalité du bismuth
ingéré la veille.

Première opération, le 28 février 1913. — Laparotomie
médiane épigastrique, poche gastrique supérieure, à peu
près du volume d'un estomac normal. Enorme masse
inflammatoire cicatricielle occupant la petite courbure,
avec quelques anses grêles adhérentes que l'on détache.

Cette *cicatrice* adhère à la paroi antérieure de l'abdomen et au foie, on la libère ; après agrandissement de l'incision, on découvre une poche sous-ombilicale énorme avec une paroi très épaisse.

Etant donné l'étendue de l'ulcère, son adhérence, l'état cachectique de la malade, on se décide à pratiquer :

1° Une anastomose des deux poches gastriques de réalisation facile *(gastrogastrostomie verticale)* ;

2° Une *gastro-entérostomie* antérieure, la postérieure étant impraticable du fait des adhérences qui ont supprimé l'arrière cavité des épiploons.

3° *Anastomose jéjuno-jéjunale* destinée à éviter les inconvénients d'une coudure entre l'anse efférente de la gastro et l'estomac.

Suites éloignées. — Après dix-huit mois de santé apparente, réapparition des douleurs, maxima à gauche de la ligne médiane et au-dessus de l'ombilic. Mauvais état général deux ans après l'intervention.

A l'examen local, on constate du côté de l'hypocondre gauche et près de l'ombilic, une induration douloureuse à la palpation témoignant d'un abcès périgastrique ou d'un ulcère rongeant.

A la radioscopie, la poche supérieure se remplit complètement et immédiatement. Une grande tache noire correspond à l'induration abdominale et montre qu'il existe là au niveau d'un ulcère une niche profonde et étendue. On perçoit, en outre, un mince filet de bismuth qui descend vers la partie inférieure de l'abdomen. Le lendemain tout le bismuth a passé dans la poche inférieure.

DEUXIÈME OPÉRATION. — Laparotomie médiane, libération de l'estomac au niveau de l'ulcère énorme corrodant la paroi abdominale. Quelques gouttes muco-purulentes tombent dans le ventre. L'ulcère vient de l'anastomose gastro-gastrique et pénètre la paroi. Badigeonnage iodé de l'ulcère pénétrant. Section du pylore, section de l'anastomose

jéjuno-jéjunale de façon à libérer la masse gastro-jéjunale.
Libération de l'estomac d'avec les organes voisins qui lui
sont soudés, petit épiploon, foie, pancréas, mésocôlon
transverse. On atteint ainsi la partie supérieure qui est
coupée franchement, à deux travers de doigt au-dessus de
l'ulcère gastrique.

La libération de l'estomac fut difficile, surtout au niveau
de la paroi antérieure où l'ulcère peptique avait corrodé la
paroi abdominale antérieure et creusé dans son épaissseur
uue niche profonde de 1 centimètre et demi et large de
4 à 6 centimètres. L'anse jéjuno-jéjunale sectionnée, et
attirée, fut implantée dans l'extrémité libre de l'estomac,
après avoir été adapté à l'aide d'un élargissement par section des deux extrémités.

Lavage du péritoine à l'aide d'1 litre d'éther, à cause des
quelques gouttes de pus qui avaient coulé au début de
l'opération, accidents de collapsus immédiats, qui se prolongent quatre heures ; grâce à l'oxygène, la malade sort
de sa torpeur et guérit.

Elle a engraissé de 10 kilogrammes dans le semestre
suivant.

Chaput, cité par Guillemot, a observé une évolution
plus particulière encore chez une de ses malades qui fit
un second ulcère malgré sa gastroanastomose.

Femme de vingt-cinq ans. Passé gastrique datant de
quatre ans, caractérisé par des douleurs et des hématémèses
dont les dernières se sont produites quinze jours avant
l'opération.

L'*intervention*, faite le 5 août 1898, montre une biloculation par sténose peu épaisse, mais couverte d'adhérences
et se termine par une gastroanastomose au bouton de Chaput n° 3.

12 janvier 1899. — La malade revient pour des douleurs
épigastriques tardives extrêmement intenses.

La palpation révèle une petite tumeur et, le 14 janvier, on trouve un ulcère grand comme une pièce de 5 francs adhèrent à la paroi et qui se perfore au cours des manœuvres. L'anastomose est perméable. Excision de l'ulcère.

Küttner a signalé d'ailleurs un cas d'hématémèse mortelle survenu chez une de ses malades quelques mois après une gastroanastomose.

Paterson, repoussant cette intervention qu'il accuse d'insuccès dans 30 pour 100 des cas, nous paraît donc être encore au-dessus de la réalité.

La conclusion qui s'impose lorsqu'on envisage les résultats fournis par les opérations palliatives, dans l'estomac biloculaire, est que, toutes bonnes en principes, ces interventions ne conviendraient en réalité qu'à un nombre infime de cas, ceux des estomacs biloculaires libres d'adhérences, et purement cicatriciels.

Or la réalité est tout autre et, jusqu'à maintenant, on a voulu les considérer comme devant être réservées aux cas dans lesquels l'étendue des lésions, les adhérences ou les pénétrations d'ulcère ont fait reculer devant une exérèse trop difficile.

En pareille occurrence l'opération palliative est vouée à un échec certain, plus ou moins tardif c'est vrai, mais trop souvent aussi manifesté par un accident redoutable, rappelant brutalement que l'ulcère a continué son évolution.

CHAPITRE II

LES OPÉRATIONS RADICALES

INDICATIONS ET PRATIQUE GÉNÉRALE

§ I. — NÉCESSITÉ ET INDICATIONS GÉNÉRALES DE LA RÉSECTION DE L'ULCÈRE

Le long exposé que nous venons de faire des résultats imparfaits fournis par les opérations palliatives dans les ulcères chroniques du corps et les biloculations constitue un premier argument en faveur du traitement chirurgical qui se propose l'ablation pure et simple des lésions.

Mais encore faut-il apporter au débat les preuves que la résection de l'ulcère est praticable, et dans quelles conditions.

Nous allons donc tout d'abord, passer en revue les faits positifs qui militent en faveur de la résection, et les objections qu'on a opposées à cette façon de faire, pour aborder ensuite rapidement les indications générales qui doivent décider de l'opportunité qu'il y a à confier un malade atteint d'ulcère chronique au chirurgien.

I. Conditions que doit remplir la résection
dans l'ulcère du corps.

La forme anatomique de l'ulcère du corps est, nous l'avons vu, très variable, et la gravité des lésions observées n'est certes pas comparable entre les divers cas.

Le traitement radical par la résection doit se proposer de combattre non seulement les lésions mobiles non invétérées, mais encore celles qui, ayant franchi les tuniques gastriques, pénètrent plus ou moins largement les viscères ou les tissus voisins et qui, de ce fait, ont d'autant moins de raison de rétrocéder sous l'influence d'une simple gastro.

En d'autres termes, plus un ulcère est grave, par ses lésions locales, et plus il importe de l'enlever radicalement.

La simple excision d'un petit ulcère chronique limité à la petite courbure, sans adhérences, ou encore plus favorablement situé sur la paroi antérieure de l'estomac, est une opération simple qui, depuis longtemps, a tenté les opérateurs, et c'est par une telle intervention que s'est ouverte, en 1881, avec Rydígier, la période d'exérèse des ulcères du corps.

Mais si, en dehors des cas que nous venons d'envisager, l'excision trouvait encore des indications dans les cas d'ulcères avec complication aiguë telle qu'une hémorragie ou une perforation, il faut bien avouer qu'il s'agissait là d'une intervention à action limitée et qui pouvait bien être considérée comme un traitement d'exception.

L'étude anatomo-pathologique des ulcères chroniques montre que, en dehors de la lésion macroscopique elle-même, existent, dans une certaine étendue de la paroi qui l'environne, des lésions de la muqueuse caractérisées surtout par des manifestations inflammatoires subaiguës de tout l'appareil lymphoïde et par des modifications plus ou moins profondes des glandes.

Les vaisseaux artériels et veineux dans toute la zone périulcéreuse sont atteints de lésions oblitérantes plus ou moins avancées qui entraînent une vascularisation précaire. Les nerfs eux-mêmes enfin (Lœper et Schulmann) sont englobés dans une masse scléreuse de tissu inflammatoire sous-péritonéal.

Il faut que l'exérèse dépasse largement ces lésions, sous peine de couper en plein tissu inflammatoire ou ischémié par la sclérose, susceptible dès lors de donner à nouveau naissance à des phénomènes ulcéreux.

Si l'on cherche à voir au contraire jusqu'où devra porter l'exérèse des ulcères adhérents, et quelle devra être la conduite à tenir vis-à-vis des lésions, des viscères pénétrés, il importe de tirer parti de ce fait que l'on n'a pas affaire ici à une lésion maligne et que le seul clivage de l'estomac d'avec le foie ou le pancréas doit suffire à entraîner une guérison durable.

Nous discuterons plus loin les détails de technique particuliers à cette libération des ulcères adhérents. Mais il est très important de bien se rendre compte d'un fait mis en évidence par Riedel, Payr, et depuis par tous les auteurs qui se sont attaqués à ces lésions : à savoir que les adhérences d'un ulcère ne doivent jamais faire accroître l'importance de l'exérèse, excentriquement par rapport à l'estomac, aux dépens des viscères voisins, c'est sur l'estomac seul que doit se mesurer l'étendue de la résection, proportionnée à la largeur des lésions et non à leur profondeur ou à l'intensité de leurs adhérences.

C'est cette conception qui doit servir de guide dans le choix de la diverse forme d'exérèse à faire subir à l'organe malade :

L'*excision* ou les résections atypiques limitées ne convenant qu'aux cas restreints d'ulcères pénétrants ou non ;

La *résection médiogastrique* permettant l'exérèse des ulcères évoluant suivant le type annulaire (ulcère en selle) autour de la circonférence gastrique ;

La *pylorogastrectomie* enfin permettant au contraire d'étendre, autant qu'il est nécessaire, la résection dans le sens de la largeur, lorsqu'un ulcère géant de la petite courbure, des ulcères multiples de l'autre, ou une sténose associée du pylore, l'exigent.

II. Efficacité de la résection.

A. — ARGUMENTS DES ADVERSAIRES DE LA RÉSECTION

Convaincus de l'inefficacité de la gastroentérostomie dans le traitement de l'ulcère du corps, un assez grand nombre d'auteurs craignent que la résection, appliquée en particulier aux ulcères encore peu volumineux, non pénétrants, ne donne pas de résultats très durables et ne soit guère plus efficace en définitive que l'opération palliative. Deux ordres d'arguments sont invoqués communément à l'appui de ces dires.

a) **Les théories pathogéniques**. — Déduites de l'étude clinique de l'ulcère et des constatations anatomo-pathologiques ou expérimentales faites au cours de ces dernières années, elles montrent que la pathogénie de ces lésions n'est pas univoque, mais résulte très certainement d'un ensemble de circonstances :

Sécrétoires : hyperacidité, hyperactivité du suc gastrique ;

Mécaniques : forme de l'estomac normal, processus de réplétion et d'évacuation gastriques ;

Vasculo-nerveuses : lésions artérielles, veineuses et nerveuses ;

Inflammatoires et infectieuses enfin, parmi lesquelles il est impossible de choisir la cause efficiente certaine qui produit l'ulcère, mais dont on ne peut nier l'importance, soit comme fait isolé, soit en tant qu'action commune dans le passage de l'ulcère à la chronicité.

Comment la résection prétend-elle s'opposer à la reproduction de la lésion qu'elle a fait disparaître, puisqu'elle ne s'attaque pas à la cause.

Il est utile, pour répondre à cette argumentation, de dissocier les faits.

Il n'est tout d'abord pas prouvé que les différents facteurs précités soient en cause dans l'éclosion de l'ulcère du corps, et tout en admettant leur importance dans l'étiologie de l'ulcère chronique, il faut convenir que bon nombre d'entre eux sont secondaires à cet ulcère lui-même dont ils ne font ensuite qu'exagérer

ou que constituer les caractères, de lésion calleuse,
invétérée. Cela est vrai pour les lésions vasculonerveuses, aussi pour les lésions inflammatoires, péri-
ulcéreuses.

Les troubles secrétoires, et ceux de la motricité
gastrique sont, par contre, nettement influencés par
l'ablation de l'ulcère.

Si les conclusions de Soupault ne visaient que l'ulcère
du pylore, il en est certaines qui peuvent s'appliquer
à l'ulcère du corps [1]. Après la pylorectomie pour ulcère
l'hypersécrétion à jeun disparaît, l'estomac est absolument vide de tout résidu, et, de plus, le suc gastrique
devient d'une acidité extrêmement faible, inférieure
parfois à $1/1.000$, tandis que la quantité totale de suc
sécrété est elle-même très réduite.

Borozéky a constaté plus récemment les mêmes faits.

Nous n'oublions pas qu'il s'agit ici de pylorectomie
et qu'il faut tenir compte dans ces résultats de la suppression de la muqueuse pylorique; mais en dehors des
cas en somme peu fréquents, chez lesquels l'ulcère du
corps nécessite la pylorogastrectomie, Känsche [2] a
constaté en outre que l'ablation localisée d'un ulcère
précardiaque de la petite courbure donnait un résultat
très analogue et diminuait l'acidité du suc gastrique.
Lœper et Schulmann signalent de même, à propos d'une
observation d'excision d'un ulcère de la petite courbure, une grosse diminution de la teneur en HCl du
suc gastrique dans lequel on trouvait, HCl libre 0,58,

---

[1] Soupault, *Traité des maladies de l'estomac*, Baillière, 1906,
p. 375.

[2] Känsche, *Deutsche med. Woch.*, 1892, p. 1.114.

HCl combiné 2,30 avant l'intervention, alors qu'une seconde analyse postopératoire indiquait HCl libre 0,25, HCl combiné 1,64.

Nous n'avons pas pu nous rendre compte par nous-même des modifications survenues dans le chimisme gastrique des malades que nous avons eu la possibilité d'examiner, mais chez tous, immédiatement après l'opération, on pouvait noter la disparition complète des accidents douloureux et des régurgitations caractéristiques de l'hyperchlorhydrie. Cette sédation postopératoire des douleurs est d'ailleurs signalée dans la majorité des observations que nous avons consultées.

Le spasme pylorique et le spasme médiogastrique interviennent constamment dans la physiologie pathologique et la symptomatologie de l'ulcère du corps; nous avons longuement passé en revue déjà plusieurs faits intéressants, le démontrant fort nettement. La disparition de ces phénomènes spasmodiques suit le plus souvent immédiatement la résection de l'ulcère, mais il faut cependant distinguer ici la nature même de cette résection et nous verrons que la simple excision de l'ulcère offre à ce point de vue moins de garanties que les larges exérèses médiogastriques dont Payr a montré le rôle évacuant tout particulier, dû à la disparition de la contracture réflexe du pylore.

Les lésions histologiques de la muqueuse et des parois gastriques avoisinant l'ulcère sont, elles aussi, combattues efficacement par la résection, mais là encore il faut se souvenir que les lésions portent non seulement sur les capillaires et les fines ramifications vasculonerveuses avoisinant immédiatement l'ulcère, comme l'ont montré Cornil et Ranvier, puis Hayem et Lion, mais aussi sur les grosses branches vasculaires, ramifications immédiates des pédicules des courbures, et sur ces pédicules eux-mêmes (Payr). Et nous en arrivons déjà ici à cette conclusion, qui découlera plus nettement encore de notre exposé des différentes interventions radicales, qu'il ne faut pas craindre de largement dépasser les lésions, pour avoir de toutes façons un résultat désirable.

b) **Les récidives malgré la résection.** — Le second grief fait à l'opération radicale par ses adversaires est l'existence dûment constatée *de récidives* plus ou moins graves, malgré son efficacité apparente.

Brenner, qui constitue un arbître d'autant plus autorisé qu'il pratique éclectiquement opérations radicales et palliatives, rapporte en effet plusieurs cas de telles récidives.

Von Eiselsberg, cinq ans après un Billroth II, avait observé une hémorragie grave au niveau d'un ulcère développé sur la bouche de gastroentérostomie.

Körte, huit ans après une résection, a dû lui aussi réopérer son malade.

Hintertoisser chez un malade de cinquante-quatre ans, a vu la mort survenir après une opération semblable, par péritonite consécutive à la perforation d'un ulcère peptique développé tardivement sur la bouche anastomotique gastrojéjunale.

Brenner lui-même a observé, quatre ans après une résection gastrique, la production d'hématémèses qui disparurent par le traitement médical.

Rydigier, Körte, Stich ont signalé de semblables complications. On les a expliquées, tantôt en accusant purement et simplement l'opération d'avoir échoué en ne s'adressant pas plus que les interventions palliatives à la cause inconnue de l'ulcère, beaucoup plus souvent en accusant l'opérateur d'avoir, chez un malade porteur d'ulcères multiples, laissé en place une ou plusieurs ulcérations.

La première hypothèse seule possède une certaine valeur qu'on ne peut apprécier qu'à la lumière des statistiques portant sur les résultats éloignés. Quant à la seconde, elle est jugée, d'une part, grâce au nombre très grand de cas actuellement publiés d'ulcères multiples traités avec succès par des exérèses larges; les récidives anciennement citées tenaient aux défauts de technique bien excusables, de la part d'opérateurs qui n'avaient devant eux aucune technique réglée pouvant leur montrer la marche à suivre. En second lieu, la majorité des observations de récidives citées concernent des ulcères peptiques du jéjunum postanastomotiques, après des Billroth II. Le nombre de ces cas doit être bien peu de chose auprès des quarantedeux ulcères peptiques cités par Gosset, Lion et Moreau, qui ne concernent que des gastros sans excision.

c) **Les statistiques de résultats éloignés.** — Elles sont enfin capables de rassurer les plus timorés sur les bons effets de la résection.

Riedel, au Congrès allemand de Chirurgie (1912), communiqua le résultat actuel de 18 malades ayant

subi la résection d'un ulcère du corps par gastrectomie annulaire, de 1901 à 1909. Tous ces malades
étaient en très bon état en 1912, sans récidive de
l'ulcère, sans déformation de leur estomac. Payr, à la
même époque, sur 12 résections datant de plus d'un
an, n'avait constaté que quelques troubles légers chez
4 opérés, dus sans doute à des adhérences. Notre
maître le Dr Delore, n'a jamais observé de récidive des
accidents après la résection, et les dix observations de
malades ayant survécu à l'intervention, que nous rapportons de lui, ont eu des suites éloignées parfaites sans
ébauche de récidive.

d) **Gravité opératoire de la résection pour
ulcère.** — La gravité opératoire des résections pour
ulcère est, de tous les arguments, celui que les adversaires de la méthode radicale ont le plus souvent utilisé
pour la combattre.

Ne pouvant nier l'efficacité trop réelle de l'exérèse,
ils ont cherché à montrer que la perfection dans les
résultats éloignés était malheureusement achetée au
prix d'une mortalité immédiate très supérieure à celle
de la gastroentérostomie.

C'est ainsi qu'une des plus anciennes statistiques
globales de résection pour ulcère, celle de Warnecke
en 1904, accusait une mortalité globale de 39 pour 100
et qu'en 1909 Bamberger trouvait encore une mortalité immédiate de 20 pour 100, alors que la gastroentérostomie ne donnait déjà que 8,2 pour 100 de décès.

Mais toute technique, surtout lorsqu'il s'agit d'interventions portant sur le tube digestif, demande à être

précisée non seulement dans ses réalisations maté-
rielles, mais aussi dans l'opportunité des applications
de ses différentes modalités. Peu d'interventions ont
certes été aussi meurtrières que la résection gastrique
pour ulcère à ses débuts, et la lecture des comptes
rendus des premières interventions tentées dans ce
sens par Riedel impressionne désagréablement et
entraîne peu la conviction.

Mais il faut également considérer à quels cas se sont
attaqués les protagonistes de la méthode radicale, et bien
se dire qu'aucune autre intervention ne leur était applicable, pour saisir le prix qui s'attachait à ces tentatives,
dont le pronostic a aujourd'hui considérablement
changé. Si Brenner en 1906 pouvait encore accuser
une mortalité de 28,6 pour 100, dans sa propre statistique de résection, et l'opposer à la mortalité de 13,3
que lui avait donnée la gastro, en faisant remarquer que
cette énorme différence était mal rachetée par une
divergence beaucoup plus faible des résultats éloignés
(66,6 pour 100 de guérisons définitives dans la résection contre 63,6 dans la gastro), Payr, en 1912, pouvait
déjà rassembler un nombre total de 465 cas d'excision ou résection pour ulcère, avec une mortalité
abaissée à 10 pour 100.

Si l'on s'adresse aux statistiques individuelles des
auteurs, les résultats sont encore plus favorables.

W. Mayo, tout en faisant remarquer que la résection devient d'autant plus malaisée et dangereuse que
l'on s'éloigne du pylore pour gagner le cardia, ne
compte que 2 morts sur 38 excisions et 40 résections,
soit 78 cas d'opérations radicales.

Payr, de 1902 à 1910, a réséqué ou excisé 22 ulcères et il a perdu un seul malade, de collapsus postopératoire, soit une proportion de 5 pour 100. Cette dernière statistique nous intéresse d'ailleurs tout particulièrement puisqu'elle ne porte que sur des ulcères du corps de l'estomac. Payr estime en effet que la mortalité si faible actuellement de la gastroentérostomie (2 à 5 pour 100), jointe aux bons résultats qu'elle procure quand l'ulcère occupe le pylore, justifie pleinement son utilisation dans ce dernier cas, et réserve l'exérèse pour les ulcères extrapyloriques. En 1912, son chiffre total de résection avait déjà passé à 44 dont 10 excisions et 34 résections, avec seulement 3 décès opératoires, soit une mortalité de 7 pour 100.

Les indications qui justifient aux yeux des différents auteurs la nécessité de la résection sont assez variées, et si certains considèrent que tout ulcère chronique extrapylorique siégeant sur les faces ou les courbures du corps de l'estomac doit être enlevé, il en est beaucoup d'autres qui ne s'attaquent qu'aux lésions dont le volume et les caractères macroscopiques permettent de croire à la possibilité d'une malignité possible.

C'est cette règle qu'observe Küttner qui n'extirpe que les ulcères calleux, dont l'aspect révèle une bénignité contestable et qui, dans 14 résections exécutées dans de telles conditions, a perdu 3 malades. Kelling est du même avis.

Jedlicka représente la tendance opposée, car il considère la gastrectomie comme l'opération normale dans l'ulcère chronique de l'estomac et applicable à la majorité des cas.

Et de plus en plus on constate maintenant la tendance générale des chirurgiens à orienter dans cette voie la thérapeutique de l'ulcère du corps.

Bastianelli en est un partisan convaincu et il a recours à la résection pour tous les ulcères extrapyloriques.

Bier la pratique depuis longtemps déjà et a été un des premiers partisans de la résection médiogastrique pour les biloculations par ulcères.

En France, jusqu'à ces dernières années la résection a rencontré peu de partisans. Jaboulay, un des premiers, a préconisé la résection localisée à l'ulcère. Delore, dès 1907, a appliqué systématiquement, à l'exemple de Riedel, les résections larges, typiques au traitement de l'ulcère chronique et des biloculations. Enfin à l'heure actuelle se produit une véritable campagne en faveur de la résection dont Hartmann et Lecène se font les interprètes dans leur rapport au dernier Congrès de Chirurgie de New-York, et que Cotte, Lagoutte du Creusot, Leriche, Pauchet, Témoin, Tixier, justifient par la publication d'observations favorables à cette intervention.

Tout récemment, Lubetzki, élève d'Hartmann, a réuni 172 observations de résection pour ulcère, et bien que cette statistique soit constituée par les résultats opératoires de chirurgiens très nombreux, et bien que, surtout, elle porte sur des lésions à la fois pyloriques et du corps de l'estomac, il nous paraît très intéressant de reproduire ici intégralement le tableau par lequel cet auteur montre la mortalité décroissante des résections pratiquées de 1880 à 1913.

	Résections simples	Résect. et G. E.	Résect. et plastie	Résect. circulaire
1880 à 1890 . . .	2 morts, 25 o/o	—	—	
1891 à 1895 . . .	3 morts, 25 o/o	—	1 mort, 20 o/o	
1896 à 1900 . . .	6 morts, 13,6 o/o	—	—	4 morts, 66,6 o/o
1901 à 1905 . . .	3 morts, 9,37 o/o	2 morts, 13,33 o/o	3 morts, 5o o/o	8 morts, 57,14 o/o
Depuis 1906 . . .	—	—		1 mort, 12,5o o/o
Total	14 morts, 13,86 o/o	2 morts, 9,52 o/o	4 morts, 18,18 o/o	13 morts, 46,42 o/o

Nous aurons à utiliser beaucoup d'observations qui ont déjà figuré dans cette statistique, nous en possédons un assez grand nombre qui ont été publiées depuis, ou avaient échappé à Lubetzki, et nous montrerons que cette gravité opératoire agitée pendant si longtemps comme un épouvantail par les adversaires de la résection, s'atténue de plus en plus au fur et à mesure que les interventions deviennent plus nombreuses, que les opérateurs se familiarisent avec ses difficultés.

e) **Le mauvais état général des malades facteur très important de la gravité opératoire.** — La gravité de l'état général des malades atteints d'ulcères chroniques invétérés, avec ou sans biloculation, est un fait bien connu que l'on trouvera signalé dans un grand nombre des observations que nous avons réunies. Amaigris, déshydratés, inanitiés, et de plus en proie à des douleurs gastriques que rien ne soulage depuis des mois, ces malades, chez lesquels Payr a décrit *l'ulcus cachexie*, offrent un minimun de résistance avec malheureusement un maximum de lésions, qui exigent une opération longue et choquante.

Nous verrons plus loin comment, malgré un état général aussi précaire, bon nombre de ces malades, ont pu subir une résection étendue, qui leur a procuré une guérison rapide et complète ; comment aussi les auteurs ont appliqué chez eux le principe des opérations en deux temps qui permet d'améliorer leur résistance physique avant d'en arriver à leur imposer le choc de la résection. Mais il est bien évident que la gravité des opérations radicales pour ulcère serait encore bien moindre si, traités plus précocement, les malades arrivaient au chirurgien encore en possession de la totalité de leurs moyens physiques de défense.

III. Indications opératoires de la résection.

C'est dans le but de prolonger au minimum les causes de déchéance physique des malades atteints d'ulcère chronique que le médecin doit s'attacher à préciser avec soin le diagnostic positif de l'existence de cette lésion et des déformations gastriques qu'il entraîne.

a) **La douleur.** — La douleur constitue certainement à elle seule une indication opératoire. Ce que l'on sait actuellement de cette douleur térébrante, irradiée à la région dorsale et thoracique gauche, arrivant à être continue et à ne laisser aucun moment de répit au malade, justifie d'autant mieux la résection, que le traitement médical est le plus souvent sans effet et que tout l'arsenal de la médication calmante s'est épuisé sans ariver à obtenir une sédation un peu suivie de la douleur.

Il est toujours étonnant de voir rapporter dans les observations publiées l'histoire de malades qui souffrent depuis des années, pendant des semaines et des mois, et que l'on soumet aux médications et aux régimes les plus sévères jusqu'au jour où l'apparition d'un signe de sténose décide enfin de l'opportunité de l'intervention.

La douleur spontanée avec les caractères particuliers qu'on lui décrit dans l'ulcère chronique du corps suffit d'autant mieux à affirmer le diagnostic précis et à motiver l'intervention qu'elle est presque toujours accompagnée de signes objectifs.

La localisation précise de points douloureux épigastriques ou sous-costaux trouvés au lit du malade sera déjà un renseignement précieux.

La radioscopie gastrique permettra une localisation plus précise encore des points douloureux, et surtout elle révèlera souvent l'existence d'une réaction spasmodique dont l'intensité variera de la simple encoche péristaltique au grand spasme médiogastrique. Moins souvent elle montrera le début de la lente formation d'une sténose médiogastrique encore silencieuse. Ces quelques signes à eux seuls permettent d'affirmer l'existence d'une lésion de la petite courbure ou du corps. La constatation d'un diverticule de Haudeck permettra en outre de préciser la gravité de cette lésion.

b) **Les hémorragies.** — Elles peuvent survenir au cours de l'ulcère chronique extrapylorique avec toutes les modalités cliniques qu'on leur décrit ordinairement.

L'*hémorragie grave*, rare dans l'ulcère invétéré, revêt par contre lorsqu'elle se produit un caractère particulièrement foudroyant, car il s'agit alors presque toujours de l'ulcération d'un gros vaisseau qui laisse peu de prise à la possibilité d'une intervention.

L'*hématémèse aiguë rouge* à répétition est assez rare dans l'ulcère chronique, elle peut s'observer cependant et notamment lorsque la sténose médiogastrique se constitue. Notre observation 43 est un bel exemple de ce que peut la résection contre semblable complication. A l'heure actuelle, bien que l'intervention ne soit point encore admise comme le traitement de choix de l'hémorragie aiguë, les cas ainsi traités se multiplient avec d'heureux résultats[1]. Borszéky, sur 17 cas d'excision d'ulcère hémorragique enregistre 29,4 o/o de décès, alors que la gastroentérostomie donne en pareil cas 52,1 o/o de mortalité.

Les *hématémèses noires*, enfin, si elles ne constituent pas une indication opératoire d'ordre aussi pressant, confirment le diagnostic quelquefois soupçonné avant leur apparition, bien souvent d'ailleurs, elles aussi, ne font que traduire l'existence de la sténose médiogastrique.

c) **Les signes de sténose.** — De ceux-là nous

---

[1] Delore et Santy, *la Résection gastrique pour ulcère.*

dirons peu de chose, leur constatation étant considérée déjà classiquement comme le type de l'indication opératoire dans l'ulcère en général. Dans l'ulcère du corps, ils pourront précéder de longtemps l'existence d'une sténose organique et être sous la dépendance d'une biloculation spasmodique en regard d'un ulcère de la petite courbure.

Loin de considérer la vérification de faits semblables à l'intervention, pratiquée sur la foi d'une sténose organique, comme une défaite, le chirurgien doit se féliciter en pareil cas d'avoir été de la sorte conduit à faire un peu plus précocement l'ablation de l'ulcère spasmogène. Lorsque la sténose est confirmée et qu'aux vomissements s'ajoutent les signes de dilatation gastrique, il n'est que temps d'agir, car, beaucoup plus lent à survenir que la sténose pylorique, le rétrécissement médiogastrique entraîne par contre beaucoup plus rapidement la déchéance rapide de l'organisme.

d) **La constatation clinique d'une tumeur locale. L'existence de la cachexie ulcéreuse.** — Nous en arrivons, ici, à l'aboutissant ultime de l'évolution chronique de l'ulcère du corps, et aussi à l'une des questions particulièrement intéressantes du traitement chirurgical.

De ce que nous avons dit de l'ensemble symptomatique de cette période avancée de l'évolution de l'ulcère, il faut surtout retenir les difficultés du diagnostic de l'état de ce malade d'avec la cachexie des cancéreux. L'histoire clinique ne suffit plus à trancher en faveur de la lésion bénigne ou maligne. Combien de

fois a-t-on trouvé un cancer indubitable et inopérable
chez un malade cliniquement vieil ulcéreux ? Peu
importent en pareille matière les controverses pathogéniques du cancer ulcéré ou de l'ulcéro-cancer, et la
seule conclusion que l'on puisse tirer de pareilles constatations cliniques c'est qu'un chirurgien a toujours le
devoir, alors même qu'il a perçu une tumeur fixée de
l'hypocondre, et que le malade est arrivé au degré
extrême de la cachexie, d'intervenir, de faire une laparotomie exploratrice, et cela surtout si l'histoire d'un
ulcère se retrouve dans les antécédents.

§ 2.— TECHNIQUE GÉNÉRALE DE LA RÉSECTION POUR ULCÈRE

I. L'anesthésie.

Les causes les plus fréquentes d'insuccès immédiat,
à la suite d'intervention radicale sur l'estomac, peuvent
être classées schématiquement sous trois chefs principaux : décès par schok ou collapsus immédiat, survenant dans les premières heures ; péritonite par sutures
insuffisamment étanches, survenant vers le troisième
jour ; broncho-pneumonie ou gangrène pulmonaire,
survenant à la fin de la première semaine.

Ces complications ont diminué considérablement de
fréquence avec le perfectionnement progressif des
méthodes générales opératoires et des techniques particulières à la chirurgie gastrique, mais cette décroissance a porté surtout sur les deux premières catégories, elle est beaucoup moins sensible sur la dernière.
Sur les 337 résections groupées dans la thèse de

Lubetzki, depuis 1881 jusqu'à 1913, on constate que la péritonite a causé 16 décès avant 1900, et 5 seulement depuis cette date, le collapsus est signalé 11 fois comme cause de la mort avant 1900, et 2 fois depuis cette époque. Par contre, les complications pulmonaires sont incriminées 6 fois dans la première période et 7 fois dans la seconde.

Il s'agit là de résultats plus apparents que réels, et il faut tenir compte du nombre infiniment plus considérable d'interventions radicales pratiquées ces dernières années ; ces chiffres n'en indiquent pas moins, grossièrement, la persistance d'une mortalité pulmonaire, qui est loin d'être négligeable, bien que très inférieure dans l'ulcère gastrique à ce qu'elle est dans le cancer.

Les causes des complications pulmonaires sont nombreuses et complexes. On a, de tout temps, incriminé dans leur étiologie l'*anesthésie* par *inhalation* et, en particulier, l'anesthésie à l'éther, et l'anesthésie locale où régionale a tenté ici, comme pour bien d'autres interventions, les opérateurs, dans l'espoir de diminuer ou de supprimer la congestion et l'irritation pulmonaire postanesthésique et par là, peut-être, les complications infectieuses de l'appareil respiratoire.

Mickulicz, au Congrès allemand de Chirurgie de 1901, a déjà montré qu'il ne fallait pas trop fonder d'espoir en pareille matière sur l'anesthésie locale et, à l'appui de cette appréciation d'une méthode alors bien moins répandue qu'aujourd'hui, il montrait que sur 1007 anesthésies par inhalation, la morbidité pulmonaire avait été de 7,5 pour 100, et la mortalité de

3,4 pour 100, alors que 273 anesthésies locales avaient donné 12,8 pour 100 de morbidité, et 4,8 pour 100 de mortalité. Il expliquait, d'ailleurs, très simplement, cette contradiction apparente, en disant que l'anesthésie locale avait été réservée très certainement aux cas paraissant les plus exposés aux complications pulmonaires et qui, de ce fait, étaient soustraits à l'anesthésie par inhalation, et parmi ces cas graves se trouvaient bon nombre de malades porteurs d'affections chroniques du tube digestif.

Finsterer a, tout récemment, repris cette question, uniquement au sujet de l'opportunité et des résultats de l'anesthésie locale ou rachidienne pour les opérations graves sur l'estomac. Sa technique est d'ailleurs, un peu particulière en matière d'anesthésie locale. Il procède, en effet, à des injections de novocaïne-adrénaline à 0,5 pour 100 de 10 à 15 centimètres cubes l'une, qu'il fait pénétrer dans la gaine de chaque muscle grand droit, en tâchant d'atteindre avec l'aiguille de la seringue, piquée à 3 ou 4 travers de doigt de la ligne médiane, le feuillet postérieur de la gaine, sur lequel cheminent les filets nerveux. Il injecte, de la sorte, 10 à 15 centimètres cubes de la solution de chaque côté, répartis dans toute la hauteur des muscles, au niveau de la zone opératoire, et il termine par l'anesthésie cutanée sur la ligne médiane à l'aide de 5 à 10 centimètres cubes de solution. Cet auteur a, de la sorte, pratiqué 79 grosses interventions gastriques, parmi lesquelles 10 résections pour cancer et 4 pour ulcère calleux. Il a été gêné, au cours de ces dernières interventions par la douleur

intense que provoque la libération des adhérences de
l'ulcère calleux, se produisant, bien entendu, en dehors
de la zone anesthésiée, en particulier dans le cas si fréquent des adhérences pancréatiques. Il a été obligé de
recourir alors à l'inhalation, aussi réduite que possible,
d'éther, donnant de la sorte 200 centimètres cubes
d'éther à un de ses malades, 300 centimètres cubes
à un autre, pour pouvoir effectuer la libération des
adhérences.

Les résultats sont d'ailleurs encourageants, puisque
ces 15 résections lui ont donné 6 décès, dont 2 liés à
des complications péritonéales, 2 à des généralisations
cancéreuses, 1 à de la tuberculose pulmonaire. Par
contre, la sixième concerne un des cas de résection
pour ulcère, mort au vingtième jour, après une résection d'estomac biloculaire par ulcère calleux, adhérent
au pancréas (300 grammes d'éther au cours de la libération), de gangrène pulmonaire.

Dans ce dernier cas comme dans la généralité des
cas semblables, l'anesthésie par inhalation ne saurait
être incriminée, et tous les chirurgiens ayant fait un
certain nombre d'interventions graves sur l'estomac
savent bien aujourd'hui à quoi s'en tenir.

Le poumon n'est, en pareil cas, touché que secondairement, et ce sont les multiples petites embolies
septiques parties du foyer opératoire qu'il faut incri-
miner; c'est là d'ailleurs un des écueils des dilacéra-
tions prolongées de ces foyers adhérents aux ulcères
chroniques, pénétrant les viscères, que de favoriser
l'éclosion de phlébites infectieuses locales, origines de
l'infection pulmonaire secondaire.

Les infections buccales, si fréquentes chez tous les malades à digestions gastriques imparfaites et pathologiques, favorisant les fermentations au niveau des premières voies digestives que la déshydratation, dans les cas avancés, vient en outre priver de leur moyen de défense naturelle, sont certainement aussi une cause indirecte d'infection pulmonaire postopératoire.

A l'heure actuelle, la prophylaxie du poumon, si importante dans les résultats immédiats de la chirurgie radicale de l'ulcère chronique et des biloculations, doit donc se résumer de la façon suivante :

La narcose par inhalation sera réduite au minimum, soit par l'emploi de la rachianesthésie un peu haute (entre la 3e et 4e V. L.), suivie d'inversion rapide du malade, telle que nous l'avons pratiquée assez souvent avec succès chez les malades du Dr Delore, soit par l'anesthésie locale de la paroi qui, l'une et l'autre, insuffisantes par elles-mêmes, permettront, dans les cas adhérents, de ne donner de l'éther qu'au moment de la libération de l'ulcère.

Elle pourra cependant, et c'est là, de l'avis de notre maître, le professeur Bérard, le procédé de choix, être seule employée, à la condition de donner l'éther au compte-goutte, sur un masque à chloroforme, revêtu d'imperméable, qui permet de réduire au maximum la quantité d'anesthésique employé, et permet constamment une respiration aisée du malade, dont la ventilation pulmonaire reste parfaite pendant toute la durée de l'intervention.

La désinfection buccale, et surtout dentaire, devra

précéder toute intervention et, en particulier, celles portant sur les lésions chroniques de l'estomac.

Mais l'acte opératoire lui-même réduira au maximum les chances d'infection du poumon à distance, en évitant les sections, les curettages de tissus inflammatoires septiques. Le décollement prudent des adhérences de l'ulcère, l'abstention ou la réduction au minimum du traitement du fond ulcéreux, laissé adhérent aux organes voisins, éviteront en partie les phlébites locales et les embolies septiques ultérieures.

II. Attitude du malade et Incision de la paroi.

La nécessité d'aborder le segment précardiaque de l'estomac, au cours des résections des ulcères chroniques de la petite courbure, ou des biloculations haut situées, a fait que l'incision classique de laparotomie médiane sus-ombilicale n'a pas été toujours suffisante, même en la faisant aussi haute que possible.

a) **L'attitude** donnée au malade facilitera d'ailleurs, dans beaucoup de cas, l'accès de la région la plus élevée de la petite courbure. Rio-Branco a longuement insisté sur la technique qu'il conseillait d'employer pour aborder, d'une façon générale, tout l'étage sous-diaphragmatique. Le procédé le meilleur consiste à provoquer une lordose dorso-lombaire accusée, qu'on réalise en plaçant sous les trois dernières vertèbres dorsales un billot ferme, haut de 20 à 25 centimètres. Le thorax est maintenu, ainsi que la tête, sur un plan

surélevé au même niveau, de façon à éviter l'hyperextension du tronc et du cou, tandis que le bassin,
reposant sur le plan normal du lit, occupe une situation fortement déclive.

La paroi abdominale, sus-ombilicale prend, de ce fait,
une orientation oblique très prononcée, dominée par
le rebord chondro-costal, fortement saillant. Cette
attitude, que nous n'avons jamais reproduite en dehors
de la salle d'amphithéâtre, donne un très large accès
sur la région haute de la petite courbure, sans être
aussi difficile à réaliser, ni présenter les dangers de
l'hyperextension forcée de Kelling et Sencert.

Une légère inclinaison du malade vers la droite,
complétée par une forte traction du rebord costal gauche
vers le haut, suffirait d'ailleurs pour Hartmann à
aborder largement aussi toute la portion gauche de la
loge gastrique sans résection costale.

b) **Les incisions.** — L'incision médiane sus-ombilicale reste la plus employée avec quelques compléments
qui facilitent l'intervention dans une certaine mesure.

La section transversale du grand droit gauche y
compris les plans sus et sous-jacents, transformant
l'incision précédente en T plus ou moins régulier, est
d'utilisation fréquente pour aborder les ulcères en
selle, ou les ulcères de la face antérieure de l'estomac,
adhérents à la paroi abdominale. C'est souvent le
premier temps d'une excision localisée des plans profonds musculo-aponévrotiques qu'on laisse fixés à
l'ulcère en le libérant.

Bier, Riedel la mettent fréquemment en pratique.

Nous l'avons vu employer avec avantage par le Dr Delore.

Coffey, pour aborder les ulcères haut situés de la petite courbure, branche sur le sommet xyphoïdien de l'incision médiane une seconde section de la paroi qui suit le rebord costal gauche et permet de rabattre un lambeau triangulaire à base inférieure, en ouvrant une large brèche correspondant surtout en réalité à la grosse tubérosité.

Bier, dans les cas difficiles où l'accès des lésions restait malaisé, a pratiqué à plusieurs reprises des sections du rebord costal gauche. C'est ainsi que chez la malade de l'observation 32 il a, après incision des parties molles suivant une ligne parallèle au rebord costal, fait une section à la Marwedel[1] du rebord ostéo-cartilagineux de façon à pouvoir le récliner plus aisément. Dans l'observation 57, il a suivi une technique à peu près analogue, la convalescence de ses opérés n'en fut pas retardée et un an après la paroi ne présentait aucune déformation au niveau du volet ostéocartilagineux.

Tuffier et Roux-Berger ont d'ailleurs très clairement exposé tous les divers procédés actuellement connus pour élargir la voie d'accès gastrique par des résections définitives ou temporaires du rebord chondrocostal.

Dans la majorité des cas ces manœuvres seront d'ailleurs inutiles et en combinant une bonne attitude du malade et un écartement puissant des lèvres d'une laparotomie médiane complétée au besoin par une inci-

---

[1] Voir la description de ce procédé dans la thèse de Rio Branco, p. 274, à propos de la ligature de la splénique.

sion gauche en T on pourra aborder la grande majorité des lésions.

Mais la bénignité des sections chondrocostales prudemment pratiquées devra engager le chirurgien à y recourir chaque fois qu'une gêne ou une difficulté dans l'exérèse ou la résection d'un ulcère, venant du défaut d'accès sur la lésion, pourrait devenir une contre-indication à l'emploi du traitement radical.

III. La gastroentérostomie et la jéjunostomie premiers temps d'une résection.

Nous avons vu en étudiant la symptomatologie de l'ulcère chronique et de l'estomac biloculaire qu'il était actuellement trop fréquent de voir arriver les malades porteurs de telles lésions, dans des états d'émaciation, de faiblesse et de déshydratation extrême, réalisant le tableau de l'ulcus cachexie de Payr, qui nous le verrons constitue la seule contre-indication devant laquelle les auteurs déterminés à s'attaquer à l'ulcère chronique par la résection, aient dû s'incliner.

La nécessité de rendre à ces malades ne serait-ce que très passagèrement, un état général meilleur et une vitalité plus grande s'impose donc, et elle peut être réalisée de deux façons.

a) **La gastroentérostomie** considéré comme opération palliative peut être exécutée très rapidement sous anesthésie locale de la paroi abdominale, avec le minimum de choc.opératoire.

Mais il faut pour qu'elle ait une efficacité quelconque, pouvoir la pratiquer au-dessus des lésions sous peine d'être plus nuisible qu'utile au malade, en exagérant ses troubles digestifs et en provoquant un dénouement rapidement fatal.

Bier, chez une malade dont nous rapportons l'observation (obs. 35), a pratiqué en raison de l'état général très précaire au moment de l'intervention, une gastro-anastomose entre les deux poches d'un estomac biloculaire.

D'abord soulagée, la malade reprenait d'ailleurs dix jours plus tard ses accidents douloureux, mais son état général s'était remonté et la *résection* médiogastrique fut alors suivie d'un plein succès.

Payr conseille lui aussi la gastroentérostomie d'urgence comme premier temps d'une intervention plus complète dont elle permet la réalisation à brève échéance.

Le Dʳ Delore, très partisan de cette façon d'agir, nous a fait cependant remarquer que les indications de cette opération de secours seraient souvent fort réduites par sa réalisation difficile ou impossible.

Ce que nous avons dit de la localisation obligatoirement haute de la bouche anastomotique, dans l'ulcère du corps ou la biloculation, explique en effet que, dans les cas d'ulcères adhérents en avant à la paroi abdominale il soit impossible de la réaliser. Toute la région de l'estomac sus-jacente aux lésions est hors d'atteinte, et souvent une seule tentative de décollement, la simple laparomie médiane elle-même, conduisent à ouvrir infailliblement la cavité gastrique, ce qui équivaut immédiatement à l'obligation d'un exérèse.

b) **La jéjunostomie.** — C'est l'existence de pareilles lésions qui doit alors faire utiliser l'intervention de secours par excellence, *la jéjunostomie.*

Nous n'avons pas trouvé encore d'observation où la jéjunostomie ait été pratiquée comme premier temps d'une exérèse, il en existe par contre un certain nombre dans lesquelles cette intervention pratiquée pour pallier les accidents dus à un ulcère chronique avec biloculation a amené une amélioration considérable et rapide de l'état général, et une rétrocession des accidents gastriques, qui aurait certainement permis une exérèse sans danger.

Nous empruntons à Finsterer deux observations résumées qu'il rapporte d'après Lempp, et qui nous ont paru très démonstratives :

Une femme de trente-neuf ans souffre depuis sept ans de grosses douleurs gastriques après les repas. Depuis cinq mois, recrudescence des douleurs et apparition de vomissements qui n'ont jamais été sanglants.

A l'entrée : malade très pâle, pesant 55 kilogrammes, résistance manifeste à la palpation de l'épigastre, à gauche de la ligne médiane. Diagnostic : ulcère du corps de l'estomac.

Laparotomie médiane : adhérence de l'épiploon au péritoine pariétal, la petite courbure de l'estomac est soudée au foie. Il existe dans la portion haute de l'estomac une biloculation dont la poche cardiaque est *trop petite* et *trop adhérente* pour permettre une gastroentérostomie.

On pratique une jéjunostomie à la Witzel.

Guérison. — La fistule est continente, on alimente la malade ainsi pendant quatre mois, *elle engraisse de 8 kilogrammes.* Elle peut alors s'alimenter par la bouche sans douleur pendant quelque temps, mais à nouveau léger amaigrissement et pesanteurs gastriques nécessitant le retour à la clinique au bout de quatorze mois.

Une femme de trente-quatre ans a subi sans résultat des traitements médicaux pour des douleurs et des troubles gastriques. Il y a un an, forte hématémèse; depuis neuf mois, on perçoit une tumeur sous le rebord costal.

A l'entrée : mauvais état général, anémie, induration très douloureuse de la moitié gauche de l'épigastre se prolongeant jusqu'aux côtes.

Laparotomie : grand ulcère calleux de la paroi antérieure remontant vers le cardia, adhérences très intenses, légère biloculation.

Jéjunostomie à la Witzel. Guérison. Bon fonctionnement de la fistule, gain de 6 kilogrammes en six mois.

Peu à peu, retour de très grosses douleurs qui aboutissent au *suicide* neuf mois après l'opération.

A l'autopsie : grand ulcère de la paroi antérieure de l'estomac adhérent et perforé dans la paroi abdominale sur une très grande étendue au niveau de laquelle la paroi gastrique a totalement disparu.

Il est bien certain que, si dans ces deux cas l'auteur était réintervenu pendant la phase d'amélioration vraiment remarquable qu'a produit la jéjunostomie, il est fort probable qu'une résection aurait pu être pratiquée avec plein succès.

Il semble donc que la jéjunostomie doive prendre place ici comme elle l'a fait déjà dans le traitement des ulcères hémorragiques à titre d'opération d'urgence.

Il sera prudent, au cours de cette première intervention, d'éviter au maximum les manœuvres du côté de l'estomac adhérent dans le but de ne créer aucune amorce de perforation.

Quant au second temps, il devra être exécuté dès que l'amélioration de l'état général se traduira non seulement par l'aspect extérieur, mais par une légère augmentation de poids, et surtout avant toute tentative d'alimentation par la bouche, qui risquerait de provoquer le retour d'accidents, et surtout donnerait une activité nouvelle aux lésions ulcéreuses endormies par le repos gastrique complet.

[1] Tout récement, le Dr Lafourcade, de Bayonne, dans une communication à la Société de Chirurgie de Paris (17 juin 1914), a rapporté un cas de résection médiogastrique chez une femme de cinquante-six ans, à laquelle il avait fait subir huit jours auparavant une gastroentérostomie *d'urgence*, et chez laquelle la résection secondaire de l'ulcère a été par la suite très bien supportée.

CHAPITRE III

RÉSULTAT ET TECHNIQUE
DES DIFFÉRENTES RÉSECTIONS

§ I. — L'EXCISION DE L'ULCÈRE ET LA RÉSECTION SEGMENTAIRE

L'excision des ulcères du corps et la résection segmentaire que l'on peut confondre avec elle, au point de vue des indications et des résultats, constituent l'exérèse la plus limitée que l'on puisse réaliser d'une lésion de la petite courbure ou des faces.

a) **Leurs indications.** — Tirées de l'état local, elles ne sont pas, comme nous l'avons déjà indiqué plus haut, subordonnées à l'existence d'adhérences plus ou moins profondes de l'ulcère avec le foie, le pancréas ou la paroi abdominale antérieure.

Nous verrons, en étudiant la résection, que la technique de libération à adopter dans le cas d'ulcère pénétrant se borne à provoquer, le plus souvent, leur perforation au cours du décollement, de sorte que l'exérèse se ramène à celle bien classique de l'ulcère perforé.

Par contre, *l'extension en largeur* de l'ulcère apporte rapidement de grosses difficultés dans la réalisation des sutures qui font suite à l'ablation de la lésion et, à ce titre, l'excision doit être réservée à des ulcères de petit volume.

Même, en pareil cas, le chirurgien aura des suprises ; nous avons montré, en étudiant l'anatomie pathologique des ulcères de la petite courbure, l'énorme rétraction que de très petits ulcères pouvaient provoquer dans le sens cardio-pylorique.

L'excision d'un tel *ulcère rétractile*, ne mesurant parfois guère plus du diamètre d'une pièce de 1 franc, laisse après elle une brèche qui peut admettre la presque totalité de la main et qu'on a, dès lors, toutes les peines du monde à oblitérer correctement.

b) **Leurs avantages.** — Ils consistent essentiellement dans une exécution rapide et dans le peu de choc opératoire qu'elle provoque, avantages qui ont fait de cette intervention le procédé typique à utiliser dans les *ulcères hémorragiques.*

Heiselsberg, Roux, Mikulicz, Mansell, Moulin, Taruffi, J.-L. Faure, Hirschel et Budinger ont traité de la sorte des ulcères, sièges d'hémorragies aiguës, et 5 sur 9 des malades ainsi traités ont pu être sauvés, malgré des accidents anémiques très graves.

Le siège, difficilement accessible, d'un ulcère de la petite courbure oblige, dans quelques cas, à recourir à l'excision. Il en est ainsi de l'ulcère *juxtacardiaque* qui, lorsqu'il est encore limité, se prête fort bien à cette méthode d'exérèse, dont nous avons rapporté déjà une belle observation du D\u1d63 Delore, qui a, de la sorte, traité deux ulcères juxtacardiaques.

Chez le second de ces deux malades, une hémorragie gastrique mortelle, liée sans doute à l'existence d'un ulcère distant, passé inaperçu au cours de l'intervention, mais retrouvé à l'autopsie, fut malheureusement la cause d'un échec immédiat.

c) **Les inconvénients. Déformations gastriques. Ulcères multiples.** — Ils proviennent, avant tout, *des déformations* gastriques dues à ce que la suture est difficile à réaliser correctement lorsque l'exérèse et surtout la résection cunéiforme ont été un peu larges.

Elles peuvent être immédiates et analogues alors à celles que Riedel a signalées comme étant caractérisées par la forme boudinée que prend l'estomac après la suture, et au cas de Leriche, qui dut pratiquer à la fin de l'intervention une gastroanastomose entre les deux poches d'un estomac biloculaire consécutif à l'exérèse et aux sutures.

Elles peuvent être tardives, et Hirschel, Downes, Czerny, von Hacker ont signalé des biloculations survenues quelques semaines à plusieurs mois après une excision cunéiforme.

C'est pour s'opposer à ces déformations qu'il faut tout d'abord réserver l'exérèse aux ulcères de petit diamètre et faire les sutures de la brèche de façon à réaliser une véritable plastie, en réunissant les lèvres de l'exérèse suivant une ligne antéro-postérieure perpendiculaire à l'axe de la petite courbure.

C'est également pour prévenir ces accidents que Jaboulay a préconisé l'emploi préventif de la gastro-entérostomie, faite après la résection cunéiforme, au-dessus de la zone pouvant être rétrécie par la suture.

Jedlicka avait conseillé l'emploi d'une reconstitution à lambeau de la perte de substance gastrique, dans laquelle il utilisait la paroi des faces ; il s'agissait là d'une intervention ingénieuse, mais bien compliquée, à réaliser sur le vivant.

Les ulcères multiples ne sont souvent pas dépistés par l'excision, surtout lorsque, à l'ulcère chronique principal, s'ajoutent des lésions plus récentes, moins faciles à percevoir par la palpation.

d) **Les résultats de l'excision.** — Nous nous bornons ici à rapporter les résultats opératoires des observations que nous avons recueillies, désireux de ne pas alourdir ce travail par des documents sans intérêt immédiat.

97 observations de résection cunéiforme ou d'excision, sans autre opération associée, ont donné :

11 décès, soit une mortalité de 11,3 pour 100 ;

10 accidents de sténose secondaire qui ont nécessité l'emploi d'une gastroentérostomie complémentaire ;

76 résultats favorables qui se sont maintenus.

28 observations d'excision, associée à la gastro-entérostomie ou à une gastroplastie, ont donné :

6 décès postopératoires, soit 21,4 pour 100.

La mortalité d'ensemble de ces 125 observations atteint le chiffre élevé de 13,5 pour 100. Mais il faut tenir compte de ce fait, que l'excision a été, pendant de longues années, la seule méthode un peu courante utilisée pour faire des résections d'ulcères ; elle a été, dès lors, utilisée pour des cas trop étendus, dont la reconstitution a été ou très difficile ou défectueuse.

§ 2. — LA RÉSECTION MÉDIOGASTRIQUE

I. Généralités et justification de cette intervention.

L'ablation du segment annulaire, occupant la partie moyenne de l'estomac et siège de prédilection des lésions ulcéreuses extrapyloriques, constitue une intervention rationnelle, au même titre que la pylorectomie, et que justifient de nombreux arguments.

a) **Arguments anatomo-pathologiques.** — Les quelques faits que nous avons groupés en tête de notre travail permettant de voir les caractéristiques évolutives des ulcères du corps constituent un argument de tout premier ordre pour la justification de l'exérèse annulaire médiogastrique de ces ulcères. La zone à laquelle s'attaque en pareil cas le chirurgien est, en effet, celle qui constitue le terrain de choix pour l'évolution de ces lésions.

S'agit-il de l'ulcère de la petite courbure, nous savons qu'il a une tendance remarquable à englober progressivement en fer à cheval la face antérieure et la face postérieure, et qu'il donnera tôt ou tard un ulcère en selle typique qui dévorera la presque totalité de la portion moyenne de l'organe.

S'agit-il d'un ulcère des faces, il est rarement isolé, et

soit par contact, soit pour toute autre raison, la face opposée ne tarde pas à être symétriquement ou non le siège de nouvelles lésions.

N'est-ce pas enfin au niveau de ce segment annulaire médiogastrique que se fait sentir au maximum l'action déformante des ulcères du corps? C'est tout d'abord la musculature de cette région, qui chroniquement excitée, siège d'un spasme constant, arrive à constituer un sphincter pathologique, responsable de l'estomac biloculaire spasmodique. Quand plus tard l'inflammation lente périulcéreuse aura infiltré toutes les tuniques gastriques au niveau de ce même segment, il sera le siège d'une sténose organique cette fois, chaque jour plus serrée, à laquelle le spasme apportera encore un élément d'aggravation, et incapable de rétrocéder spontanément.

Plus tard enfin, inflammation et sclérose auront achevé la déformation de ce que l'ulcère aura laissé à ce niveau des tuniques gastriques, biloculation scléro-cicatricielle et ulcère en selle invétéré se partageront le segment médiogastrique, nettement délimité par l'intensité des lésions dont les adhérences profondes augmentent de jour en jour les difficultés opératoires.

b) **Argument physiologique.** — Réséquer un segment malade de l'estomac, pour ensuite reconstituer un nouvel organe, réduit dans ses dimensions primitives, mais auquel ne manque aucune portion essentielle, tel est le but chirurgical de la résection médiogastrique. Le but n'est pas toujours atteint, et cela sans grand dommage d'ailleurs, une reconstitution moins

typique (Billroth II) laissant au malade un estomac
identique à celui que laisse la pylorectomie. Mais
lorsque la suture bout à bout des deux tranches gastriques arrive à reconstituer la continuité du nouvel
estomac, il est incontestable que le résultat définitif est
plus voisin de la perfection que dans la pylorectomie.
Martin Kirschner et F. Mangold ont essayé récemment de comparer expérimentalement les résultats de
la résection médiogastrique avec suture bout à bout
des tranches gastriques à ceux des autres procédés de
reconstitution se rapprochant beaucoup en somme de
la pylorectomie. C'est ainsi que, chez le chien, ils ont
procédé aux expériences suivantes :

1° Section transversale de l'estomac, avec gastroentérostomie sur le segment cardiaque, et fistule duodénale au-
dessous du segment distal ;

2° Section transversale de l'estomac avec gastroentérostomie sur le segment cardiaque ; gastrostomie sur le segment pylorique et fistule duodénale ;

3° Section tranversale de l'estomac, suture bout à bout
des deux tranches, puis fistule duodénale ;

4° Section transversale et résection large d'un travers de
doigt et demi, puis suture bout à bout et fistule duodénale.

Les fonctions gastriques étant par la suite examinées grâce à la fistule duodénale qui renseignait très
exactement sur l'évacuation gastrique et sur l'état du
chyme, ces auteurs ont pu constater de la sorte que la
section transversale de l'estomac laisse intacte la fonction pylorique. Le segment distal de l'estomac, qui
après section complète de l'organe n'est plus soumis à

l'influence des nerfs vagues et a perdu ses connexions avec le cardia, fonctionne aussi bien qu'à l'état normal. L'estomac évacue son contenu dans les délais normaux. Le pylore après section conserve un rythme et une intensité de contractions identiques à ceux d'un estomac intact et le synchronisme est parfait entre l'ouverture pylorique et la poussée péristaltique de l'antre.

De ces expériences qui ne concernent que des estomacs normaux, les auteurs déduisent la justification de la résection médiogastrique.

La résection médiogastrique respecte donc le fonctionnement du pylore, et assure l'intégrité de la digestion gastrique motrice. Elle permet, en outre, au rôle excito-sécrétoire du suc gastrique, de continuer à s'exercer vis-à-vis de la muqueuse du duodénum, qui conserve dès lors toute son activité glandulaire, fortement diminuée par les procédés de résection comportant l'anastomose gastrojéjunale.

c) **Indications générales de la résection médiogastrique.** — Justifiée pleinement par la théorie, et aussi, comme nous le verrons, par les résultats fonctionnels parfaits auxquels elle a conduit, la résection médiogastrique a cependant beaucoup tardé à prendre la place qui lui revenait parmi les interventions de pratique courante en matière de chirurgie gastrique. Jusqu'à ces dernières années, elle a été considérée comme une méthode d'exception.

I° L'ESTOMAC BILOCULAIRE a été le premier à bénéficier de la résection annulaire du segment moyen.

Zeller et Schulz, en 1894 et 1898, en ont fait les premiers l'application. Schomerus, en 1904, n'en trouvait pourtant encore que 7 observations. Mais, en 1909, Delore et Alamartine en trouvaient déjà 30 cas.

Actuellement considérée partout comme le traitement de choix des sténoses médiogastriques, et citée comme telle par Guillemot, Boimard, Pouchet, Guinard et Veyrassat, elle ne répond pourtant aux yeux de ces auteurs qu'à un nombre restreint de cas de biloculation.

Seuls, en effet, les estomacs biloculaires, dont la sténose est entièrement mobile et libre d'adhérences, facilement extériorisable hors de l'abdomen, peuvent être réséqués. La présence de lésions étendues, d'un ulcère ancien avec adhérences aux organes voisins, et *a fortiori* d'un ulcère pénétrant, constitue une contre-indication formelle à l'exérèse, et indique au contraire l'emploi d'une des méthodes incomplètes, palliatives, dont nous avons justement montré l'insuffisance en pareil cas.

C'est dire que la façon dont sont actuellement admises les indications de la résection médiogastrique est en désaccord complet avec la logique, qui doit chercher à mettre en œuvre un traitement d'autant plus radical que les lésions à guérir sont plus anciennes et ont moins de chance de rétrocéder spontanément ; en désaccord aussi avec la réalité actuelle des faits qui concourent tous à nous montrer la possibilité de la résection des ulcères chroniques adhérents avec des résultats parfaits.

Les premiers exemples de résection médiogastrique partout cités de Bussola, Budinger, Lambotte, etc., concernaient déjà d'ailleurs des estomacs biloculaires adhérents, et les belles observations de Delore et Alamartine, sur lesquelles nous aurons l'occasion d'insister, se rapportaient aussi à des biloculations par lésions malignes sans doute, mais chez lesquelles la libération de l'ulcère pénétrant a donné des résultats immédiats et éloignés très satisfaisants.

2° La résection médiogastrique des ulcères chroniques adhérents et pénétrants. — Ce sont les tentatives de Riedel qui, dès 1898, ont indiqué clairement ce qu'on pouvait demander à la résection médiogastrique en matière d'ulcère chronique.

Désireux d'éviter les déformations gastriques succédant à la suture de la perte de substance réalisée par l'excision, désireux d'élargir les indications de cette intervention trop restreinte et inapplicable aux larges ulcères en selle, cet auteur n'a pas hésité à considérer que seule l'ablation radicale de tout le segment annulaire, malgré les adhérences, malgré la pénétration, était rationnelle. C'est, non plus la déformation d'une sténose médiogastrique plus ou moins prononcée, mais l'ablation de la lésion causale avec tout son cortège d'obstacles et de difficultés qui a constitué dès lors pour lui l'indication type de la résection médiogastrique.

Certes, la mortalité opératoire de Riedel a été formidable au début, mais il faut admirer l'énergie d'un opérateur qui, s'attaquant d'emblée aux cas les plus difficiles et les moins encourageants, a pu imposer une méthode qui, à l'heure actuelle, a fait ses preuves et gagne chaque jour à elle de nouveaux chirurgiens.

Payr, depuis 1902, Mayo, en 1906, Bier, en 1911, ont multiplié les observations de résection médiogastrique dans les ulcères et les biloculations adhérentes. Depuis 1907, notre maître, le D\u02b3 Delore, a toujours appliqué au traitement de l'ulcère chronique et des biloculations par ulcères les résections larges et typiques, dont la résection médiogastrique constitue la forme la plus satisfaisante.

II. Technique de la résection médiogastrique.

A. DANS LES CAS D'ESTOMAC BILOCULAIRE NON ADHÉRENT.

La résection d'un segment rétréci occupant la région moyenne de l'estomac, alors que nulle adhérence, nul obstacle ne s'oppose à la mobilisation du segment à exciser, constitue une intervention trop bien réglée par toutes les descriptions classiques de chirurgie gastrique pour qu'il soit nécessaire d'insister ici sur des faits déjà connus.

L'existence d'adhérences vélamenteuses, légères, ou de brides péritonéales contribuant ou non à l'élaboration de la sténose, ne doit pas non plus être considérée comme un obstacle, car la libération de telles lésions n'apporte aucune difficulté nouvelle à la résection.

a) **L'exploration** de l'estomac devra cependant toujours être pratiquée de façon minutieuse :

Pour rechercher l'existence possible d'un ulcère indépendant ou à distance de celui qui a créé la biloculation ;

Pour dépister les adhérences postérieures de l'estomac avec le mésocôlon qui, mobile comme l'estomac lui-même, peut être fixé à la face postérieure de la biloculation et être intéressé au moment des sections ;

L'effondrement préalable des deux épiploons, et l'introduction de deux doigts explorateurs dans l'arrière-cavité permet d'explorer très suffisamment et l'estomac lui-même et les organes voisins.

b) **L'hémostase préventive** est ici, comme dans toute résection, la clef d'une technique facile et rapide. La ligature des vaisseaux des courbures, isolés à la sonde en amont et en aval des futures tranches de section, constitue le plus sûr garant d'une hémostase définitive parfaite. L'hémostase des tranches est réalisée par la suture à trois plans mieux que par les ligatures isolées qui doivent être rejetées.

c) **Importance de l'exérèse.** — L'étendue seule des lésions doit indiquer le lieu de la section, et le souci d'une reconstitution par suture bout à bout ne doit pas faire réduire par trop la largeur du segment réséqué.

Dans le cas qui nous occupe ici, des sténoses médiogastriques mobiles, il s'agit presque toujours d'un anneau étroit de biloculation correspondant à un ulcère de la petite courbure, exceptionnellement d'un ulcère et d'une sténose purement cicatricielle. L'exérèse est de ce fait peu étendue transversalement... et le segment enlevé ne mesure le plus souvent que 4 à 5 centimètres.

d) **La suture**. — Elle doit ici, du fait de la faible largeur du segment reséqué et de la mobilité des deux poches, être faite aussi souvent que possible en réunissant bout à bout les deux branches gastriques, en reconstituant aussi parfaitement que possible la forme de l'estomac normal. Cette suture bout à bout est d'exécution facile dans la plupart des cas, et seule la réunion des deux tranches postérieures présente quelques petites difficultés tenant à la mobilité toujours moins grande de la paroi postérieure de l'estomac.

La suture à trois plans au catgut donne des résultats parfaits, l'emploi des trois plans successifs permettant d'assurer un affrontement très satisfaisant.

En arrière, il est commode de débuter par la suture musculo-séreuse analogue à un plan total, qui évite d'intéresser la muqueuse. Celle-ci est suturée ensuite isolément, en un second plan hémostatique, qui a l'avantage de protéger très efficacement durant les premières heures la ligne de suture musculo-séreuse, en en assurant l'étanchéité.

Le troisième plan séreux sera réservé pour la fin, car la réunion de l'estomac une fois complétée, il sera commode de le renverser sur son axe de façon à présenter le péritoine postérieur à l'aiguille.

La suture des branches antérieures est toujours très facile, car l'étoffe existe ici en abondance. La suture muqueuse une fois faite, l'ablation des clamps permet en outre une mobilisation encore plus facile du plan musculo-séreux qui est ici aussi réuni isolément et recouvert par le surjet terminal séro-séreux. Il ne reste plus qu'à refermer au-dessus et au-dessous des courbures les brèches épiploïques pour parfaire une exérèse qui demande environ trois quarts d'heure pour son exécution.

La hauteur de la sténose, voisine du cardia, apportera une certaine gêne à la confection des sutures.

Nous avons pour notre part vu pourtant réussir sans trop de difficultés deux résections médiogastriques ayant porté sur des lésions assez haut situées et qui, pour l'une d'elles, étaient très adhérentes (obs. 40 et 43).

La résection du rebord costal ou plus simplement l'attitude en lordose dorso-lombaire permettront toujours de réaliser l'exérèse et la suture.

En pareil cas d'ailleurs il faut se rappeler que seul le segment pylorique présente une mobilité étendue; c'est donc lui qu'il faut amener au contact de la poche cardiaque sur laquelle il est interdit d'exercer de trop grandes tractions, inefficaces et dangereuses.

L'inégalité des tranches est rarement très marquée dans le cas de sténose médiogastrique isolée, et elle existe alors à l'avantage de la tranche cardiaque, ce qui constitue plutôt un facteur favorable.

Il suffit le plus souvent, pour compenser la différence de diamètre des deux poches, d'espacer un peu plus les points du côté le plus étendu, de les serrer davantage du côté le plus réduit, de tricher en un mot, pour arriver facilement au but.

Les sutures en raquette, à la façon de Billroth I, comportent toujours quelques aléas, au sujet de l'étanchéité, au niveau du point d'union de sutures verticales et circulaires.

B. LA RÉSECTION MÉDIOGASTRIQUE DANS LES ESTOMACS BILOCULAIRES ADHÉRENTS

Les cas dans lesquels la biloculation par ulcère adhère aux organes voisins, constituent certainement une majorité dont nous pouvons immédiatement donner une idée assez exacte en signalant que, sur les 43 observations que nous avons pu réunir de cas traités par la résection médiogastrique, 28 se rapportent à des biloculations adhérentes soit aux viscères voisins, soit à la paroi, et 15 à des biloculations sans adhérences.

Ces adhérences sont elles-mêmes d'intensité très variable, elles apportent une gêne très inégale à la réalisation de l'exérèse. La périgastrite étendue diffuse, qui est d'ailleurs rare (obs. 24 Mathieu), ou les adhérences vélamenteuses, constituées par des brides péritonéales plus ou moins épaisses, ne constituent jamais un obstacle bien ennuyeux, et on parvient le plus souvent en quelques coups de ciseaux prudents, à dégager l'estomac sur lequel on peut intervenir aussi aisément, que s'il n'avait pas présenté trace de périgastrite.

Ce qu'il faut entendre ici par adhérences, capables d'apporter un obstacle sérieux à la résection et de motiver la description d'une technique spéciale, ce sont les aboutissants de l'évolution des ulcères chroniques pénétrants qui, tôt ou tard, franchissant les limites de la paroi gastrique, pénètrent dans les viscères voisins auxquels l'estomac est ainsi rivé en quelque sorte, et dont on ne peut le détacher qu'en ouvrant la brèche jusque-là comblée par le viscère protecteur.

a) **Libération des adhérences.**

1° ADHÉRENCES AVEC LA PAROI ABDOMINALE. — Elles ont été le plus souvent prévues par la constatation d'une tuméfaction plus ou moins diffuse, douloureuse, qui siège toujours à gauche de la ligne médiane, au-dessous du rebord costal. En pareil cas, l'incision de la paroi doit être prudente, car l'adhérence peut se prolonger plus en dedans que ne l'avait indiqué la palpation, de telle sorte que l'on peut se trouver en plein estomac avant même d'avoir ouvert le péritoine.

Lorsque, le ventre une fois ouvert, on aperçoit sur la gauche la région de l'estomac siège de l'ulcère créant la sténose et la fixant à la paroi, il faut tout d'abord se rapprocher au maximum du foyer par l'incision perpendiculaire à la laparatomie médiane à travers le muscle grand droit.

Parvenu sur l'ulcère, dont il n'est pas toujours aisé d'apprécier l'étendue, puisque seule la partie droite est visible, on peut procéder de deux façons : le libérer, soit en cherchant à décoller l'estomac jusqu'au moment où on pénètre dans la perforation due à l'ulcère, soit, comme le fait Bier (obs. 33), comme nous l'avons vu faire à notre maître Delore dans plusieurs cas, en réséquant le fragment de paroi, moins les plans superficiels, qui oblitèrent l'ulcère perforé. On retarde de la sorte ou on évite l'ouverture de la cavité gastrique, ce qui constituera d'ailleurs un avantage assez restreint quand on sera obligé d'en arriver là, quelques instants plus tard.

Dans quelques cas exceptionnels de biloculation

par ulcère, cette libération sera la seule que l'on aura eu à pratiquer. Beaucoup plus souvent il s'agit d'un ulcère en selle, et, quand la libération pariétale est achevée, elle permet de constater que le foie est lui-même largement fixé et qu'il faut à nouveau recommencer le travail de libération.

2° Libération des adhérences hépatiques. — Vis-à-vis du foie, il existe également deux façons de se comporter, qui ont chacune leurs avantages. Certains auteurs, Riedel et Bier en particulier, essaient jusqu'au bout de retarder l'ouverture gastrique ; c'est donc aux dépens du foie qu'ils effectuent la libération, soit au thermocautère, soit aux ciseaux, en excisant dans le parenchyme une mince languette de tissu hépatique qui oblitèrera là encore l'orifice de l'ulcère. Cette excision se fait d'ailleurs aux dépens d'un foie scléreux, fortement modifié par les adhérences, par le travail inflammatoire péri-ulcéreux, aussi cette exérèse ne saigne-t-elle à peu près pas et ne présente-t-elle pas grande gravité.

Cependant il est, croyons-nous, encore plus simple de séparer l'estomac du foie sans chercher à éviter la perforation, en clivant le bord de l'ulcère jusqu'à l'ouverture de la cavité gastrique, en laissant ensuite le fond de la lésion adhérent à la face inférieure du foie. Très peu hémoragique, ce procédé, à la condition d'avoir sous la main un appareil à aspiration, de façon à étancher, dès l'ouverture, tout le contenu gastrique, permet de poursuivre ensuite rapidement le décollement jusqu'au petit épiploon auquel on parvient lorsque toute la surface de l'ulcère adhérente au foie a été libérée.

Cette surface peut d'ailleurs être très étendue, ainsi d'ailleurs que la brèche dont elle a entraîné la création dans l'estomac.

Le petit épiploon est lui-même fortement modifié par l'ulcère et c'est souvent aux dépens de l'hypertrophie sclérolipomateuse énorme qu'il présente que s'est creusée la niche de l'ulcère pénétrant, dépistée à la radioscopie. Sa libération est cependant aisée et ne nécessite que la recherche préventive, un peu laborieuse toutefois, du pédicule vasculaire de la petite courbure, dissimulé sous la surcharge graisseuse de l'épiploon hypertrophié. La ligature préventive de la coronaire au-dessus et au-dessous de la biloculation est cependant de toute nécessité et on ne doit sectionner le petit épiploon que lorsque les ligatures précitées ont été faites.

3° LIBÉRATION DU PANCRÉAS. — De toutes les adhérences rencontrées au cours des résections médiogastriques, celles qui unissent l'estomac au pancréas sont certainement les plus fréquentes et les plus gênantes. Soit isolées, soit associées aux adhérences hépatiques et pariétales antérieures, nous les avons trouvées rapportées 22 fois sur 28 observations d'estomac biloculaire. Leur libération nécessite quelques précautions indispensables.

C'est tout d'abord en réclinant la grande courbure vers le haut, après large effondrement et ligature en chaîne du ligament gastrocôlique sectionné, que l'on pourra se rendre compte de l'étendue de la fusion de l'estomac avec la face antérieure du pancréas.

Mais la manœuvre qui donne le plus de jour et permet le plus aisément la libération de cette symphyse gastrique postérieure est la section préventive de la poche pylorique entre deux clamps. On peut dès lors renverser la portion à libérer vers la gauche, ce qui facilite énormément l'accès sur la zone d'union pancréaticogastrique.

Ici, il faut à tout prix éviter de blesser le pancréas, sous peine dé déchaîner une hémorragie en nappe très gênante et dont il est difficile de se rendre maître ; donc pas d'exérèse pancréatique, mais l'abandon pur et simple du fond de l'ulcère gastrique sur le pancréas qu'un coup de curette discret ou une légère thermocautérisation détergent aisément ensuite.

Cette libération pancréatique effectuée simplement au doigt, tandis que la main d'un aide ou la main gauche de l'opérateur pédiculise en quelque sorte la région malade de l'estomac qui n'est plus retenue que par son adhérence postérieure, s'effectue de la sorte très aisément et si, d'aventure, le tissu fibreux est particulièrement compact et résistant, quelques coups de ciseaux taillant dans la paroi gastrique achèveront toujours rapidement la séparation.

Il ne reste plus dès lors qu'à terminer la résection médiogastrique par la pose du clamp supérieur sur la poche cardiaque et la section de cette dernière, qui ne présentent pas grande particularité.

Au cours de toutes ces manœuvres de libération, le foyer opératoire est constamment souillé par les liquides gastriques qui, quoi qu'on fasse, arrivent toujours à filtrer tôt ou tard par les brèches que crée, dans la paroi du tronçon d'estomac réséqué, la libération de l'ulcère adhérent. La protection de la cavité abdominale, minutieusement faite dès le début de l'intervention, à l'aide de compresses circonscrivant la loge gastrique et l'emploi d'un aspirateur constamment prêt à étancher les liquides issus des perforations, met très suffisamment à l'abri des complications septiques. En pareille matière, il est d'ailleurs bien reconnu que, surtout lorsqu'il s'agit d'ulcère, les liquides qui s'écoulent au moment de l'intervention ne constituent pas un danger.

4° Traitement des zones cruentées après le décollement. — Il doit être réduit au minimum, à une désinfection sommaire au thermocautère ou à la teinture d'iode. Quelques auteurs ont conseillé la mise en place d'un drain ou d'une mèche venant au contact du pancréas dénudé. Ce sont là des procédés inutiles le plus souvent.

La cicatrisation du pancréas s'effectue avec une grande rapidité.

Il nous a été permis de constater, dans un cas que nous rapportons plus loin, de pylorogastrectomie pour ulcère et biloculation adhérente, ayant été suivi de mort au dixième jour par complication venant de l'anastomose, que déjà la guérison du pancréas, qui avait été pourtant très largement décollé et paraissait profondément ulcéré au moment de l'intervention, était complète à cette date et ne permettait absolument plus de reconstituer la zone d'adhérence primitive.

Dans les quelques cas où nous avons vu notre maître, le Dr Delore, laisser un drain ou une mèche, ils n'ont jamais paru jouer un rôle bien important et leur ablation, le deuxième ou le troisième jour, était toujours fort bien tolérée.

b) La reconstitution de l'estomac après la résection.

1° SUTURE BOUT A BOUT. — C'est en anastomosant l'un à l'autre les deux segments, pylorique et cardiaque, après l'ablation de la zone annulaire médiane, qu'il faut chercher à terminer l'opération, la reconstitution la plus parfaite de l'estomac donnant bien certainement le maximum de chances d'obtenir un résultat éloigné parfait. Dans bon nombre de cas, cette suture bout à bout est possible, malgré la libération d'adhérences étendues qui a nécessité souvent une exérèse assez large. Et si nous nous reportons aux 28 observations de résection médiogastrique avec estomac fixé à l'un ou à l'ensemble des viscères voisins, que nous rapportons plus loin, nous voyons que 17 fois la reconstitution intégrale a été possible. Cette suture constitue cependant bien souvent un temps difficile de l'intervention et cela, parce que l'exécution des sutures de la tranche postérieure est souvent malaisée.

Nous n'avons rien à ajouter à ce que nous indiquions tout à l'heure sur cette suture postérieure, à propos des résections pour biloculations mobiles; ici encore le début par le plan musculo-séreux facilite beaucoup la tâche, surtout si on a soin de faire les premiers points non pas à une des extrémités de cette tranche, mais à la partie moyenne, toujours plus mobile, plus facile à amener au contact de la tranche homologue. Cette façon de débuter a en outre l'avantage de permettre l'utilisation des brins du fil pour poursuivre sans interruption la suture au niveau des courbures, qui constituent ordinairement un point faible de ce mode de réunion.

Il nous a semblé en outre que l'emploi des pinces à coprostase constitue un sérieux ennui au moment de la suture. Ces instruments indispensables au moment de la section, alors qu'il a été encore impossible de se protéger efficacement contre les inondations septiques, s'opposent par la suite à la mobilisation facile des lèvres gastriques à suturer, auxquelles elles font perdre toute élasticité, qu'elles rendent certainement plus friables, plus vulnérables par l'aiguille et le fil.

Dans les cas où la suture bout à bout est difficile avec rapprochement pénible des tranches respectives, l'évacuation des poches étant réalisée soit par aspiration, après ponction, soit par aspiration sur la tranche elle-même au moment où le clamp est lâché, la suppression des pinces donnera toujours une aisance considérable.

Il est facile de pallier à l'issue intempestive de salive ou de bile pendant la courte période de large béance des segments, en enfonçant un tampon repéré vers le cardia ou le pylore. Il sera facile de les retirer avant de terminer la suture muqueuse antérieure.

Quant à l'hémorragie de la tranche, les coronaires et gastro-épiploïques étant, bien entendu, liées préventivement, elle est en somme peu gênante, d'une abondance trop minime pour constituer un danger pour le malade.

Il est cependant des cas où la suture bout à bout est impraticable : ce sont les mêmes que ceux envisagés plus haut, mais dont la fréquence est ici plus grande puisque l'adhérence étendue d'une face expose beaucoup plus aux larges résections.

2° FERMETURE A LA BILLROTH II. — La fermeture isolée des deux poches, suivie d'une anastomose de la première anse grêle avec le sac supérieur, permet de terminer commodément en pareil cas. Cependant c'est là un procédé qui ne semble pas avoir été appliqué bien souvent à la fermeture des résections médiogastriques, puisque nous n'avons trouvé que peu de cas où cette technique ait été employée, ou du moins spécifiée nettement. La raison en est d'ailleurs assez simplement expliquée par ce fait, qu'en cas d'ulcère très étendu, ce n'est plus à la gastrectomie annulaire, mais bien à la pylorogastrectomie que les chirurgiens ont eu le plus souvent recours, et c'est alors en pareil cas qu'ils pratiquent le Billroth II pour finir.

3° FERMETURE A LA BILLROTH I. — Son indication précise est l'inégalité flagrante des deux poches. Riedel est le chirurgien qui semble employer le plus fréquemment cette méthode qui exige une suture beaucoup plus minutieuse et moins facile à réaliser que le Billroth II. Son seul avantage est de conserver intacte la fonction pyloroduodénale.

C. LA RÉSECTION MÉDIOGASTRIQUE DANS LES ULCÈRES
SANS BILOCULATION

La technique, en ce qui concerne la résection de l'ulcère non compliqué de biloculation, ne présente aucune particularité. Les difficultés rencontrées au cours de la résection des sténoses médiogastriques tiennent d'ailleurs presque uniquement à l'ulcère, et mises à part les indications particulières tirées de l'inégal volume des poches, la biloculation n'apporte que peu de modifications à l'opération dirigée contre l'ulcère non déformant.

Ce n'est que pour répondre à la réalité de la fréquence relative des interventions actuellement pratiquées que nous avons pris, pour type de la résection médiogastrique, l'estomac biloculaire. Dans l'esprit de ses défenseurs actuels, cette intervention s'attaque en réalité à la cause, beaucoup plus qu'au résultat, et constitue surtout le traitement de l'ulcère et accessoirement celui de la sténose médiogastrique.

III. Observations et résultats.

Nous n'avons certes pas la prétention de réunir ici la totalité des résections médiogastriques effectuées et publiées jusqu'à ce jour. Un certain nombre d'observations sont simplement citées ou mentionnées au cours des statistiques générales de résections gastriques, sans qu'on ait de renseignements précis sur la lésion enlevée, sur les suites opératoires. Il en est d'autres, classiques pourtant, comme celles de la statistique de W. Mayo qui, certainement, à l'heure actuelle, a pratiqué un grand nombre de résections pour ulcère, que nous n'avons pas pu nous procurer.

Les observations que nous rapportons constituent donc un minimum avec pourtant un maximum de mortalité, puisque parmi elles se trouvent tous les cas anciens qui, certainement, ont donné des résultats beaucoup moins favorables que ceux obtenus à l'heure actuelle.

Ces observations, au nombre de 44, renferment des cas assez dissemblables de biloculation par ulcère.

Ces différences, dans leur gravité respective, nous ayant paru tenir en grande partie à l'absence ou à la présence d'adhérences de l'ulcère aux organes voisins, et, d'autre part, le premier cas constituant à l'heure actuelle, pour beaucoup d'auteurs, la seule indication de la résection médiogastrique, nous diviserons l'interprétation des résultats obtenus dans ces diverses observations en deux catégories, correspondant chacune à un des états anatomiques que nous venons d'envisager.

La mortalité totale pour ces 44 interventions a été de 13,6 pour 100. Nous reviendrons sur ce résultat en terminant.

A. OBSERVATIONS DE RÉSECTIONS MÉDIOGASTRIQUES DANS L'ESTOMAC BILOCULAIRE

Observ. 1. — Zeller (*Centralblatt f. Chir.*, 1894, p. 355).

Biloculation gastrique par ulcère ancien pris pour une tumeur.

Résection de la partie rétrécie, adhérente au lobe gauche du foie et au pancréas.

Mort par péritonite due à la perforation d'un ulcère récent.

OBSERV. 2. — Riedel (*loc. cit.*, observ. 17).

Femme de quarante-deux ans. Souffre depuis de longues années ; vomissements, douleurs à gauche du ventre, cachexie, clapotage gastrique.

Opération, 8 janvier 1898. — Ulcère de la petite courbure en fer à cheval, avec adhérence au foie et au pancréas. Estomac biloculaire.

Résection transversale. Fermeture du segment pylorique. Gastroentérostomie sur le segment cardiaque. Entérostomie, souscolique.

Mort à la fin de l'opération. Bronchite purulente double.

OBSERV. 3. — Schulz, de Hambourg (*Münch. med. Woch.*, 1898, p. 1398).

Femme de cinquante ans, présentant des signes typiques d'ulcère, mais chez laquelle la sensation d'une résistance ferme dans la région gastrique fait porter le diagnostic de cancer.

Opération en 1898. — Estomac en sablier par sténose médiogastrique très serrée, avec adhérences antérieures avec l'épiploon et le foie.

Résection totale de la portion sténosée et réunion des deux lumières gastriques.

Guérison. — Excellent état trois mois plus tard.

OBSERV. 4. — Kummel Ringel. *Jahrbücher der Hamburgischen*, 1899-1900).

Femme de quarante-trois ans, atteinte de troubles gastriques anciens, sans vomissements, très amaigrie. Estomac très dilaté. Acide chlorhydrique libre. Résistance à la palpation de l'épigastre.

Opération, 6 avril 1898. — Estomac biloculaire par ulcère de la petite courbure adhérent au bord inférieur du foie et au pancréas.

Rupture des adhérences et résection.

Guérison.

Observ. 5. — Körte (Körte-Herzfeld, *Archiv. f. klin. Chir.*, 1901, obs. 35).

Femme, seize ans. — Hématémèses répétées en novembre et décembre 1899. Amélioration jusqu'en mars 1900, puis douleurs gastriques violentes et vomissements.

Actuellement, gastrectasie, pas d'acide chlorhydrique, présence d'acide lactique.

Opération le 8 mai 1900. — Sténose serrée médiogastrique par ulcère en partie cicatrisé de la paroi antérieure au voisinage du pylore.

Résection cylindrique. Guérison. Deux mois plus tard, engraissement de 13 livres. Excellent état.

Observ. 6. — Krause (*Centralblatt f. Chir.*, 1903, p. 58).

Homme de quarante et un ans, atteint de troubles gastriques violents.

Opération en janvier 1902. — Biloculation gastrique par ulcère infiltré de la petite courbure. Résection annulaire de la partie sténosée et suture bout à bout.

Guérison.

Observ. 7. — Bussola (*Tribuna Medica*, 1902).

Homme de quarante-six ans, atteint depuis huit ans de douleurs, nausées et vomissements. Hématémèse il y a trois mois.

Dénutrition. Diagnostic clinique. Sténose pylorique cicatricielle.

Opération, 20 mai 1902. — Sillon d'étranglement gastrique, occupant le diamètre total de la face postérieure de
l'estomac adhérente au pancréas. Adhérences au foie.

Gastrectomie annulaire.

Guérison.

OBSERV. 8. — Kammerer *(Annals of Surgery*, février 1904).

Homme de quarante et un ans, atteint de symptômes
d'ulcères et de sténose pylorique.

Intervention en 1904. — Estomac en sablier par ulcère
chronique.

Résection annulaire.

Guérison.

OBSERV. 9. — Lunnitzer *(Orvosti Hetil*, Budapest, 1903,
rapporté par Veyrassat, *Rev. de Chir.*, 1908).

Femme de trente-deux ans. *Opérée* pour une sténose
médiogastrique associée à une sténose du pylore.

Résection partielle de l'estomac. GE. rétrocolique et
pyloroplastie.

Guérison.

OBSERV. 10. — Lichtenauer *(Berl. klin. Woch.*, 1904).

Estomac biloculaire par ulcère.

Résection annulaire de l'estomac en 1904.

Guérison.

OBSERV. 11. — Lambotte (Ier Congrès int. de Chirurgie
1905; *Revue de Chirurgie*, 1905, n° 10).

Femme de quarante-huit ans, souffre depuis longtemps

de l'estomac, le diagnostic d'ulcère calleux est porté depuis trois ans. Cachexie.

Opération, 11 juillet 1904. — Estomac biloculaire par ulcère médiogastrique adhérent au foie et au pancréas. Deuxième ulcère calleux plus petit du pylore.

Libération de l'ulcère, excision d'un cône de pancréas.

Résection de la partie moyenne de l'estomac. Résection du pylore. Suture bout à bout.

Guérison. — Excellent état en juillet 1906.

OBSERV. 12. — Vallas (*Soc. de Chir. de Lyon*, 19 janvier 1905).

Femme de soixante-dix ans. Douleurs épigastriques remontant à quatre ans. Estomac dilaté. A la palpation, tumeur à gauche de l'ombilic.

Opération, 15 décembre 1904. Estomac biloculaire par induration de la région médiogastrique *(lésion ulcéreuse due à un adénome peu malin)*

Ablation cylindrique.

Guerison. — Mort en 1908, quatre ans plus tard, d'hématémèse.

OBSERV. 13. — Lambotte *(loc. cit.)*.

Femme de trente-quatre ans, atteinte de ptose abdominale généralisée avec signes nets d'ulcère.

Opération, 13 janvier 1905. — Estomac en bissac par ulcère médiogastrique.

Gastrectomie annulaire. Résection du pylore. Appendicectomie. Hépatopexie.

Mort de broncho-pneumonie au dixième jour.

OBSERV. 14. — Lambotte (Veyrassat, *Revue de Chirurgie*, 1908, p. 807).

Femme de soixante-trois ans. Atteinte de troubles gastriques depuis dix ans. Depuis cinq ans, douleurs et amaigrissement. Tuméfaction sous-hépatique. Diagnostic de cancer gastrique.

Opération, 19 juin 1906. — Estomac biloculaire par ulcère calleux de la paroi antérieure avec périgastrite et perforation dans le foie et le pancréas.

Libération des adhérences. Résection en cône du foie et du pancréas.

Résection annulaire médio-gastrique. Dilatation digilàle du pylore.

Guérison.

OBSERV. 15. — Riedel *(Deutsche med. Woch.*, 1909, obs. 88).

Femme de vingt-sept ans. Souffre de l'estomac depuis douze ans. De temps à autre, hématémèse. Amaigrissement.

A la palpation, grosse tumeur à gauche de la ligne médiane.

Acide chlorhydrique libre dans le suc gastrique.

Opération, 1er juillet 1907. — Estomac biloculaire causé par un ulcère chronique de la paroi postérieure d'un centimètre de diamètre, ne pénétrant pas le pancréas, mais perforant le mésocôlon transverse. L'ulcère siège près de la région pylorique.

Résection circulaire Billroth I.

Guérison. — Quinze mois plus tard, la malade a engraissé de 35 livres.

OBSERV. 16. — Riedel *(loc. cit.*, obs. 109).

Femme de cinquante-trois ans. Malade depuis huit à dix ans. Hématémèses. Troubles aggravés depuis trois semaines.

Localement, gros amaigrissement, pouls petit, tumeur perçue à gauche de la ligne médiane. Pas d'acide chlorhydrique libre dans le suc gastrique, présence d'acide lactique.

Opération, 15 juillet 1908. — Estomac biloculaire dont la poche cardiaque est peu volumineuse, tubulaire. On sectionne la poche pylorique et en rabattant vers le cardia on peut séparer l'estomac du pancréas, auquel il est réuni par un ulcère pénétrant du diamètre d'une pièce de 1 franc. La substance pancréatique ne paraît pas altérée. On sectionne la poche cardiaque au-dessus de la sténose et on suture en Billroth I. On laisse un tampon sur la zone du pancréas ulcéré.

Part *guérie* le 1er août.

OBSERV. 17. — Riedel *(loc. cit.*, obs. 111).

Femme de cinquante-six ans, atteinte de troubles gastriques depuis cinq ans, avec fréquents vomissements. Améliorée par le repos au lit, elle souffre dès qu'elle reprend une vie active.

Actuellement, amaigrissement, estomac dilaté, pas d'acide chlorhydrique libre dans le liquide gastrique.

Opération, 13 août 1908. — Estomac déformé en sablier par un ulcère de la face postérieure, voisin de la petite courbure.

Après ablation de la vésicule biliaire contenant trois calculs, on sectionne la poche pylorique et, en renversant l'estomac vers la gauche, on trouve un deuxième ulcère de la paroi postérieure perforant le pancréas. On excise le pancréas malade. On sectionne la poche cardiaque et on suture en Billroth I. Un tampon est laissé sur le pancréas.

Gros suintement dans le pansement les premiers jours, ablation du tampon le huitième jour.

Part *guérie* le 13 septembre.

OBSERV. 18. — Riedel *(loc. cit.*, obs. 35).

Femme de quarante et un ans. Opérée il y a sept ans pour un ulcère de la paroi postérieure perforé dans le pancréas, par une gastro gastrostomie. Après une amélioration passagère, réapparition des troubles.

Actuellement (1907), douleurs sous l'arc costal gauche et perception d'une tumeur dure non mobile.

Opération, 11 mai 1907. — On trouve de grosses adhérences de l'estomac avec la paroi antérieure et en les libérant, à gauche, on trouve un petit ulcère perforé dans la paroi.

On sectionne l'estomac au niveau du pylore, la face postérieure n'adhère plus au pancréas, et malgré l'ancienne gastroanastomose, on peut facilement couper au niveau du cardia.

On suture après cette résection médiogastrique suivant le Billroth I.

La pièce opératoire montre que la gastroanastomose admet encore le pouce, l'ulcère postérieur ancien est guéri, mais, malgré la béance de l'anastomose, un nouvel ulcère est apparu en avant et a pénétré la paroi abdominale.

Guérison.

Revue dix-huit mois plus tard, bon état général, persistance de quelques douleurs dorsales.

OBSERV. 19. — Krüger *(Münchener med. Woch.*, 1909).

Femme de cinquante-cinq ans. Atteinte de signes d'ulcère gastrique depuis l'âge de seize ans (crampes stomacales, douleurs après les repas).

Depuis quatre à cinq ans, vomissements fréquents et tumeur sous l'arc costal gauche.

Opération en 1909. — Estomac en sablier déterminé par deux ulcères de la petite courbure, dont l'un est perforé dans le pancréas.

Résection circulaire transversale du segment gastrique moyen, atteint.

Guérison.

Observ. 20. — Reclus (*Société de Chirurgie de Paris*,
19 décembre 1900).

Femme chez laquelle on avait diagnostiqué un cancer de
l'estomac.

A l'opération pratiquée en 1899, on trouve une dilatation
de l'estomac immédiatement au-dessous du cardia, puis un
rétrécissement canaliculé aboutissant à une seconde poche
prépylorique.

Résection médiogastrique. — Après elle, il ne reste
plus qu'un petit cornet adhérent au cardia et un autre semblable au niveau du pylore. Suture des deux bases.

Guérison sans incident.

Observ. 21. — Küttner *(Spannauss., obs. 27).*

Ulcère hémorragique de la petite courbure, biloculation
survenue au bout de dix ans, malgré deux interventions
antérieures. — Résection médiogastrique. — Mort.

Homme, quarante et un ans. Vu en juin 1910. Cet homme
a été opéré en 1897 d'une hernie épigastrique.

1901. — Il a subi un enfouissement d'un ulcère de la
petite courbure.

1902. — Les douleurs persistant, nouvelle laparotomie
qui montre la présence d'un rétrécissement léger au niveau
de l'ulcère opéré antérieurement et l'existence d'adhérences avec le duodénum. On sectionne une bride. L'opération n'améliore pas le malade.

Hématémèse il y a quatre ans.

Mai dernier. — Perte de connaissance, grosse hématémèse. En traitement à l'hôpital, il reste faible et perd du
poids.

A l'examen local, cicatrice épigastrique des interventions
antérieures. Il n'existe pas de distension gastrique, pas de
rétention, le chimisme montre la présence d'acide chlorhydrique et d'acide lactique.

A l'intervention (juin 1910). — Cicatrice gastrique étendue de la petite à la grande courbure, causant une bilocution dont la partie rétrécie admet seulement un doigt.

Résection médiogastrique. — Réunion difficile.

Il persiste une fistule, le malade décline. On fait une jéjunostomie.

Mort le 16 juillet 1910. A l'autopsie, perforation de l'estomac au niveau de la petite courbure.

OBSERV. 22. — Hartmann (th. de Luletzki, Paris, 1913).

Ulcère en selle de la petite courbure. — Estomac en bissac.
Résection médiogastrique.

Femme de quarante-trois ans, entrée le 12 janvier 1911 à Bichat, pour des douleurs d'estomac.

L'histoire gastrique a débuté à l'âge de vingt-quatre ans par une hématémèse noire, en caillots abondants, à la suite de laquelle le repos au lit fut observé pendant deux mois.

Deux ans plus tard, apparition de crampes gastriques une ou deux heures après le repas et se prolongeant pendant trois, quatre ou cinq heures, jusqu'à la production d'un vomissement alimentaire qui les faisait disparaître. Troubles migraineux et pituites.

Février 1910. — Les troubles deviennent plus graves. Les vomissements surviennent soit immédiatement, soit une heure après l'ingestion des aliments. Les douleurs sont aussi plus intenses, siègent au creux épigastrique, sous le rebord costal gauche et dans le dos, mais sont soulagées par le vomissement.

Novembre 1910. — La malade entre à la Pitié, dans le service du Dr Henriquez, où le repos et le régime la soulagent.

Actuellement, pas d'appétit, pas de vomissements, douleurs très légères dans le creux épigastrique, survenant vers les trois ou quatre heures.

Examen. — Ventre normal, ni ballonné, ni rétracté. La

région épigastrique est un peu soulevée. A la palpation, la paroi est souple partout, sauf dans la région épigastrique où il·y a de la défense et une douleur diffuse. Il existe du clapotage gastrique s'arrêtant immédiatement au-dessous de l'ombilic. Pas de succussion. L'insufflation gonfle l'estomac et soulève la paroi jusqu'à trois travers de doigt sous l'ombilic.

15 janvier, à 6 heures du soir. — On administre un repas de carottes, à 8 heures et demie, la sonde ne retire rien, un lavage est fait immédiatement, l'eau ressort propre.

Le chimisme, après repas d'Ewald, décèle la présence d'acide chlorhydrique libre et d'acide lactique. Pas de sang :

Acidité totale.	A	2,30
Chlore total	T	3,85
Chlorure de sodium libre . . .	H	0,68
Chlore combiné	B	3,17
Chlore minéral	F	1,37
Chlore organique.	C	1,80
Chlorhydrie	H+C	2,48
Rapport	$\dfrac{\text{T}}{\text{F}}$	2,7

$$\text{Coefficient de peptonisation : } \alpha = \frac{\text{A—H}}{\text{C}} = 0,95$$

Opération. — 24 janvier 1911 (prof. Hartmann).

Incision sus-ombilicale, paramédiane gauche. Le pylore est sain. Sur la petite courbure, ulcère en selle déterminant une déformation en bissac de l'estomac. Ligature le long des courbures, des artères, à gauche et à droite du rétrécissement. Séparation, par petits paquets, du grand épiploon d'avec la grande courbure. Résection de la partie moyenne de l'estomac. Réunion des deux tranches par une suture à deux plans. Drain. Réunion de la paroi abdominale en un seul plan. Fils de bronze.

Sur la pièce on voit, au niveau de la petite courbure, un ulcère en selle excavé; centre d'une rétraction qui embrasse les deux faces. La gastroentérostomie n'a pas été pratiquée parce qu'après incision du mésocôlon l'estomac fut trouvé grisâtre et adhérent.

Suites opératoires. — La malade quitte l'hôpital guérie, le 3 mars 1911. Le chimisme gastrique, fait avant son départ, donnait :

Acidité totale.	A	3,29
Chlore total	T	3,14
Chlore combiné	B	3,12
Chlorure de sodium libre	H	1,02
Chlore minéral	F	0,82
Chlore organique.	C	1,30
Rapport.	$\frac{T}{F}$	3,7
Chlorhydrie	H+C	3,32

$$\text{Coefficient de peptonisation} : \alpha = \frac{A-H}{C} = 0,9$$

L'examen radioscopique, après ingestion d'un lait bismuthé, montre qu'il y a aussitôt passage dans l'intestin. Les contractions gastriques sont à la cadence normale.

13 février 1912. — Va très bien (poids 52 kg.). Quelques aigreurs provoquées par l'ingestion de haricots verts et d'épinards. A vomi un peu d'eau, mais pas d'aliments jusqu'en mai 1911. Fait trois repas par jour sans souffrir.

Les résultats et la comparaison d'une radiographie (quatre minutes après la prise de bismuth) et d'une radioscopie (quinze minutes plus tard), assez délicate à interpréter, montrent que l'estomac présente deux diverticules (supérieur et inférieur) avec un rétrécissement au niveau de la zone réséquée, auquel s'ajoute du spasme puisque ce point paraît s'élargir par moments. La poche inférieure est en avant de la supérieure, si bien que, quand on la refoule de bas en haut, elle empiète sur la supérieure, masquant le rétrécissement sur la radiographie.

20 novembre. — Il y a un mois, à la suite de fortes fatigues, brûlures pendant deux jours, une démi-heure après le repas, vite calmées par le vomissement des aliments ingérés.

Léger amaigrissement, la malade ne pèse plus que 48 kg. 600.

OBSERV. 23. — Payr (Finsterer, *Beiträge zur klin. Chir.*, 1911, Bd. LXXI. s. 720).

Deux opérations successives motivées par un estomac biloculaire par ulcère. Tout d'abord, excision d'un petit ulcère floride de la petite courbure, à l'aide d'une incision longitudinale qu'on suture transversalement pour corriger en partie la biloculation.

Après cinq semaines, nouvelles douleurs, au bout de cinq mois, *deuxième opération.*

Gros ulcère de la paroi postérieure pénétrant le pancréas. Résection annulaire des trois quarts de l'estomac.

Guérison rapide. Suites éloignées parfaites, disparition des douleurs.

OBSERV. 24. — Mathieu, de Liège *(le Scalpel* et *Liège Médical,* septembre 1910).

Sténose médiogastrique fibreuse. — Résection annulaire.
Guérison.

Femme de trente-huit ans admise à l'hôpital en 1908 avec des signes nets de stase gastrique par obstacle méca-nique remontant déjà à plusieurs années et ayant causé un état d'amaigrissement, d'anémie et de faiblesse extrême.

Opération, 28 septembre 1908. — Adhérences très déve-loppées saignant très abondamment et fixant l'estomac et les organes voisins entre eux et à la paroi.

On libère ce qui paraît être la portion moyenne de l'estomac qui semble de volume normal et ne présente pas de modifications à la palpation. On cherche alors à voir le pylore et on trouve une seconde poche stomacale du même volume que la première, dont elle est séparée par la zone rétrécie prise pour le pylore.

Le vrai pylore est normal ; on ne trouve d'ailleurs ni tumeur ni ganglion au niveau de la sténose médiogastrique qui, très serrée, doit à peine admettre une pince hémostatique. Cette portion rétrécie est d'ailleurs celle que les adhérences brident le moins.

Résection annulaire, puis reconstitution par gastrorraphie circulaire.

Libération des adhérences avec le foie et les anses intestinales. Hémostase sévère. Fermeture de la cavité abdominale sans drainage.

Suites très simples. Digestions normales.

Macroscopiquement la portion réséquée est un rétrécissement fibreux paraissant intéresser toute l'épaisseur de la paroi sans trace d'ulcère ni de tumeur.

Pas d'examen histologique.

OBSERV. 25. — Israël (Strauss et Braudenstein, *Berlin. klinisch. Woch.*, 1911, p. 1269, obs. III).

Sténose médiogastrique par hypertrophie musculaire.
Résection annulaire. — Guérison.

Malade de quarante-huit ans souffrant depuis deux ans de douleurs gastriques et, depuis quelques semaines, de vomissements après le repas. A la palpation, petite tuméfaction douloureuse longue de 3 centimètres, grosse comme le doigt, un peu à gauche de la ligne médiane, immédiatement sous le rebord costal.

Après *insufflation*, la tumeur reste en place et sépare l'estomac en deux portions dilatées.

La *radioscopie* montre un rétrécissement circulaire formé

aux dépens des deux courbures, donnant à l'image gastrique la forme d'un « diabolo ».

Opération. (professeur Israël). — Résection annulaire du segment rétréci et suture bout à bout des tranches gastriques.

L'examen histologique de la pièce a révélé qu'elle était formée d'une portion absolument saine de l'estomac, de la muqueuse à la séreuse ; seul, le muscle était volumineux et formait un sphincter.

Les auteurs concluent à un ulcère superficiel ayant provoqué le spasme de la portion moyenne de l'estomac, qui a persisté et entraîné l'hypertrophie musculaire de la partie moyenne.

OBSERV. 26. — Bardachzi *(Prager med. Woch.*, 1912, p. 619, obs. I).

Biloculation par ulcère gastrique pénétrant le foie. Résection médiogastrique. — Guérison.

Femme de quarante-huit ans souffrant depuis trois ans et demi de pesanteurs gastriques qui, ces derniers temps, se sont transformées en douleur tardive survenant trois quarts d'heure après le repas. La malade absorbe pour se soulager de grandes quantités de morphine.

Il y a deux ans, hématémèse qui s'est reproduite il y a trois mois. Quelques vomissements.

A la radioscopie : après ingestion de bismuth, l'estomac apparaît profondément divisé en deux poches avec, au niveau de la sténose, une niche de Haudeck très nette. Au bout de huit heures, la niche est encore visible et la poche inférieure contient quelques restes de Bi.

Diagnostic d'ulcère pénétrant, calleux, adhérent au foie et au pancréas (professeur Schloffer).

Opération. — Résection transversale de l'estomac à la Riedel ; l'ulcère tient au foie ; cautérisation de ce dernier au thermocautère. La sténose médiogastrique est moins serrée que sous l'écran, sans doute à cause d'un élément spasmodique surajouté.

Guérison. Bons résultats.

OBSERV. 27. — Caspersohn, Altona (Société de Chirurgie du Nord-Ouest de l'Allemagne, Altona, *Zentralblatt f. Chir.*, 1912).

Biloculation par grand ulcère calleux de la petite courbure.
Résection circulaire. — Mort.

Femme présentant un estomac biloculaire.

A l'*opération*, il s'agit d'un ulcère de 10 centimètres de long, sur la petite courbure, avec pénétration dans le pancréas, entraînant la formation d'un estomac biloculaire au niveau du fond.

Résection circulaire.

Malgré la marche simple de l'opération, la malade meurt d'insuffisance cardiaque six heures après. Très amaigrie, cachectique, elle n'a pas présenté assez de résistance pour supporter le choc opératoire.

OBSERV. 28. — Finsterer *(Beiträge zur klin. Chirur.*, 1912, obs. 64).

Estomac biloculaire par ulcère de la petite courbure pénétrant dans le pancréas. — Résection transversale sous anesthésie locale. — Guérison.

Femme de vingt et un ans, entrée le 1er juin 1912, souffre de douleurs après les repas depuis trois ans. Depuis six mois, vomissements acides à trois reprises. Poids : 50 kilogrammes.

A la radioscopie : ulcère profond de la petite courbure avec estomac biloculaire spasmodique.

Opération, 5 juin 1912. — Morphine sous-cutanée à la

dose de 0,015. Anesthésie locale de la paroi abdominale à la novocaïne.

Laparotomie indolore. Estomac biloculaire avec petite poche cardiaque et grosse poche pylorique. Petit ulcère de la petite courbure perforant le pancréas. La sténose médiogastrique admet à peine un doigt.

La libération des adhérences pancréatiques oblige à donner un peu d'éther pour compléter l'anesthésie locale insuffisante (200 grammes d'éther). Cette libération s'accompagne de l'ouverture de l'estomac au niveau du fond de l'ulcère. La zone pancréatique de décollement est touchée au sublimé.

Résection transversale de la sténose et suture bout à bout. La suture de la tranche postérieure est très difficile, car la tranche cardiaque ne peut pas être abaissée. On laisse un petit drain et une mèche au contact du pancréas.

Suites simples. Guérison complète. Plus aucune douleur.

OBSERV. 29. — Finsterer *(loc. cit.*, obs. 66).

> Sténose médiogastrique serrée par ulcère de la petite courbure pénétrant dans le pancréas. — *Anesthésie locale.* — Résection annulaire. — Mort de gangrène pulmonaire.

Femme de quarante-deux ans, entrée le 6 juin 1912, souffre depuis neuf ans de douleurs gastriques avec vomissements. Hématémèse il y a huit mois. Exagération des douleurs depuis quatre semaines.

A l'entrée, femme très amaigrie (40 kilogrammes). Mauvais état général. Température : 39 degrés. A la palpation de l'épigastre, contracture des muscles grands droits, perception d'une tumeur qui s'évanouit après insufflation.

A la radioscopie : estomac biloculaire par ulcère de la petite courbure.

Opération, 8 juin 1912. — Anesthésie locale de la paroi abdominale à la novocaïne. Laparotomie entièrement indolente. Adhérences de périgastrite récente qui sont très douloureuses et nécessitent l'emploi de l'anesthésie à l'éther pour leur libération d'avec la paroi abdominale (3oo grammes d'éther).

Ulcère de la petite courbure, situé au voisinage du cardia et déterminant une forte sténose médiogastrique n'admettant qu'un doigt avec petite poche cardiaque et grande poche pylorique.

L'ulcère est fixé au foie et, du diamètre d'une pièce de 5o centimes, il pénètre dans la face antérieure du pancréas, si bien qu'on ouvre l'estomac en le libérant. Le pylore est libre, mais le duodénum est dilaté par la présence d'un anneau de périgastrite au niveau du ligament gastrocolique.

Résection annulaire de l'estomac. Suture bout à bout à deux plans et, à cause de la dilatation duodénale, gastroentéroanastomose sur la portion pylorique. On laisse une mèche sur la zone décollée du pancréas.

Suites complexes. Fistule gastrique nécessitant une jéjunostomie.

Mort le dix-huitième jour par gangrène pulmonaire.

OBSERV. 3o. — Reinecke *(Deutsch. Zeitschr. für Chir.,* 1913, p. 149).

Estomac biloculaire. — Torsion de la poche pylorique.
Résection médiogastrique. — Guérison.

Femme de vingt-sept ans et demi souffrant d'un ulcère gastrique depuis plusieurs années, amenée dans un état très grave.

Opération. — On pensait faire seulement une gastro sous anesthésie locale, mais on trouve un estomac biloculaire avec une poche cardiaque fortement distendue et une rotation de la poche pylorique qui a tourné de 18o degrés sur son axe en entraînant à sa suite deux anses grêles et le côlon transverse.

La détorsion s'effectue facilement et s'accompagne de la libération spontanée des anses grêles.

On peut alors tirer l'estomac hors du ventre.

Résection transversale de la sténose médiogastrique, puis suture bout à bout sans traction des deux segments, cardiaque et pylorique.

L'opération a duré cinquante minutes. Une injection de sérum sous-cutanée a été faite au cours de l'intervention.

Convalescence troublée par une pleurésie séreuse.

Deux ans plus tard, la malade a engraissé de 11 kilogrammes ; elle est en parfait état.

La pièce opératoire montre au niveau de la sténose médiogastrique l'existence d'un ulcère profond du diamètre d'une pièce de 1 mark.

Extérieurement, la paroi gastrique est plissée en spirale.

Histologiquement, pas trace de dégénérescence cancéreuse.

Observ. 31. — Rovsing *(Dansk kir. Selskal-Hospitals-tidende*, 1913, n° 21, et *Zentralblatt für Chir.*, 1913, p. 1681).

Estomac biloculaire par ulcère chronique. — Résection médiogastrique. — Guérison.

Femme de quarante-huit ans, souffrant depuis vingt-sept ans d'un ulcère gastrique. En 1910, l'apparition de vomissements fait faire le diagnostic de cancer de l'estomac avec rétention.

Opération. — On trouve un estomac biloculaire dont la partie sténosée est à peine grosse comme un crayon.

Résection médiogastrique.

Guérison. — La malade qui, lors de l'opération, pesait seulement 33 kilogrammes, trois mois et demi après pesait déjà 52 kg. 7.

Le résultat remarquable tenait surtout à ce que la résection portait en tissu sain.

Observ. 32. — Bier (in Härtel, *Arch. für klin. Chir.*, tome XCVI, 1911, obs. II).

Estomac biloculaire par ulcère de la face postérieure perforé dans le pancréas. — Résection médiogastrique, guérison. — Après échec de la *gastroanastomose*.

Femme de trente-trois ans. Souffre de l'estomac depuis quatorze ans, avec à plusieurs reprises hémorragies gastriques, actuellement gros amaigrissement (poids : 82 livres).

A la radioscopie : estomac biloculaire, ulcère pénétrant avec diverticule.

Première opération, 3 juin 1908. — Gastroanastomose ; sept mois plus tard, reprise des douleurs ; onze mois après, rhumatisme suivi d'une grosse anémie, avec mélæna répété. A la radioscopie, on revoit un estomac biloculaire, avec entre les deux poches de multiples trajets bismuthés.

Deuxième opération, 25 juin 1909. — Incision parallèle au rebord costal, avec résection temporaire à la Marwedel du côté gauche.

La gastroanastomose faite un an avant est à peine large de deux doigts. L'estomac est adhérent, ainsi que l'épiploon, à la paroi antérieure. Il existe un très gros ulcère de la paroi postérieure adhérent en arrière.

Résection circulaire médiogastrique. — Sur la pièce opératoire, on voit qu'il s'agit d'un ulcère pénétrant dans le pancréas, la biloculation est difficilement reconnaissable à cause du morcellement de la pièce.

Guérison. — Un an et neuf mois après la deuxième opération (15 mars 1911), la malade a repris son travail pénible, elle peut manger de tout, par petite quantité (poids : 106 livres). Bonne cicatrice au niveau de la résection costale.

A la radioscopie, cinq heures après le repas, l'estomac est vide, il est petit à gauche de la colonne, au-dessus de l'ombilic.

Observ. 33. — Bier *(loc. cit.*, obs. III),

Estomac biloculaire par ulcère calleux de la face antérieure adhérent à la paroi abdominale. — Résection
médiogastrique. — Guérison.

Femme de quarante et un ans. Souffre d'un ulcère
depuis vingt-deux ans ; actuellement, femme maigre et
chétive, cachectique, pesant 70 livres, avec à la palpation
de l'épigastre une tumeur à gauche de la ligne médiane.

A la radioscopie : estomac biloculaire avec communications multiples entre les deux poches, on porte le
diagnostic de biloculation par cancer.

Opération, 19 novembre 1908. — Estomac biloculaire
par ulcère chronique adhérent à la paroi abdominale
antérieure.

Résection circulaire, avec ablation du segment de la
paroi abdominale adhérent. Fermeture totale du ventre
par épiplooplastie.

Guérison. Deux ans et quatre mois après l'opération,
très bonne santé, la malade peut manger de tout. Poids :
108 livres.

A la radioscopie : estomac déformé qui semble porter
un diverticule de la grande courbure.

Observ. 34. — Bier *(loc. cit.*, obs. XIV).

Estomac biloculaire par ulcère de la petite courbure, avec
pénétration dans le pancréas, le foie, la paroi abdominale
antérieure. — Résection annulaire médiogastrique Billroth I. — Guérison.

Femme de soixante-deux ans. Début des symptômes
d'ulcère gastrique il y a quinze ans. Actuellement, grosse
cachexie, pas de tumeur perceptible à la palpation de
l'épigastre.

A la radioscopie : estomac biloculaire dont le segment
rétréci est fixé ; il existe, en outre, au niveau de la sténose,

une image diverticulaire ; le pylore est normal. La radioscopie en position latérale droite permet de voir quatre bulles d'air : deux sur les segments gastriques (poches à air du segment cardiaque et pylorique), une dans l'ulcère pénétrant et une dans la première partie du duodénum.

Opération, 19 janvier 1911. — Incision en T. Adhérence à la paroi antérieure. Perforation de l'estomac au cours de la libération.

Suture suivant le Billroth I. Fermeture totale du ventre. *Guérison*.

Quatre mois plus tard, la malade a repris 15 livres. Bon appétit, disparition des douleurs. Quelques vagues brûlures gastriques. Très léger subictère.

OBSERV. 35. — Bier (*loc. cit.*, obs. VI).

> Estomac biloculaire par ulcère, gastroanastomose, puis résection médiogastrique. — Guérison. — Persistance de quelques troubles.

Femme de quarante-cinq ans. Souffre de l'estomac depuis vingt-huit ans. Hématémèse il y a vingt et un ans.

Actuellement, gros amaigrissement (poids : 78 livres). A la palpation de l'épigastre, résistance.

La radioscopie montre tout d'abord un estomac allongé vertical au-dessus de l'ombilic ; deux heures plus tard, apparaît une deuxième poche sous-jacente.

Première opération, 4 mars 1910. — Estomac biloculaire sans cicatrice visible. En raison de l'état de la malade, on fait seulement une gastroanastomose.

Deuxième opération, 14 avril 1910 (les douleurs avaient déjà reparu quatorze jours après la première opération).

Résection circulaire de la biloculation et de l'anastomose : la première perméable à l'index, la seconde perméable au pouce.

Guérison.

Neuf mois après l'opération, le 10 décembre 1910, la

malade souffre encore; maigre, mais d'aspect bien portant, elle pèse 116 livres.

A la radioscopie, trois heures trois quarts après l'ingestion de bismuth, l'estomac est encore plein, il y a insuffisance de la motricité gastrique.

Revue le 25 mai 1911, les douleurs persistent, la malade vomit des aliments ingérés depuis deux jours. On lui conseille une gastroentérostomie.

OBSERV. 36. — Bier *(loc. cit.,* obs. IX).

Estomac biloculaire par ulcère et périgastrite.
Résection médiogastrique. — Guérison.

Femme de quarante et un ans. Souffre depuis vingt-six ans, et le traitement médical ne l'a amélioré que temporairement. Vomissements fréquents. Actuellement, malade morne, nerveuse, pesant 106 livres. Abdomen souple.

A la radioscopie : première poche visible dès l'ingestion du bismuth, au-dessus de l'ombilic, à direction verticale; onze minutes plus tard, au-dessous de l'ombilic, apparaît une seconde poche qui a la forme de l'antre pylorique.

Opération, 16 avril 1910. — Estomac biloculaire, avec périgastrite sur la poche supérieure, qui est libérée avec peine du foie, du pancréas et du mésocôlon. La portion pylorique est libre.

Résection circulaire : sur la pièce, on voit que la sténose est due à un petit ulcère calleux en voie de cicatrisation.

Un an après l'opération, la malade souffre si elle mange de la viande et vomit. Le poids est de 108 livres. La cause des douleurs n'est pas éclaircie.

OBSERV. 37. — Wilms (cité par Stierlin. *Münchener med. Woch.,* 1912).

Femme de quarante ans. Ulcère pénétrant le pancréas, avec biloculation.

A la radioscopie : estomac biloculaire, avec niche de Haudeck.

Résection médiogastrique. Suture bout à bout.

Guérison complète. Augmentation de poids de 12 kilogrammes en deux mois.

Seize mois après l'intervention, état général parfait, aspect extérieur remarquable.

A la radioscopie ; évacuation très rapide de l'estomac, qui ne peut être rempli de bismuth sous l'écran (Stierlin).

OBSERV. 38. — Iselin *(loc. cit.,* Stierlin).

Homme de quarante-neuf ans. Ulcère pénétrant le pancréas avec biloculation.

A la radioscopie : estomac biloculaire avec image en niche de Haudeck.

Résection médiogastrique. — Suture bout à bout.

Guérison. — Augmentation de 14 kilogrammes en trois semaines. Le malade signale qu'il est obligé de manger par petites quantités à la fois.

Deux mois après l'intervention, guérison clinique parfaite, évacuation très rapide de l'estomac. Le bismuth ne séjourne pas suffisamment dans le réservoir gastrique pour en donner une image radioscopique (Stierlin).

OBSERV. 39. — Lagoutte (Société de Chirurgie de Lyon. *Lyon Chirurgical,* janvier 1914, p. 108).

Estomac biloculaire par ulcère de la petite courbure pénétrant dans le pancréas. — Résection médiogastrique. — Guérison.

Il s'agit d'une femme de quarante ans, du Creusot. Depuis de longues années, douleurs d'estomac, digestions difficiles, douleurs, etc..., mais jamais d'hématémèse. Dans ces derniers mois, aggravation de la situation. Dou-

leurs vives, presque continues, intolérance gastrique absolue, les vomissements se produisant presque aussitôt après
chaque tentative d'ingestion alimentaire. Aussi amaigrissement considérable (poids de la malade à l'entrée à
l'hôpital, 36 kilogrammes). A la palpation de l'épigastre,
petite masse dure non mobile, douloureuse à la pression.

La radiographie permit de faire un diagnostic exact. Elle
a montré deux poches, l'une supérieure, plus petite, l'autre,
inférieure, plus volumineuse. Entre les deux, large espace
correspondant à la zone rétrécie. Le passage du bismuth se
fait d'abord par un étroit couloir qui conduit dans un diverticule, auquel fait suite une cascade de liquide opaque,
tombant dans la poche inférieure où il vient s'accumuler.
Pour obtenir cette radiographie il y a eu deux prises de
bismuth à une heure d'intervalle environ.

Une première radiographie avait été faite après la première ingestion, elle était mauvaise, on a dû en faire une
seconde. Mais à ce moment, tout le liquide remplissait la
poche inférieure, on ne voyait plus nettement la supérieure
et on l'a remplie à nouveau en faisant ingérer une petite
quantité de bismuth. De sorte que la radiographie montre
nettement la poche inférieure distendue et la supérieure au
moment où elle se vide dans l'inférieure.

Six heures après, il existait encore un reste appréciable
dans la poche inférieure, ce qui permettait de penser qu'en
plus de l'ulcère déterminant la biloculation, il existait
peut-être une seconde lésion sténosante du pylore.

En somme, l'examen radiologique conduisait au diagnostic d'estomac biloculaire par ulcère calleux probablement de la petite courbure, avec cavité de pénétration
dans un organe voisin et peut-être aussi avec sténose du
pylore, surajoutée.

Opération, 3 octobre 1913 (Dr Lagoutte). — L'incision
médiane conduit sur la face antérieure de l'estomac,
adhérente à la paroi abdominale antérieure. A ce niveau,
incision transversale, comprenant peau et muscle droit et

circonscrivant une zone du péritoine de la grandeur d'une pièce de 2 francs qui reste adhérente à la tumeur. En haut, la masse est adhérente au lobe gauche du foie. Sans difficulté et sans hémorragie appréciable, on résèque une languette du foie adhérente et scléreuse.

A ce moment, la masse calleuse qui occupait la petite courbure était libre en avant et en haut, mais était encore adhérente en arrière au pancréas. On place alors deux pinces au-dessus de la tumeur, sur la poche gastrique supérieure, et après ligature des vaisseaux l'estomac est sectionné. Rabattant alors la tumeur vers la droite, on la détache du pancréas. Dans ce temps, une cavité creusée par l'ulcère dans le pancréas et correspondant évidemment à l'image diverticulaire vue dans la radiographie est ouverte. Facilement on en excise superficiellement les parois dans le tissu sclérosé de la glande. Quelques points au catgut fin rapprochent le péritoine et recouvrent cette petite perte de substance. La résection est ensuite terminée par la section entre deux pinces de l'estomac au-dessus de la tumeur.

L'examen de la région pylorique ne montra aucun signe net de sténose. Aussi, renonçant à l'idée de fermer les deux tranches et de terminer par un Billroth II, on suture purement et simplement les deux tranches gastriques l'une à l'autre et on referme la paroi.

L'examen de la pièce montrait bien un ulcère calleux de la petite courbure avec pénétration en arrière du côté du pancréas. Mais la zone malade n'occupait, outre la petite courbure, qu'une partie des faces antérieure et postérieure, de sorte que le canal de communication était plus large que ne l'aurait laissé supposer, à première vue, la radiographie. On pouvait facilement y faire cheminer l'index.

Les suites ont été simples, si bien que la malade pouvait quitter l'hôpital le 6 novembre en parfait état, n'ayant plus de douleur et digérant parfaitement.

Le 20 novembre, c'est-à-dire un mois après, elle vint se montrer, elle pesait à ce moment 48 kg. 500, ayant donc engraissé de 12 kg. 500. Une nouvelle radiographie fut prise. On y aperçoit une encoche correspondant à la suture médiogastrique. On voit le bismuth dans le duodénum.

8 mai 1914. — Huit mois après l'intervention, la guérison est parfaitement maintenue.

OBSERV. 40. — Tixier (Tixier et Santy, *Soc. des Sciences médicales de Lyon*, 14 janvier 1914. *Lyon Médical*, 1ᵉʳ mars 1914).

> Estomac biloculaire par ulcère chronique de la petite cour-
> bure. — Résection annulaire médiogastrique. — Gué-
> rison.

Cette femme, âgée de cinquante-cinq ans, a été envoyée à M. Tixier par le Dʳ Devic, qui communiquait en même temps l'observation suivante de M. Bouget.

Sans antécédents héréditaires ni personnels à conserver, cette malade souffrant déjà de douleurs à dix-huit ans, prit à cette époque un médicament donné par erreur, à l'ingestion duquel elle rapporte des phénomènes gastriques très intenses qui la retinrent alors six mois au lit avec un régime très sévère.

Complètement remise au bout d'un an, elle se maria et eut quatre enfants, dont un mort de cardiopathie, et une fausse couche. Jusqu'à l'âge de trente ans, bien que ses digestions ne se soient pas toujours effectuées sans phénomènes douloureux, elle ne se plaignit pas trop de son estomac. Mais, à cette époque, survinrent une heure ou une heure et demie après les repas des douleurs très vives et quelques vomissements alimentaires peu abondants.

A trente-cinq ans, hématémèse rutilante suivie d'une aggravation progressive, mais très lente et entrecoupée de phases d'indolence, des troubles gastriques.

Depuis un an, l'aggravation est très manifeste, les

vomissements surviennent trois à quatre fois par semaine, constitués par une petite quantité des aliments récemment ingérés et une grande quantité de liquide à saveur acide.

Depuis un mois et demi, elle a eu huit hématémèses de sang noir, les douleurs après les repas sont de plus en plus vives ; aussi ces derniers sont-ils très restreints, la malade ne prend que du lait et des potages, elle a beaucoup maigri.

A l'entrée, femme pâle, maigre, se plaignant de douleurs très vives survenant deux, trois, quatre heures après les repas, à irradiations dorsales et scapulaires et se terminant par un vomissement séreux et faiblement alimentaire. Les mêmes phénomènes surviennent après chaque tentative d'alimentation.

Il y a huit jours, hématémèse constatée par M. le Dr Devic.

A l'examen local, l'abdomen est souple, au niveau de l'épigastre. On peut apercevoir des contractions intermittentes qui se dirigent en haut, vers la gauche. Après un jeûne de quatorze heures, il est encore possible d'obtenir une succussion très nette.

La palpation non douloureuse détermine cependant un peu à droite de l'ombilic un point douloureux assez net et limité.

Il n'existe pas de mélæna.

Les urines ne contiennent ni sucre, ni albumine.

Le liquide gastrique de rétention retiré à jeun contient 6/1.000 d'acidité totale. Le Günsbourg est positif ainsi que le vert brillant.

La radioscopie montre :

a) A jeun, une ligne de niveau horizontale surmontée d'une grosse bulle gazeuse soulevant la moitié gauche du diaphragme ;

b) Après ingestion de bismuth, on voit l'estomac se terminer inférieurement en cul-de-sac vertical (fig. 1) ;

c) Une heure et demie après l'ingestion du bismuth, on voit se dessiner au-dessous et à droite du cul-de-sac infé-

rieur une seconde poche séparée de la précédente par un
espace clair très évident que l'on ne voit pas franchir nettement par le bismuth. Cette poche inférieure descend un
peu au-dessous de l'ombilic (fig. 2).

Le diagnostic d'estomac biloculaire par ulcère chronique
semble évident, on propose une intervention qui est ac-
ceptée.

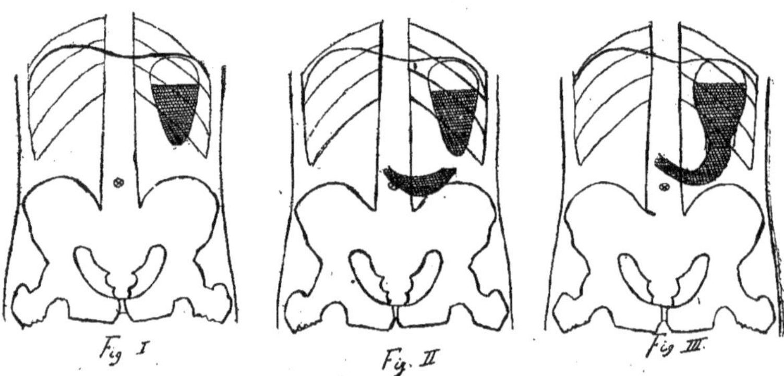

Intervention (Dr Tixier), 2 décembre 1913. — Laparotomie sus-ombilicale. Le foie est très abaissé, de sa face
inférieure partent des adhérences aboutissant à la face
antérieure de l'estomac. Celui-ci apparaît très nettement
biloculaire, divisé en deux poches d'inégal volume, avec
prédominance de la supérieure (cardiaque) par un profond
sillon de la grande courbure correspondant au niveau de la
petite courbure, à une induration en plaque fortement
adhérente en arrière au pancréas.

Section sur un clamp de la poche inférieure, puison relève
le rétrécissement vers le haut, en décollant les adhérences
postérieures de la face antérieure du pancréas, la seconde
section est alors faite sur la poche cardiaque, loin du foyer
inflammatoire.

On reconstitue l'estomac après cette exérèse annulaire
médiogastrique par la suture bout à bout des deux tranches ;

l'organe ainsi reformé reprend dans l'abdomen une position verticale très favorable.

La pièce opératoire est constituée par un anneau fibreux interposé entre les segments des deux poches sus et sous-jacentes, le canal de communication est fort étroit, la lumière de la sténose médiogastrique laissant tout juste passer une grosse pince. Du côté de la poche cardiaque, au niveau de la petite courbure, ulcère ancien mais en évolution, large comme une grosse lentille et profondément creusé dans un tissu très dense.

Suites opératoires parfaites, l'alimentation peut être rapidement reprise, elle s'accompagne d'une diarrhée qui persiste quelques jours et d'un peu d'œdème des jambes. Poids : 44 kg. 600.

30 décembre. — L'état général est satisfaisant, la radioscopie pratiquée par MM. Devic et Bouget auxquels on a rendu la malade montre (fig. 3) un estomac de forme normale, se contractant énergiquement : seule une très légère incurvation de la grande courbure montre la situation de la réunion opératoire de l'estomac.

La malade quitte l'hôpital, guérie, le 6 janvier 1914.

16 avril 1914. — Elle nous écrit qu'elle est en parfaite santé et a repris sans fatigue son travail habituel ; elle a engraissé et pèse 52 kg. 50.

OBSERV. 41. — Tixier (Tixier et Santy, *Soc. des Sc. méd. de Lyon*, 25 mars 1914; *Lyon Méd.*, 7 juin 1914).

Sténose médiogastrique inflammatoire d'origine ulcéreuse. Résection annulaire. — Guérison.

Femme de trente-cinq ans, entre le 24 janvier 1914 dans le service du Dr Devic pour des troubles gastriques. Sans antécédents héréditaires à noter, elle souffre depuis l'adolescence de brûlures gastriques après les repas, mais a été longtemps soulagée par les alcalins.

Depuis quatre ans ces troubles se sont accentués, prenant nettement le type de douleurs tardives, ne survenant, d'ailleurs, que par période, surtout l'été, et influencées par le régime.

A la suite de ces phénomènes s'est installée, depuis deux ans, une adynamie manifeste, avec pâleur, anorexie, cependant que les digestions gastriques s'accompagnent toujours de douleurs survenant vers 11 heures du matin et 3 heures de l'après-midi.

Le 30 décembre dernier, la malade qui, depuis une huitaine, prenait facilement des syncopes et avait beaucoup pâli, rejette brusquement une grande quantité de sang en partie coagulé, accompagné des derniers aliments ingérés. Syncope prolongée immédiate. L'hématémèse ne s'est plus reproduite.

A l'entrée à l'hôpital, M. le Dr Devic constate un aspect anémique très accusé, la malade est légèrement amaigrie avec un teint cireux, décoloré, la face légèrement bouffie.

Elle ne vomit pas et supporte bien le régime lacté absolu.

L'épigastre est souple, sans tumeur perceptible, cette exploration ne semble pas douloureuse. L'estomac, peu volumineux, ne clapote pas et ne se dessine pas sous la paroi.

Il existe au cœur et aux jugulaires des souffles anémiques.

Au sommet des deux poumons on découvre des signes de bronchite manifestes.

Les urines ne contiennent ni sucre ni albumine, le Weber est négatif dans les fèces.

A la radioscopie apparaît une biloculation très nette de l'estomac, celui-ci en forme de sablier reste telle durant tout l'examen. La poche supérieure est infundibuliforme, l'inférieure se contracte très énergiquement. Le rétrécissement médiogastrique parait peu serré.

Intervention le 28 janvier 1914 (Dr Tixier).

L'estomac apparaît tout d'abord petit, peu dilaté, mais on

à seulement sous les yeux la région pylorique qui, extériorisée, permet de trouver très haut, vers la gauche, un rétrécissement qui diminue brusquement le calibre gastrique.

La face antérieure du segment malade est tapissée par une bride épiploïque. Au niveau de la petite courbure existe, en regard de la stricture, une induration manifeste, et en ce point le petit épiploon est chargé de graisse.

On a de la peine à extérioriser l'estomac à cause des adhérences de la petite courbure et de la face postérieure.

Gastrectomie annulaire médiogastrique après ligature préventive des vaisseaux des courbures. La suture bout à bout des deux tranches gastriques est rendue difficile par la hauteur à laquelle a dû remonter l'exérèse du côté cardiaque, on l'effectue néanmoins correctement.

Suites opératoires excellentes, mais la malade conserve son aspect anémique, elle tarde un peu à améliorer son état général. Renvoyée en médecine au bout de quinze jours, elle s'alimente, ses forces reviennent, mais elle conserve un peu de diarrhée.

L'examen du segment médiogastrique réséqué a montré que la sténose était relativement peu serrée; à son niveau la paroi des faces et de la grande courbure était épaisse, sans grosse induration. Au niveau de la petite courbure existait une induration manifeste de la muqueuse sous forme d'un noyau du diamètre d'une pièce de 1 franc, en partie sous-muqueux et répondant à une zone ecchymotique, mais non ulcérée de la muqueuse gastrique.

L'examen histologique a révélé un état inflammatoire très intense de la muqueuse et de la sous-muqueuse dans toute l'étendue du rétrécissement, avec infiltration abondante de petites cellules inflammatoires et énorme tuméfaction des points lymphoïdes normaux.

La zone épaissie trouvée au niveau de la petite courbure correspond à une exagération de ce processus.

24 avril 1914. — *Suites éloignées*, trois mois après l'opé-

ration les troubles gastriques ont entièrement disparu ; il persiste seulement un état diarrhéique léger, caractérisé par trois selles liquides journalières. Cet état s'améliore progressivement.

A la radioscopie l'estomac apparaît après ingestion bismuthée de forme et de dimensions normales.

Le bismuth franchit très rapidement le pylore, à tel point que tout le duodénum apparaît nettement dessiné par la bouillie opaque qui le remplit.

L'évacuation de l'estomac se produit en quelques minutes. Il semble donc bien exister une lésion particulière du sphincter pylorique avec incontinence gastrique qui explique la diarrhée.

Observ. 42. — Delore et Barjon, résumée (th. de Payot, Lyon, 1913, obs. 62).

Sténose médiogastrique d'origine ulcéreuse.
Gastrectomie annulaire. — Guérison.

Femme, trente-six ans, entrée le 21 mars 1912. La malade vient pour des douleurs d'estomac et des vomissements.

Rien de notable dans ses antécédents; il s'agit d'une femme dont la santé habituelle est parfaite, sauf sur un point. Depuis l'âge de dix-sept ans, elle eut l'estomac particulièrement délicat, elle vomissait facilement et souffrait. Cependant, les douleurs avaient beaucoup perdu de leur intensité première, et, pendant dix à douze ans, la malade n'a été importunée que par des vomissements suivant de près quelque écart de régime.

Il y a deux ans, brusquement, les douleurs et les troubles digestifs prirent un caractère aigu.

Les vomissements se produisent après chaque repas, soit immédiatement, soit quatre ou cinq heures après chaque ingestion alimentaire. Parfois, la malade remarquait la teinte noirâtre des matières vomies.

La douleur intense avait son point de départ dans la région épigastrique et son point d'irradiation *entre les deux épaules*. Pendant quatorze jours, la maladie s'accentua ; l'alimentation ne se fit que par lavements alimentaires. Cependant, il y eut un mieux ; de nouveau, l'alimentation fut à peu près tolérée ; l'amaigrissement seul ne disparut pas.

Enfin, en novembre 1911, les douleurs reviennent, mais moins fortes qu'en 1910. Ces douleurs sont calmées par les vomissements. Ceux-ci surviennent trois ou quatre heures après le repas ; ils n'ont jamais été noirâtres à cette époque de la maladie.

A l'examen, on note une saillie et une tension assez considérables de l'hypocondre gauche avec sonorité exagérée, clapotage et succussion ; on a l'impression d'un grand estomac contenant des liquides et des gaz. Rien du côté de l'abdomen, foie et rate normaux. On pense immédiatement à un ulcère ancien ayant évolué et guéri il y a un peu plus de deux ans, et à un nouvel ulcus plus récent, évoluant depuis cinq mois environ. Ces ulcères ont, sans doute, provoqué un peu de sténose pylorique et de rétention, cause probable des accidents actuels.

La radioscopie[1] pratiquée le matin à jeun (Dr Barjon) montre que l'estomac n'est pas complètement vide, il existe d'ailleurs un peu de clapotage sous-ombilical.

Quand on fait absorber sous l'écran radioscopique une potion de bismuth gommé, on est tout étonné de voir un petit estomac tout entier sus-ombilical au lieu du grand estomac qu'on s'attendait à trouver. Au bout d'un moment, on voit que le bismuth s'échappe par bouchées du petit estomac et semble se collecter un peu au-dessous, sous forme d'une boule du volume d'une noix.

---

[1] Barjon. Deux observations de biloculation gastrique, diagnostic radioscopique *(Archives d'Electricité Médicale*, n° 349, 10 janvier 1913).

Peu à peu, cette boule augmente de volume à mesure que l'estomac se vide, il devient évident qu'il existe au-dessous de l'estomac supérieur une seconde poche indépendante qui communique avec la première par un passage très étroit qui joue le rôle d'un véritable pylore.

En un mot, il s'agit d'un estomac biloculaire. Après qu'elle a été remplie, la poche inférieure est, du reste, très abaissée, située tout entière dans la cavité pelvienne, ce qui explique qu'elle éprouve une certaine difficulté à se vider.

Le diagnostic était donc heureusement complété par l'examen radioscopique qui montrait d'une façon indiscutable que l'ulcère gastrique avait provoqué la formation d'une sténose médiogastrique, divisant l'estomac en deux poches à peu près égales, en lui donnant la forme classique du sablier.

Cet examen montrait encore que les deux poches distinctes superposées se comportaient chacune pour son propre compte comme un estomac normal. En effet, chacune conservait sa contractilité propre et indépendante et chacune se vidait par un pylore.

La sténose médiogastrique servait de pylore à la poche supérieure et l'inférieure se vidait par le vrai pylore ; quand la poche supérieure était en contraction, la poche inférieure restait au repos ; et inversement, la poche supérieure restait en relâchement quand la poche inférieure se contractait.

Il y a là un phénomène de physiologie pathologique très intéressant et très curieux qui n'avait pas encore été décrit.

Intervention, 22 mars 1912 (Delore). — Sténose médiogastrique très serrée, adhérente au pancréas en arrière. Résection de l'épiploon au niveau du point rétréci. Décollement postérieur. Résection de l'étranglement.

Un ulcère se trouve assez loin du rétrécissement et du côté du cardia ; il faut donc réséquer du côté cardiaque une portion d'estomac plus grande que du côté pylorique.

Les deux circonférences de section sont, par le fait, fortement inégales, cependant, la suture à trois plans, au catgut fin, se fait assez facilement ; elle est termino-terminale.

Sur la pièce enlevée, on constatait que la sténose médiogastrique était très serrée, elle présentait à peine 1 centimètre de diamètre et ne laissait pénétrer le petit doigt qu'en forçant beaucoup.

A 2 ou 3 centimètres en amont existait un ulcus récent en voie de formation, non encore ulcéré et, à ce niveau, la muqueuse était épaissie, rouge, gonflée et congestionnée ; au centre existait une petite exulcération saignotante, superficielle, mais il n'y avait pas de perte de substance ni de bords taillés à pic. Au-dessous de la sténose, il y avait un second ulcère chronique à allure cicatricielle.

EXAMEN HISTOLOGIQUE (professeur Paviot).

1° *Point de sténose médiogastrique.* — On ne voit sur les coupes de ce fragment, ni dans la muqueuse, ni dans le muscle, ni dans le tissu sous-séreux, aucune nappe ou traînée cicatricielle.

Sans l'affirmation que ce point-là répond à une sténose, on ne s'y arrêterait pas. On noterait seulement l'hyperplasie des glandes gastriques, l'épaississement des points lymphoïdes de la muqueuse. En outre, le muscle gastrique ne se présente pas avec son aspect normal sur la plus grande partie de la coupe, c'est-à-dire que, au lieu d'offrir des faisceaux franchement coupés, transversalement ou obliquement, ou longitudinalement, on peut remarquer que ces faisceaux se montrent souvent comme en volute, en tourbillon, rappelant l'aspect qu'on leur voit offrir dans certains léïomyomes. Mais il n'y a pas trace de sclérose intrafasciculaire, ni sous-péritonéale, ni sous-séreuse.

2° *Ulcère en évolution.* — En dehors de l'ulcère qui va jusqu'à la sous-muqueuse, il existe un état de gastrite intense et diffuse et, en outre, une hyperplasie musculaire diffuse, car, le plus souvent, *muscularis mucosæ* et muscle gastrique sont fusionnés. En se rapprochant de l'ulcère, il existe, en dehors du muscle gastrique, un épaississement énorme du tissu sous-péritonéal qui s'est densifié, constitué par des fibrilles de tissu fibreux, riche en vaisseaux dilatés, et en artérioles en voie d'oblitération.

Suites opératoires : excellentes. — Le 16 avril. l'opérée quitte l'hôpital en parfait état.

La veille de son départ, un examen radioscopique montre un estomac qui a pris une forme et des dimensions normales ; il existe seulement un léger ressaut de la grande courbure, rendu plus apparent par les contractions des parois et correspondant à la zone de section et de suture.

Suites éloignées, 3o juillet 1912. — L'estomac est, à la radioscopie, tout à fait normal ; il ne présente plus la moindre trace d'étranglement, mais a une forme régulière et un calibre égal dans toute son étendue.

Le pylore assure une évacuation parfaite. L'opérée a engraissé, résultat excellent.

19 mai 1914. — L'opérée est revue, toujours en parfait état de santé, ne se ressentant absolument plus de son ancienne affection gastrique. A l'écran, l'estomac présente une forme et un fonctionnement normaux.

Observ. 43. — Delore, Courmont et Santy *(Société médicale des Hôpitaux de Lyon,* 3 mars 1914).

Ulcère hémorragique de la face postérieure de l'estomac, biloculation. — Résection médiogastrique et suture bout à bout. — Guérison.

Sœur L..., trente et un ans. Malade depuis de longues années, traitée pour des troubles dyspeptiques liés à une anémie prononcée, considérée comme étant de nature tuberculeuse, elle a suivi des régimes multiples et des cures de repos qui lui ont procuré de courtes périodes d'amélioration, mais jamais une cessation complète des phénomènes douloureux.

Ceux-ci, bien que peu accusés jusqu'à ces derniers temps, consistaient en brûlures épigastriques après l'ingestion des aliments avec douleur nettement irradiée à la région dorso-lombaire.

Dix jours avant l'intervention, peu après le repas, violente hématémèse rutilante, très alarmante, qui se continue ensuite pendant quelques heures sous forme de petits vomissements uniquement constitués par du sang. On met la malade au repos absolu, à la diète, avec de la glace sur le ventre, et on lui fait des injections de sérum frais de cheval.

Cinq jours plus tard, dans la nuit, syncope précédée de pâleur subite, tableau d'anémie aiguë, l'épigastre est soulevé, la malade ne vomit que quelques gorgées de sang, elle sort peu à peu de son état si grave, et le lendemain, abondant mélæna.

Il y a deux jours (au moment de l'intervention), une nouvelle hématémèse rouge, peu abondante cette fois, mais qui a exagéré l'état d'anémie extrême de la malade, s'est produite dans la nuit.

Malgré l'état très grave de la malade, M. Delore décide d'opérer, en raison de la répétition des hémorragies et de la déchéance progressive qu'elles entraînent. On constate, lors du dernier examen, un peu de tension épigastrique intermittente qui dénote un léger degré de sténose.

Intervention (Delore), 28 octobre 1913. — On trouve sur la petite courbure et placé très loin du pylore, un ulcère qui siège presque sur la face postérieure de l'organe et adhère très fortement au bord supérieur du corps du pancréas.

Quelques brides péritonéales fixent l'estomac à la paroi antérieure. Après les avoir libérées, on constate une rétraction de la partie moyenne de l'estomac occupée au niveau de la paroi antérieure par une forte réaction péritonéale, qui aboutit à la formation d'un estomac biloculaire très net.

On décide de pratiquer une résection annulaire médio-gastrique. Le clivage de la face postérieure de l'estomac est gêné par la situation très élevée de l'ulcère, qui nécessite de fortes tractions sur la grosse tubérosité pour obtenir l'abaissement voulu, et par la fusion de l'ulcère et du pancréas. On y parvient, en séparant doucement au doigt la face postérieure de l'estomac du péritoine pancréatique, jusqu'au niveau exact de l'ulcère qui, lorsqu'on le détache à son tour, apparaît largement perforé sur une étendue correspondant à celle d'une pièce de 5 francs.

Le décollement dès lors achevé, la résection gastrique est rapidement faite, on termine en suturant bout à bout les deux tranches gastriques. Un petit drain est laissé au contact de la zone ulcérée du pancréas.

Suites opératoires fort simples. On donne des liquides dès le soir de l'intervention, en petites quantités. La température s'élève une seule fois à 38 degrés. On enlève le drain qui n'a rien ramené dès le troisième jour. La convalescence se poursuit régulièrement et la malade, qui s'alimente, reprend rapidement des forces ; fin novembre, elle est en parfait état.

Examen de la pièce. — Il s'agit d'un ulcère ancien, térébrant, mais présentant au niveau de ses bords peu d'épaississement des parois gastriques, ce n'est donc pas un ulcère calleux. Histologiquement, on ne découvre que les lésions inflammatoires banales de l'ulcère en évolution, avec destruction de toutes les tuniques gastriques.

Suites éloignées, juin 1914. — L'opérée n'a plus jamais souffert de l'estomac, elle a eu une convalescence longue, due à l'anémie extrême qu'elle présentait depuis plusieurs années. Actuellement, bon état général [1].

---

[1] Les 19 premières des 43 observations qui viennent d'être rapportées ont été déjà groupées dans plusieurs travaux sur l'estomac biloculaire par ulcère, en particulier dans la thèse de Lubetzky *(de la Résection de l'estomac dans l'ulcère et ses suites)*. C'est ce qui nous a engagé à laisser figurer parmi elles l'observation 12 de Vallas, bien que la bénignité des lésions observées par cet auteur soit peut-être contestable.

Observ. 43 *bis*. —Tuffier *(in* Tuffier et Roux-Berger, *Presse médicale*, 7 mai 1913, p. 371).

> Histoire ancienne d'ulcère. — Signes de sténose. — Estomac
> biloculaire à la radioscopie. — Résection médiogastrique.
> — Sténose cicatricielle au voisinage d'un ulcère de la
> petite courbure. — Guérison.

Femme de quarante-cinq ans, se plaignant depuis quinze ans de douleurs gastriques, survenant une heure après le repas et suivies de vomissements, se produisant une à huit heures après l'ingestion. Ces vomissements très abondants, presque toujours alimentaires, contiennent exceptionnellement des filets de sang.

Il existe de la stase gastrique. La palpation de l'abdomen, très souple, ne permet de rien percevoir; on note cependant à l'inspection quelques ondes péristaltiques sur le trajet du gros intestin.

La radiographie, faite par M. Desterne, montre qu'il s'agit d'un estomac biloculaire typique.

L'opération montre une sténose médiogastrique serrée sans trace de périgastrite. A son niveau, la paroi est souple et ne porte aucune induration. Cependant, *très haut*, sur la petite courbure, on peut sentir une zone indurée qui doit être un petit ulcère.

Résection médiogastrique, suture bout à bout des deux tranches et comme le pylore paraît petit, serré, peut-être sténosé, on termine l'opération par une *gastroentérostomie* haut placée au-dessus de la suture médiogastrique.

Guérison. — Un examen radiographique fait après l'opération montre la persistance d'une biloculation, et le fonctionnement de la gastroentérostomie : la bouillie passe de suite dans l'anse intestinale, et seulement en petite quantité et lentement dans la partie inférieure de l'estomac. Cette sténose purement spasmodique est causée sans doute par la lésion ulcéreuse de la petite courbure.

L'examen de la pièce, fait par M. Manté, a montré que la sténose très serrée a environ 2/3 de centimètre de diamètre sur 1 à 2 centimètres de long. La muqueuse ne porte aucune cicatrice visible, mais elle est un peu plus blanche, un peu plus adhérente à la profondeur et de consistance un peu dure.

Histologiquement, sous un épithélium atrophié et disparu par places, existe un épaississement conjonctif notable avec lésions d'endartérite oblitérante, et réaction conjonctive résultant d'un processus inflammatoire ancien. Le tissu contigu à la partie sténosée présente également des lésions vasculaires.

a) **Résultats des observations de résection de biloculations non adhérentes.** — Elles sont au nombre de 15 qui ont donné 2 décès, soit 13,3 pour 100 de mortalité opératoire immédiate.

Les indications qui avaient motivé l'intervention étaient presque toujours dues à une symptomatologie d'ulcère plus ou moins ancien qui s'était modifiée depuis peu, faisant tantôt croire à l'évolution maligne de l'ulcère antérieurement diagnostiqué, comme dans les cas de Reclus, de Bier, de Rosving, tantôt, au contraire, permettant de penser à la constitution d'une sténose tardive cicatricielle ou inflammatoire, comme on l'avait noté dans les observations de Körte, Krause, Kammerer, Tuffier.

Dans les observations plus récentes, la radioscopie avait le plus souvent permis le diagnostic exact, et Hartmann, Israël, Bier avaient nettement posé le diagnostic de biloculation avant d'intervenir.

Plus particulier a été certainement le fait rapporté par Reinecke qui est intervenu pour des accidents d'occlusion aiguë et qui trouva à l'intervention une torsion de la poche pylorique d'un estomac biloculaire. Nous avons trouvé un nombre assez considérable d'autres cas de volvulus médiogastrique, analogues comme symptomatologie à celui de Reinecke, mais cet auteur est, croyons-nous, le seul qui ait tenté avec succès la résection de la partie moyenne en pareil cas.

Le malade de Küttner avait, neuf ans avant sa résection, subi une première opération pour un ulcère de la petite courbure qui avait été simplement enfoui et qui, malgré cette intervention, avait continué à provoquer des hématémèses graves, dont la dernière avait motivé la nouvelle intervention.

Un seul de ces quinze malades présentait un état de cachexie avancé, qui motiva de la part de Bier une thérapeutique un peu particulière, puisqu'il pratiqua dans un premier temps une simple gastrogastrostomie de secours et ne fit que dix jours plus tard l'intervention radicale qui, d'ailleurs, fut bien supportée.

Les constatations opératoires sont particulièrement intéressantes à noter en ce qu'elles montrent bien l'extrême rareté des sténoses médiogastriques, purement cicatricielles, dans l'ulcère et le peu de fréquence des cas de sténose limitée, sans réaction de voisinage, pour lesquels on voudrait réserver l'opération radicale.

Deux observations seulement, celles d'Israël et Bier, relatent dans le compte rendu opératoire l'existence d'une sténose fibreuse, annulaire, limitée, en ficelle, qu'un de ces auteurs cherche même à expliquer par le spasme ancien qui aurait abouti à l'hypertrophie musculaire du segment médiogastrique.

Dans les 10 autres cas, il s'agissait nettement d'ulcère,

avec hématémèse dans les antécédents et qui, macroscopiquement, avaient encore les allures de lésions en évolution.

Les résultats. — La mortalité, nous l'avons déjà vu, est de 13,3 pour 100 pour ces 15 cas qui ont donné 2 décès.

Un des échecs est survenu chez un malade de Lambotte auquel cet auteur avait fait subir une double résection annulaire du pylore et de sa sténose médiogastrique. C'est au dixième jour que la mort est survenue par broncho-pneumonie.

Dans le second cas, appartenant à Küttner, la mort est imputable à une fistule résultant d'une suture bout à bout, très difficile, et qui entraîna la mort par inanition au bout d'un mois, malgré une jéjunostomie postopératoire restée inefficace.

Les 11 cas restants, à l'exception d'une malade de Bier qui a conservé des troubles digestifs pour lesquels cet auteur voulait pratiquer une gastroentérostomie sur la poche supérieure, ont eu une guérison parfaite, maintenue plusieurs années après.

b) **Résultat des observations de biloculations avec adhérences.** — Au nombre de 29, ces observations concernent des cas, dont les adhérences sont d'ailleurs des plus variables comme intensité et comme étendue.

Dans 4 cas, l'opération a été suivie rapidement de la mort du malade, ce qui porte la mortalité à 14 pour 100.

1° INDICATIONS OPÉRATOIRES. — Elles ont ceci de très intéressant que, dans la grande majorité des cas, il s'est agi de malades dans un état grave, atteints depuis très longtemps de signes d'ulcère, et chez lesquels l'état d'amaigrissement extrême, d'asthénie, joint à la constatation clinique d'une tumeur de l'hypocondre, faisait faire de grosses réserves en faveur d'un cancer gastrique.

La cachexie ou le gros amaigrissement sont notés dans la moitié des cas; quant au diagnostic de cancer, il avait été porté par Schultz, Lambotte et Bier, devant le mauvais état général de leurs malades.

Les signes de sténose, notés par Bussola, Riedel, Mathieu, sont, depuis l'usage courant de la radioscopie, rapportés immédiatement à leur véritable cause, et dans les dix dernières observations, le diagnostic de biloculation avait été presque toujours fait à l'écran, avant l'intervention.

Il est deux cas qui doivent retenir spécialement notre attention, car ils concernent des résections après échec de la gastroanastomose. Faite par Riedel, un an avant de reprendre son malade pour des troubles de sténose persistants, la gastroanastomose, restée perméable, avait réussi à guérir l'ulcère postérieur en cause lors de sa confection; mais si elle avait de ce fait entraîné la guérison des adhérences gastriques postérieures avec le pancréas, elle n'avait pu empêcher l'évolution d'un ulcère antérieur qui avait pénétré la paroi abdominale.

Dans le second cas cité par Bier, la gastroanastomose faite un an avant la résection n'avait pas empêché

la production d'hématémèses survenues peu de temps
après, et dues à un énorme ulcère postérieur pénétrant
le pancréas que l'intervention palliative n'avait pu
améliorer.

L'hémorragie gastrique a pu être la cause détermi-
nante de l'intervention, soit que, comme dans le cas de
notre observation (obs. 40), il se soit agi d'anémie
intense, mais chronique, avec hématémèses répétées,
soit que l'intensité même de l'hémorragie, entraînant
un état d'anémie aiguë grave, ait été la principale indication opératoire, comme dans le cas de Delore.

Mais l'impression générale qui se dégage de la lecture des 20 observations de sténose médiogastrique
dahérente que nous avons réunies est, en résumé, que
l'on a affaire en pareil cas à des malades profondément
touchés par leurs lésions gastriques et qui, souffrant
depuis de longues années, s'alimentant très insuffisamment, amaigris et déprimés par les vomissements et
les hématémèses, sont voués pour beaucoup à une
déchéance fatale et rapide, si l'on n'intervient pas efficacement à brève échéance. Il faut tenir compte de
telles conditions pour apprécier, à leur juste valeur,
les résultats opératoires.

2° CONSTATATIONS OPÉRATOIRES. — A l'intervention, les
lésions rencontrées dépassent bien souvent les prévi-
sions des opérateurs, et en dehors des cas où les douleurs intercapsulaires persistantes, les irradiations dorsales et l'image radioscopique avaient pu faire prévoir
la pénétration pancréatique profonde, il faut bien
admettre que les adhérences de la biloculation sont très

souvent supérieures à ce que l'on peut déduire de l'examen objectif du malade.

Nous avons groupé dans le tableau qui suit les adhérences par ordre de gravité croissante pour faciliter l'interprétation des observations.

Adhérences légères. — Obs. 41 Tixier.

Périgastrite diffuse. — Obs. 24 Mathieu.

Adhérences au mésocôlon. — Obs. 15 Riedel.

Adhérences à la paroi antérieure seule. — Obs. 33 Bier — obs. 18 Riedel.

Adhérences au foie seul. — Obs. 3 Schulz — obs. 26 Bardaczi.

Adhérences au pancréas seul. — Obs. 16 et 17 Riedel — obs. 19 Krüeger — obs. 23 Payr — obs. 27, suivie de *décès*, Capershon — obs. 28 Finsterer — obs. 40 Tixier — obs. 42 et 43 Delore.

Adhérences au foie et au pancréas. — Obs. 1 Zeller, avec *décès* — obs. 4 Kümmell — obs. 7 Bussola — obs. 11 et 14 Lambotte — obs. 36 Bier — obs. 2 Riedel.

Adhérences à la paroi, au foie et au pancréas. — Obs. 29 Finsterer, avec *décès* — obs. 27 Lagoutte — obs. 32 et 34 Bier.

Ainsi donc c'est le pancréas qui constitue, dans une grosse majorité des cas, la zone adhérente gênante qui, soit seule, soit associée aux soudures de la petite courbure et de la face antérieure, avec le foie ou avec la paroi antérieure, vient compliquer l'exécution de la résection médiogastrique.

Mais, cependant, malgré l'obstacle matériel résultant d'adhérences aussi étendues que celles visées par les deux dernières catégories de faits que nous venons d'exposer, malgré la symphyse droite unissant la région à réséquer avec le foie et le pancréas ou avec tout le pourtour de la loge gastrique, l'intervention est réalisable avec une mortalité en somme réduite et qui diminuera encore beaucoup lorsque la chirurgie de l'ulcère pénétrant aura acquis une plus grande diffusion.

3° Causes des décès postopératoires. — Rapportée, dans le cas déjà ancien de Zeller, à la perforation d'un ulcère récent, indépendant des lésions réséquées, la mort a succédé, dans le cas de Riedel et celui de Capershon, à des phénomènes de collapsus immédiat dont la cause nettement apparente chez le premier malade, cachectique et atteint de bronchite purulente, est plus incertaine chez le second, qui semblait devoir guérir.

Finsterer, malgré l'emploi de l'anesthésie locale, n'a pu empêcher que son malade, dont l'état général était des plus mauvais, ne meure tardivement d'accidents pulmonaires grangreneux, qu'avait, sans doute en partie, provoqués une fistule gastrique.

Il est donc deux au moins des malades qui ont succombé des suites de la résection, pour lesquels il s'agissait d'une tentative désespérée.

L'état de cachexie avancée, joint à la gravité des lésions locales qui avaient chez l'un d'eux envahi la paroi abdominale, aurait aggravé considérablement le pronostic de toute autre tentative chirurgicale. Quant à l'expectative, elle n'aurait pas tardé non plus à aboutir à une terminaison fatale.

Par contre, il est, parmi les observations de guérison, un certain nombre de cas superposables au point de vue des lésions locales et de l'état général aux deux malades précédents et chez lesquels cependant l'intervention radicale a amené une véritable résurrection.

4° RÉSULTATS CLINIQUES ET FONCTIONNELS. — *Suites immédiates et tardives.* — Si l'on est encore obligé de déplorer la mortalité élevée donnée par la résection médiogastrique employée comme traitement des biloculations adhérentes, il faut par contre se féliciter de constater que les résultats acquis à ce prix encore trop élevé sont absolument remarquables. Chez les 25 malades dont nous avons rapporté l'observation et qui ont survécu à l'intervention, les suites opératoires ont été immédiatement simples.

Hoffmann, dans un article récent, rapportant les résultats opératoires de Kümmel en matière de chirurgie gastrique, pour ulcère chronique, reproche à la résection médiogastrique avec suture bout à bout de donner ultérieurement des sténoses cicatricielles post-opératoires. Il cite à l'appui de ses dires deux résections pratiquées par son maître. Chez un de ces malades, il aurait constaté, à l'aide de la radioscopie, la réapparition d'un sténose au niveau de la suture avec troubles fonctionnels assez prononcés. Il est tout d'abord regrettable que ces observations soient simplement mentionnées et n'aient pas été reproduites, car il est difficile de se faire une idée exacte du moment où est apparue cette sténose, et de sa nature.

Nous n'avons jamais trouvé signalées de telles complications parmi les cas que nous avons trouvés dans les diverses publications. En outre, les cinq observations lyonnaises que nous rapportons, et dont les malades ont été opérées par Delore, Lagoutte et Tixier, ont été radioscopiquement suivies avec grand soin sans qu'à aucun moment on n'ait pu voir se reproduire la sténose, et pourtant chez l'une des malades (obs. 42 Delore et Barjon), l'intervention date actuellement de plus de deux ans.

Il faut cependant savoir que les examens radioscopiques qui sont faits peu après l'intervention permettent parfaitement de voir le point exact où a porté la section ; nous l'avons nous-même constaté chez les opérés du Dᴿ Tixier ; le Dᴿ Barjon l'a noté chez une opérée du Dᴿ Delore vingt jours après l'intervention et Lagoutte signale, chez son opérée, l'existence d'une petite encoche dans le grande courbure, encore visible à l'écran un mois après la guérison opératoire.

Il serait très curieux qu'il en fût autrement, et les sutures gastriques même les mieux faites laissent persister assez longtemps après qu'elles ont été pratiquées, un bourrelet, une saillie qui ne s'efface qu'à la longue. En outre la musculature gastrique, au niveau de la section, met un certain temps aussi à rependre son élasticité normale ; il se peut très bien que pendant quelques jours il y ait même au niveau de la zone opératoire un léger anneau spasmodique. Ce que nous pouvons affirmer, c'est qu'il s'agit là de phénomènes passagers et que l'examen radioscopique des opérés, au bout de quelques mois, permet de constater l'intégritée absolue de la forme du réservoir gastrique.

La fonction de l'estomac est, elle-même, des plus satisfaisantes. On pouvait s'y attendre d'après les recherches expérimentales que nous rappelions plus haut. Quelques faits sont cependant en léger désaccord avec l'intégrité absolue du sphincter. Chez la malade de l'observation 40, nous avons très nettement observé des phénomènes d'incontinence du sphincter pylorique se traduisant par une réplétion très rapide du duodénum sous l'écran, et par l'évacuation rapide de l'estomac qui correspondait cliniquement à un léger état diarrhéique amélioré par la suite.

Stierlin a d'ailleurs insisté sur cette évacuation rapide de l'estomac après la résection médiogastrique, et dans les deux observations qu'il rapporte et que nous avons reproduites (obs. 37 et 38) l'évacuation bismuthée était tellement rapide, que l'on ne pouvait saisir sous l'écran le phénomène de la réplétion gastrique ordinairement si visible. Le bismuth passait aussitôt dans le duodénum. Cette incontinence pylorique, dont Stierlin étudie et discute la cause probable (excitation des fibres longitudinales de la musculeuse gastrique par la cicatrice circulaire), ne s'accompagnait d'ailleurs d'aucun symptôme clinique et ses deux malades avaient engraissé respectivement de 12 et 14 kilogrammes dans les premières semaines de leur convalescence.

Payr prétend d'ailleurs que l'expérimentation et la clinique lui ont montré que la résection médiogastrique, intéressant les filets pneumogastriques se rendant au pylore, supprime le tonus de l'antre et du sphincter pylorique, et devient de ce fait une intervention évacuante au même titre que l'anastomose.

Il est fort possible, que dans les suites opératoires immédiates, il existe, malgré l'innervation propre du pylore, un peu de parésie du sphincter. Que l'évacuation accélérée qui en résulte soit une bonne chose, ce n'est pas douteux ; quoi qu'il en soit, la diarrhée un peu gênante qui en résulte ne se prolonge pas suffisamment pour devenir une cause de dénutrition, elle ne tarde pas en effet à cesser entièrement.

Les avantages immédiats de la résection, ne se discutent plus à l'heure actuelle, la suppression de la lésion causale se traduit par l'amélioration, on pourrait presque dire la résurrection des malades, qui inanitiés souvent depuis de longs mois, réduits par la douleur et les vomissements à un régime de famine, peuvent presque aussitôt s'alimenter normalement, engraissent se transforment et reprennent une vie active.

Chez les 25 malades dont nous rapportons l'histoire clinique et qui ont survécu à l'opération, l'amélioration a été de la sorte immédiate, rapide et définitive. Un seul d'entre eux, une malade de Bier, a conservé des douleurs après les repas exagérées par l'ingestion de viande sans qu'il ait été possible de dépister la cause réelle de ces phénomènes douloureux.

Chez tous les autres, dans un laps de temps variant de quelques mois à plus de deux ans ; la guérison devenue rapidement manifeste immédiatement après l'intervention s'est maintenue telle.

5⁰ La résection médiogastrique dans les estomacs biloculaires par cancer ulcéré. — Nous tenons enfin à rapporter ici quelques faits qui nous paraissent constituer un argument de plus à la légitimité de la résection médiogastrique dans les ulcères adhérents. Beaucoup d'auteurs, en dehors des cas où la résection médiogastrique leur paraît indiquée par sa facilité même, lorsqu'il s'agit de sténose médiogastrique en ficelle, entièrement mobile, par exemple acceptent encore l'idée de cette résection dans les cas où il y a doute pour un cancer possible.

Mais, si l'on veut bien se rappeler qu'il est des plus malaisé, dans certains cas, de trancher nettement au cours de l'intervention entre ulcère chronique et cancer, si d'autre part on considère que, lorsqu'il y a doute, il s'agit le plus souvent d'ulcères adhérents ayant déjà pénétré plus ou moins profondément les parenchymes voisins, il semble bien qu'il y ait dans une telle argumentation un point faible, puisqu'on donne comme indication opératoire de la résection médiogastrique les cas les plus bénins, et les cas de cancer douteux, en partie inopérables puisque déjà adhérents. En réalité, la résection médiogastrique, est justifiée même dans ces cas de cancer, ulcérés, douteux, et alors même que ces ulcères néoplasiques ont pénétré le foie ou le pancréas, en y semant des éléments malins.

Lorsque Delore et Alamartine ont publié leur travail sur le traitement des biloculations par ulcère en évolution, les cas qu'ils rapportaient, concernaient en réalité des ulcères reconnus néoplasiques à l'examen histologique, et ces observations ont figuré depuis dans la statistique des résections pour cancer que nous avons publiée avec notre maître, le Dr Delore, ainsi qu'une autre observation entièrement superposable.

Nous rapportons ici ces trois observations, tout d'abord parce que la technique qui a dirigé l'intervention a été identique à celle que nous avons indiquée pour l'ulcère et aussi parce qu'il s'est agi de cas qui macroscopiquement étaient absolument semblables aux ulcères calleux du corps de l'estomac. La coupe histologique seule a été capable de prouver qu'il n'en était pas ainsi et qu'il s'agissait d'épithélioma peu malin pour deux d'entre eux.

Les survies que nous avons contrôlées à l'occasion de ce travail et que nous rapportons justifient pleinement l'exérèse appliquée à ces cas douteux, malgré leurs adhérences, exérèse aussi large que possible, sans doute, mais qui ne peut avoir la prétention d'être complète et qui suffit cependant à assurer des résultats qui dépassent dans deux de ces observations et peut-être dans les trois la portée d'une intervention uniquement palliative.

OBSERV. I. — Delore (Delore et Alamartine, *Revue de Chirurgie*, 1909, obs. I).

> Ulcéro-cancer de la face antérieure, adhérent à la paroi abdominale. — Estomac biloculaire. — Résection médiogastrique. — Guérison maintenue depuis sept ans.

Femme de quarante-six ans. Troubles gastriques remontant à quinze ans. La malade avait eu de quinze à trente ans des signes d'ulcère gastrique qui avaient disparu par la suite.

Depuis deux ans, vomissements assez abondants, tous

les deux jours environ, douleur au-dessous du rebord costal gauche.

Estomac légèrement dilaté avec clapotage, tumeur épigastrique du volume d'une mandarine.

Opération, 21 juin 1907. — Estomac biloculaire, la zone de sténose médiogastrique adhère à la paroi abdominale antérieure. Résection annulaire médiogastrique.

Suites opératoires des plus simples, l'alimentation est commencée dès le quatrième jour, la malade se lève dès le douzième jour.

Examen de la pièce opératoire. — Ulcéro-cancer médiogastrique occupant la face postérieure, la petite courbure, et la face antérieure.

Histologiquement : ulcère cancéreux de faible malignité.

Suites éloignées, le 5 mai 1914. — L'opérée nous écrit qu'elle se porte bien et s'alimente sans phénomènes douloureux, sans vomissements.

Observ. II. — Delore et Alamartine *(loc. cit.*, obs. II).

> Estomac biloculaire par ulcéro-cancer typique. — Résection annulaire médiogastrique. — Guérison maintenue au moins pendant un an.

Femme, cinquante-six ans, souffre depuis six mois de pesanteurs gastriques, de douleurs et de vomissements survenant dix minutes à un quart d'heure après le repas. Pas de perte de l'appétit. Syndrome de sténose pylorique depuis trois mois.

La palpation de l'épigastre permet de sentir une tumeur allongée dans le sens transversal, et se perdant sous les fausses côtes gauches.

Opération, le 5 juin 1908. — Estomac en symphyse avec la face inférieure du foie, le pancréas et la paroi abdominale antérieure.

On résèque un morceau de tissu hépatique sans grande

hémorragie. Au cours des manœuvres, l'estomac est ouvert. Résection médiogastrique réunie en Billroth II. Drainage et tamponnement sous-hépatique.

Suites opératoires. — Guérison très simple.

Examen de la pièce. — Ulcéro-cancer médiogastrique avec biloculation.

Histologiquement : épithélioma glandulaire typique. On trouve des tubes glandulaires dans le tissu hépatique réséqué.

Suites éloignées. — Douze mois après l'intervention, la malade est en excellent état de santé avec de bonnes digestions (Delore et Alamartine).

La malade recherchée en mai 1914 n'a pu être retrouvée.

OBSERV. III. — Delore (thèse de Payot, Lyon, 1913).

Ulcéro-cancer pénétrant la paroi abdominale antérieure. — Estomac biloculaire, résection médiogastrique. — Guérison maintenue depuis depuis deux ans et six mois.

Femme, vingt-huit ans. *Histoire et diagnostic cliniques :* ulcéro-cancer pénétrant de la paroi antérieure de l'estomac avec biloculation gastrique. Troubles digestifs depuis cinq ou six ans, amaigrissement, douleurs épigastriques. Les vomissements étaient fréquents, mais depuis trois mois ils ont cessé par réduction de l'alimentation. Sous le rebord costal gauche on sent une tumeur immobile paraissant adhérente à la paroi abdominale. On pense à un ulcère rongeant ayant pénétré dans les plans de la paroi abdominale.

Intervention, 4 décembre 1911. — Il s'agit d'un ulcère de la petite courbure et de la paroi antérieure de l'estomac qui adhère à la paroi abdominale au niveau du muscle grand droit du côté gauche. Le muscle est pénétré par l'ulcération jusqu'à l'aponévrose superficielle et tout autour les fibres musculaires sont enflammées. L'ulcère est enlevé avec la zone de la paroi abdominale qui est envahie. Il y a quelques petits ganglions coronaires légèrement indurés. Après l'exérèse de l'ulcère, l'estomac est divisé en deux portions, cardiaque plus grande, pylorique plus petite, réunies par un pont de muqueuse de la largeur de deux travers de doigt et situé sur la grande courbure. Ce pont de muqueuse est enlevé et l'on termine par une anastomose bout à bout des deux tranches cardiaque et pylorique, avec deux plans de catgut en arrière et trois plans en avant. Il s'agit, en somme, d'une résection médio-gastrique. Suture totale de la paroi.

Examen histologique. — Epithélioma typique d'allure bénigne.

Suites opératoires des plus simples. — En juillet 1912, l'opérée écrit qu'elle se porte parfaitement.

Suites éloignées, 8 mai 1914. — Nous recevons de l'opérée des nouvelles d'une santé florissante, elle a eu un bébé il y a dix mois, et elle l'élève actuellement sans aucune fatigue.

B. OBSERVATIONS DE RÉSECTIONS MÉDIOGASTRIQUES
DANS LES ULCÈRES DU CORPS DE L'ESTOMAC SANS BILOCULATION

Nous croyons avoir suffisamment montré dans les pages qui précèdent combien la biloculation par elle-même est peu de chose au point de vue du traitement radical, et combien au contraire c'est autour de la lésion causale, de l'ulcère gastrique, que résident les difficultés et les particularités de cette méthode, comme aussi son indication principale d'exérèse. Il est donc inutile de revenir ici sur tous ces faits à propos des ulcères n'ayant pas abouti à la sténose médiogastrique.

Si leur symptomatologie est par certains côtés assez différente de celle des ulcères biloculants, leur anato-

mie pathologique et chirurgicale est exactement superposable à celle de ces derniers.

Seules les indications opératoires offrent donc quelques particularités.

Jusqu'à ces dernières années, lorsque l'ulcère gastrique
ne s'accompagnait pas de signes suffisamment caractérisés tels que les symptômes de sténose, ou les hémorragies répétées, il n'était pas considéré comme une
affection chirurgicale et les malades, confinés dans un
traitement médical inefficace et une alimentation de
plus en plus réduite, se cachectisaient lentement tandis
que leurs lésions atteignaient une intensité que nous
ne connaîtrons bientôt plus que par les descriptions.

C'est cet état de choses qui explique, que les deux
statistiques de résection pour ulcère, les plus importantes, que nous rapportons ici, celle de Riedel et celle
de Brenner, soient chargées d'un nombre de décès
considérable.

Il faut aussi considérer que ce sont là les premières
armes d'une technique encore incertaine qui se créait
d'abord, puis s'adaptait progressivement aux cas mieux
connus.

Nous aurions dû, rationnellement, exposer ces résultats avant ceux obtenus dans l'estomac biloculaire,
car si à l'origine la résection médiogastrique a été
appliquée par Riedel aux biloculations et à l'ulcère
adhérent, ce sont les acquisitions réalisées dans la
technique du traitement chirurgical de ce dernier qui
ont permis par la suite de s'attaquer rationnellement
aux biloculations adhérentes par ulcère.

a) Observations.

Observ. 44. — Riedel *(Deutsch. med. Woch.*, 1909, obs. 20).

Femme de soixante-sept ans. Ulcère de la paroi antérieure de l'estomac.

Opération, 31 juillet 1898. — Résection médiogastrique.

Guérison. — Mort deux mois plus tard de tuberculose pulmonaire.

Observ. 45. — Riedel *(loc. cit.*, obs. 21).

Femme de quarante-cinq ans. Début des accidents en 1893. Après une période d'amélioration, apparition en 1896 de troubles faisant penser au cancer.

Actuellement, tumeur à gauche, au-dessous de l'ombilic.

Opération, 10 août 1898. — Ulcère en fer à cheval pénétrant le foie, le pancréas et la paroi abdominale antérieure. Résection du segment moyen de l'estomac, aux trois quarts détruit par l'ulcère.

Guérison. — Mort deux mois plus tard d'embolie de l'artère pulmonaire.

Observ. 46. — Riedel *(loc. cit.*, obs. 22).

Femme de trente-trois ans. Troubles gastriques depuis six ans, douleurs, vomissements, hématémèses, sensibilité à gauche sous l'arc costal.

Actuellement, amaigrissement, sténose probable du pylore, tumeur à gauche de la ligne médiane.

Opération, 21 novembre 1898. — Ulcère de la petite courbure ayant fortement rapproché le pylore et le cardia ; le pylore, perméable au doigt, est le siège d'un ulcère.

Gastrectomie annulaire large. Fermeture partielle de la tranche gastrique en haut et réunion avec le duodénum, drainage.

Mort le 26 novembre; désunion au point de réunion des trois sutures.

OBSERV. 47. — Brenner *(Arch. f. klin. Chir.*, 1903).

Femme de trente-huit ans. Troubles gastriques depuis 1899, hématémèses.

Opération, 12 juin 1900. — Ulcère de la petite courbure adhérent au foie et au pancréas.

Résection médiogastrique.

Mort au bout de vingt heures. Thrombose de la veine rénale.

OBSERV. 48. — Riedel *(loc. cit.*, obs. 39).

Homme de quarante-six ans. Souffre depuis trois ans de vomissements et d'hématémèses. Après amélioration, depuis trois semaines douleurs abdominales, vomissements noirâtres, amaigrissement, HCl libre.

Opération, 18 février 1901. — Ulcère de la petite courbure ; pas d'adhérences gastriques; le duodénum est accolé à la vésicule biliaire et au foie.

Gastrectomie annulaire, suture de la partie supérieure de la tranche cardiaque, réunion du pylore à la partie inférieure de cette tranche. Billroth I.

Mort le 27 février de pneumonie gangreneuse ; rien d'anormal dans la cavité abdominale.

OBSERV. 49. — Riedel *(loc. cit.*, obs. 40).

Homme de trente-six ans. Début en 1900. A cette époque, ablation d'un lipome sous-séreux de la ligne blanche, mais il ne s'ensuit aucune amélioration. L'insufflation de l'estomac fait porter le diagnostic d'estomac biloculaire. HCl dans le liquide gastrique.

Opération, 4 avril 1901. — Ulcère de la petite courbure

adhérant en avant au foie, en arrière au pancréas ; destruction de la petite courbure jusqu'au cardia.

Gastrectomie annulaire, suture du duodénum à la partie inférieure de la tranche gastrique, drainage.

Mort de péritonite le 12 avril ; désunion des sutures à leur point de réunion.

OBSERV. 5o. — Riedel *(loc. cit.*, obs. 41).

Femme de soixante et un ans.

Opération, 10 juillet 1901. — Ulcère perforé dans la paroi abdominale antérieure ; deuxième ulcère accolé au lobe gauche du foie. Trois autres ulcères dans la paroi postérieure soudés au pancréas. Pylore libre.

Résection du segment moyen de l'estomac ; suture par Billroth I.

Guérison. — Maintenue sept ans plus tard.

OBSERV. 51. — Brenner *(Archiv für klin. Chir.*, 1906, obs. 11).

Femme de trente-deux ans. Troubles gastriques depuis treize ans, hématémèses, tumeur.

Opération, 9 septembre 1901. — Ulcère de la paroi antérieure avec adhérence au foie et à la paroi abdominale.

Résection médiogastrique.

Mort douze jours plus tard, insuffisance des sutures, fistule gastrique, inanition.

OBSERV. 52. — Brenner *(loc. cit.*, obs. 18).

Femme de cinquante-deux ans. Troubles gastriques depuis l'âge de vingt-neuf ans. Hématémèses.

Opération, 15 mars 1902. — Ulcère de la petite courbure adhérent au foie et à l'estomac.

Résection médiogastrique, sutures, procédé de Billroth I.

Guérison. — Excellent état en 1905.

Observ. 53. — Riedel *(loc. cit.*, obs. 46).

Homme de cinquante-six ans. Début dix à douze ans avant par renvois, oppression, douleurs. Aggravation depuis un an.

Estomac dilaté, résistance de l'épigastre douloureux à gauche de la ligne médiane. HCl libre; présence d'acide lactique.

Opération, 24 octobre 1902. — Ulcère de la petite courbure, en situation très haute à gauche de la ligne médiane.

Résection de l'appendice xyphoïde, gastrectomie médiogastrique.

Mort le 4 novembre de complications pulmonaires.

A l'autopsie : tuberculose pulmonaire; rien dans le péritoine.

Observ. 54. — Riedel *(loc. cit.*, obs. 51).

Femme de trente-huit ans. Douleurs et tumeur dans l'épigastre gauche animé de mouvements péristaltiques.

Etat général très précaire. Pouls à peine perceptible.

Opération, 23 mai 1903. — Ulcère de la petite courbure étendu sur la paroi antérieure (adhérences au foie) et sur la paroi postérieure, pénétration dans le pancréas.

Mort le 25 mai d'épuisement.

A l'autopsie : tuberculose pulmonaire, thrombose des veines de la rate.

Observ. 55. — Brenner *(loc. cit.*, obs. 18).

Homme de quarante-quatre ans.

Opération, 9 octobre 1903. — Résection médiogastrique pour ulcère de la petite courbure adhérent au foie, au pancréas et à la rate.

Mort de péritonite le cinquième jour.

Observ. 56. — Brenner *(loc. cit.*, obs. 19).

Homme de quarante-neuf ans.
Opération, 21 avril 1904. — Ulcère de la petite courbure adhérent au pancréas.
Résection transverse, gastroentérostomie antérieure.
Mort le même jour.
A l'autopsie : cœur brun, reins pâles et ratatinés.

Observ. 57. — Hertle, clinique de van Hacker (Hofman, *Beiträge zur klin. Chir.*, t. L, 1906, obs. 37).

Homme de cinquante-deux ans. Depuis deux ans, douleurs dans la région gastrique ; depuis six mois, anorexie, douleurs constantes, constipation ; pas de vomissements, pas de tumeur, pas d'HCl libre. Amaigrissement, cancer.
Opération, 25 août 1904. — Ulcère chronique de la petite courbure près du cardia, rougeur inflammatoire de la séreuse.
Résection circulaire de l'estomac.
Guérison. — Excellent état un an et demi plus tard.

Observ. 58. — Lambotte *(Congrès de Bruxelles*, 1905).

Femme de vingt-huit ans. Ulcère médiogastrique vieux de dix ans, avec sténose du pylore, pour lequel on a déjà pratiqué antérieurement : une sphinctérotomie suivie de récidive rapide des troubles, ainsi qu'une gastrolyse pratiquée par la suite.
Opération, 2 décembre 1904. — Ulcère de la face postérieure perforée dans le pancréas.
Excision de la zone malade du pancréas et résection annulaire médiogastrique.
Guérison. — Maintenue le 9 juillet 1906.

Observ. 59. — Van Hacker (Hofman, *Beitr. zur klin. Chir.*, t. L, 1906).

Homme de trente-neuf ans. Douleurs gastriques constantes depuis sept mois ; résistance douloureuse à la pression dans l'épigastre ; pas de vomissements, pas d'HCl libre.

Opération, 21 octobre 1905. — Ulcère de la paroi antérieure de l'estomac adhérent au lobe gauche du foie ; aspect cancéreux.

Résection annulaire par le Billroth II, avec anastomose au bouton de Murphy. Examen histologique : pas trace de cancer. *Drainage à la Mickulicz.*

Symptômes de péritonite au bout de quelques jours. *Mort* malgré la laparotomie.

Observ. 60. — Riedel *(loc. cit.*, obs. 72*)*.

Femme de vingt ans. Hématémèse il y a deux ans. Actuellement, douleur sous l'arc costal. Bon état général.

Opération, 12 février 1906. — Ulcère en selle de la petite courbure perforé en avant dans le foie, en arrière dans le pancréas.

Libération de l'ulcère poursuivie dans le foie et dans le pancréas. Résection circulaire. Billroth I.

Guérison. — Troublée par la suppuration de la paroi. Excellent état en août 1908.

Observ. 61. — Riedel *(loc. cit.*, obs. 81*)*.

Femme de cinquante ans. Depuis deux ans, douleurs sous l'arc costal, renvois, vomissements rares. Ictère, amaigrissement, dilatation considérable de l'estomac.

Opération, 15 octobre 1906. — Ulcère de la paroi postérieure. Ganglions de la petite courbure. Cancer incipiens ?

Résection circulaire de la partie moyenne. Billroth I.

Guérison. — En septembre 1908, excellent état.

Observ. 62. — Jonnesco (*Bull. Soc. de Chir. de Bucarest,* 1907, p. 146).

Homme de quarante-cinq ans. Souffre de l'estomac depuis treize ans. Vomissements alimentaires, mélæna, hyperchlorhydrie. Diagnostic d'ulcère.

Opération, 13 septembre 1907. — Ulcère volumineux de la petite courbure, près du cardia, occupant les deux parois gastriques et perforé dans le pancréas.

Résection de la zone moyenne de l'estomac, fermeture respective des deux segments. Anastomose avec le jéjunum. Drainage.

Guérison.

Observ. 63. — Riedel *(loc. cit.,* obs. 107).

Femme de cinquante-quatre ans. Troubles gastriques anciens avec une hématémèse très abondante. Douleur sous l'arc costal, estomac dilaté.

Opération, 1er juillet 1908. — Ulcère de la petite courbure adhérent au foie et au pancréas. Résection médiogastrique.

Guérison.

Observ. 64. — Riedel *(loc. cit.,* obs. 110).

Femme de trente-sept ans. Souffre de l'estomac depuis sept ans; après une phase d'amélioration de quatre ans, les douleurs reviennent maintenant chaque année. Hématémèse en mai dernier. Actuellement, douleurs sur la ligne médiane et à gauche.

Opération, 6 août 1908. — Ulcère de la paroi postérieure de l'estomac perforé dans le pancréas.

Résection circulaire, Billroth I, cautérisation de la plaie pancréatique, tamponnement.

Guérison.

Observ. 65. — Wölfler (Rubritius, *Beiträge zur klin. Chir.*, 1910, p. 222, obs. 27).

Femme de quarante-neuf ans, atteinte de douleurs gastriques et de vomissements depuis deux ans.

A l'examen, on trouve, à gauche de la ligne médiane, une petite tumeur perceptible.

Opération, 1er avril 1902. — On trouve sur la partie moyenne de la petite courbure une tumeur du volume d'une noix qui fait penser à un cancer, car le chimisme de la malade n'avait pas révélé la présence d'HCl libre.

Résection médiogastrique large de trois travers de doigt et suture bout à bout.

L'examen histologique de la tumeur montre qu'il s'agit d'un ulcère chronique.

Guérison. — Six ans plus tard, très bon état général. La malade a engraissé de 27 livres et ne souffre plus.

Observ. 66. — Hartmann (obs. III de la thèse de Lubetzki).

> Ulcère de la petite courbure juxtapylorique. — Stase. — Hématémèses abondantes. — Gastrectomie avec implantation du bout pylorique au bouton.

Femme de cinquante et un ans, entrée le 4 mai 1909, salle Chassaignac.

Depuis une dizaine d'années, la malade souffre de douleurs épigastriques avec renvois acides et quelquefois même évacuations de liquide bileux.

Il y a quatre ans, pour la première fois crises douloureuses intenses dans l'épigastre et dans le dos, surtout deux à trois heures après le repas, soulagées par le rejet des aliments. Le régime amena une grosse amélioration.

En décembre 1907, nouvelle période de crises douloureuses qui dure deux mois; puis, accalmie jusqu'en février 1909.

Enfin, il y a trois mois ont apparu des douleurs en broche très vives, exagérées par les repas et soulagées par les vomissements alimentaires, qui ne surviennent d'ailleurs qu'irrégulièrement.

Il y a trois semaines, la malade aurait vomi du sang rouge à trois reprises ; la première fois, la quantité de sang atteignait la valeur de deux verres.

A l'examen (5 mai 1909). — Abdomen flasque et amaigri, pas de péristaltisme, la palpation est très douloureuse au niveau de l'épigastre, où elle éveille une défense musculaire qui empêche la recherche du capotage.

Le tubage, le matin à jeun, ramène un à deux verres d'un liquide blanc jaunâtre, un peu trouble, sans débris alimentaires appréciables; le tubage est suivi du rejet d'un liquide hémorragique qui ne se renouvelle pas.

Opération, 14 mai 1909 (prof. Hartmann). — Incision sus-ombilicale. Induration diffuse en selle d'une certaine étendue de la petite courbure, allant assez près du pylore (à 2 centimètres et demi). Epaississement adipeux; quelques ganglions à ce niveau.

En arrière, adhérences au pancréas, qui peuvent être séparées au bistouri après effondrement du petit épiploon.

Résection de la portion malade.

La réunion bout à bout étant impossible à obtenir, on referme la section gastrique après y avoir jeté la moitié d'un bouton de Murphy. Dans la petite portion d'estomac qui reste, après avoir dilaté le pylore, nous plaçons la deuxième moitié du bouton et l'articulons avec la moitié intrastomacale, après avoir perforé à son niveau l'estomac. Drain.

Un peu de liquide a coulé dans le ventre au cours de l'opération.

Mort, 18 mai, par pneumonie droite; pas de signes de péritonite (autopsie refusée).

Observ. 67. — Hartmann (thèse de Lubetzki, obs. IV).

*Ulcère de la petite courbure. — Résection mésogastrique.
Gastrogastrostomie. — Guérison.*

Femme de quarante-huit ans, entrée le 25 octobre 1910 à Bichat. — Depuis l'âge de quinze ans, cette malade a souffert de brûlures et de douleurs gastriques, en relation avec les repas, survenant par périodes plus ou moins espacées.

Il y a six mois, à Pâques dernier, après une journée de fatigue, douleurs analogues à des crampes dans le creux épigastrique, suivies de vomissements bilieux. Depuis, tous les jours la malade vomit tout ce qu'elle veut prendre, une heure environ après chaque repas.

Les douleurs, qui étaient au début soulagées par les vomissements, sont, depuis trois mois, presque continuelles et se prolongent dans la nuit en empêchant la malade de dormir.

Elles siègent au creux épigastrique, irradiant vers le sein gauche, et, d'autre part, la malade se plaint de douleurs à gauche et un peu au-dessus de l'ombilic (un à deux travers de doigt).

Pas d'hématémèses, pas de vomissements brunâtres, pas de mélæna. La malade, constipée, a maigri de 22 livres depuis six mois.

Examen actuel. — Malade pâle, ventre à parois flasques. Au-dessous de l'ombilic et à gauche, masse mal limitée, oblique en haut et à gauche vers le rebord costal, répondant aux organes profonds, soulevée très fortement par les battements de l'aorte.

Deux points douloureux à la pression : l'un sous l'appendice xyphoïde; l'autre un peu à gauche au-dessous de l'ombilic. Rien à la percussion.

La grande courbure de l'estomac sans insufflation ne semble pas dépasser l'ombilic au niveau de la ligne médiane; à gauche, elle est au-dessous d'une horizontale passant par l'ombilic.

26 octobre 1910. — L'examen du liquide gastrique, après repas d'Ewald, révèle la présence d'HCl, d'acide lactique, et la présence faible de sang.

Opération, 4 novembre 1910 (prof. agrégé Lecène). — Résection mésogastrique après libération d'une adhérence pancréatique. Gastrogastrostomie terminale, double rangée de sutures en surjet. Petit drain.

Fermeture de la paroi à un plan.

Sur la pièce, gros ulcère rond de la petite courbure et un petit ulcère symétrique sur la grande courbure.

Suites assez simples, alimentation à partir du 7 novembre. La malade quitte l'hôpital le 21 novembre.

15 janvier 1911. — Poids : 58 k. 500 ; digère tout et va très bien.

15 novembre 1912. — La malade se déclare enchantée de l'intervention et pèse actuellement 60 k. 300.

Observ. 68. — Rivière *(Province Médicale*, 1913, p. 37).

> Ulcère hémorragique de la petite courbure. — Résection annulaire de l'estomac, Billroth I. — Gastro de sûreté au bouton.

Homme, cinquante-deux ans, cultivateur, entré dans le service du professeur Jaboulay le 8 août 1910.

A trente ans, troubles gastriques légers qui auraient duré quelques jours seulement et ne se seraient jamais reproduits.

En mai 1910, il y a trois mois, amaigrissement et perte des forces ; en même temps, apparition de douleurs gastriques, survenant d'abord seulement après les repas, puis devenues continues.

Vomissements peu abondants, irrégulièrement alimentaires.

Fin juillet. — Selles très noires pendant deux jours ; puis, douze jours avant l'entrée à l'hôpital, hématémèse grave avec perte de connaissance, qui se reproduit aussi intense deux jours après.

A l'entrée. — Malade très amaigri, ne pouvant se tenir debout sans vertiges. Examen cardiopulmonaire négatif. Les urines ne contiennent ni sucre ni albumine.

Douleur à la pression de l'épigastre sur la ligne médiane, avec légère contracture de défense de la paroi à ce niveau. La palpation permet de percevoir une résistance profonde mal limitée, sans tumeur nette.

Estomac dilaté, clapotage au niveau de l'ombilic.

Pas de douleurs en broche.

Opération, 9 août 1910 (Rivière).

Sur la petite courbure, dans la région prépylorique, induration du volume d'une pièce de 5 francs, dure, épaisse, mal limitée, avec quelques ganglions assez gros sur la petite courbure. Périgastrite antérieure et postérieure légère. Pas d'adhérence fortes.

Résection annulaire des deux tiers de l'estomac. Anastomose bout à bout de la portion pylorique restante, suturée en raquette à la Billroth I à la portion cardiaque. Suture à trois plans.

Anastomose de sécurité au bouton de Jaboulay sur la portion cardiaque à distance des sutures médiogastriques.

Suites immédiates très simples, troublées seulement par un gros œdème des membres inférieurs ayant persisté six à huit mois.

Suites éloignées. — En janvier 1913, l'opéré est en parfait état.

Observ. 69. — Lagoutte (inédite, due à l'obligeance du Dr Lagoutte).

Ulcère chronique de la petite courbure. — Résection segmentaire médiogastrique. — Réunion à la Kocher. — Guérison.

Homme de cinquante-sept ans, ouvrier aux usines du Creusot, souffre de l'estomac depuis vingt ans, avec une exagération manifeste au cours de ces dernières années. Les douleurs surviennent sous forme de crises, se reproduisant régulièrement entre 3 et 5 heures du soir, souvent avec vomissement.

Le malade en est arrivé à ne plus manger, aussi l'amaigrissement est-il considérable.

Jamais d'hématémèse.

La radioscopie montre qu'il y a certainement une lésion de la petite courbure.

Opération, 31 octobre 1913. — On trouve une masse indurée occupant la petite courbure.

Résection segmentaire annulaire comprenant une large tranche d'estomac, correspondant à la partie atteinte de la petite courbure.

Fermeture complète de l'estomac du côté cardiaque. Anastomose du bout pylorique à la Kocher, en arrière de la ligne de suture.

Guérison rapide. Le malade quitte l'Hôtel-Dieu du Creusot le 17 novembre 1913.

En mai 1914, il est en excellent état, n'a plus aucune douleur, mange comme tout le monde et a engraissé de 6 kilogrammes.

La pièce opératoire montrait une masse indurée de la petite courbure avec au centre une ulcération cratériforme, profonde, de la largeur d'une pièce de 50 centimes. Bien que l'examen histologique n'ait pas été fait, il ne semble pas s'agir là d'un ulcéro-cancer.

OBSERV. 70. — Lagoutte (Observation inédite due à l'obligeance du Dr Lagoutte).

Ulcère cancéreux pénétrant de la petite courbure.
Résection médiogastrique. — Guérison.

Homme de quarante-trois ans, ouvrier des usines du Creusot. Souffre depuis longtemps de l'estomac, sous

forme de crises douloureuses survenant deux heures après
les repas, s'accompagnant de vomissements aqueux et acides,
mais jamais alimentaires. Amaigrissement. Pas d'hématémèses.

Opération, 31 janvier 1914. — Ulcère calleux pénétrant
de la petite courbure.

Résection médiogastrique avec suture bout à bout des
deux tranches.

Guérison rapide.

En mai 1914, le malade a repris son travail, il ne souffre
plus, a engraissé, et se déclare très satisfait du résultat.

Observ. 71. — Delore (inédite).

Ulcère chronique pénétrant de la petite courbure.
Résection médiogastrique. — Guérison.

B..., Jean-Louis, quarante-six ans. Début assez brusque
des douleurs en octobre 1913, par des crises épigastriques
violentes, survenant trois à quatre heures après le repas.
Irradiations dorsales, peu violentes, mais constantes. Pas
d'hématémèse, ni de vomissement.

A l'examen, estomac peu dilaté, dépassant inférieurement l'ombilic de deux travers de doigt. A la palpation,
on sent, d'une façon très diffuse une induration qui
semble pylorique.

Radioscopie : estomac de forme normale, pas de rétention.

Opération, 24 décembre 1914 (Dr Delore). — Estomac
très adhérent à la paroi abdominale antérieure, au foie et
au pancréas, au niveau de la petite courbure. Quelques petits
ganglions qui paraissent inflammatoires dans l'épiploon
gastrocolique. En essayant de cliver au doigt la tumeur
indurée de la petite courbure, on ouvre l'estomac ; il s'agit
d'un ulcère dont le fond est formé par le pancréas, qui ne
semble pas pénétré lui-même. Le péritoine prépancréatique
seul, est épaissi.

Résection médiogastrique avec suture bout à bout à trois plans au catgut.

Suites simples, le malade quitte l'hôpital guéri, au bout d'un mois.

L'examen histologique a confirmé le diagnostic d'ulcère chronique non néoplasique.

b) **Résultats opératoires.** — Ainsi donc pour les 28 cas qui précèdent, la mortalité opératoire atteint avec 9 décès le taux très élevé de 32,1 pour 100.

Les causes auxquelles on doit rapporter les échecs sont ici en partie les mêmes que celles sur lesquelles nous insistions à propos des résultats de la résection médiogastrique pour estomac biloculaire par ulcère adhérent : gravité de l'état local contre-indiquant souvent toute autre intervention ; gravité de l'état général chez les malades porteurs de ces lésions, et parvenus à une cachexie profonde.

Mais il faut de plus ajouter que la technique employée à l'origine et encore insuffisamment établie a provoqué par ses fautes bon nombre de fistules et de péritonites mortelles.

La désunion des sutures pratiquées suivant le mode de Billroth I est invoquée deux fois par Riedel (obs. 46 et 49), comme cause de péritonite.

Brenner, après une suture bout à bout, a également perdu deux de ses malades de péritonite, par la désunion des sutures (obs. 51 et 55).

Les autres décès par contre sont imputables, soit aux phénomènes de choc immédiats, mal tolérés par des malades porteurs de lésions rénales (Brenner, obs. 47, obs. 56), soit au contraire plus tardifs à des lésions pulmonaires survenues le quatrième jour dans le cas d'Hartmann, le dix-neuvième dans celui de Riedel.

Les premiers de ces cas malheureux auraient donc beaucoup moins de raisons de se terminer de la sorte à l'heure actuelle, puisque seule la question de technique est en cause. Et de fait, les cas les plus récents rapportés dans les dernières observations comportent une mortalité beaucoup moins forte tout en concernant des lésions locales aussi graves.

Les résultats éloignés ont été chez les survivants au nombre de 19 très favorables, et ils justifient pleinement l'intervention subie.

C. CONTRE-INDICATIONS DE LA RÉSECTION MÉDIOGASTRIQUE

Si la résection médiogastrique constitue, lorsqu'elle est réalisable, une méthode qui semble réunir un grand nombre d'avantages, surtout en ce qui concerne les résultats définitifs, il n'en est pas moins vrai qu'elle n'est pas applicable à toutes les biloculations par ulcère ni non plus à tous les ulcères du corps.

La profondeur des lésions, pénétrant plus ou moins les organes voisins, l'étendue de ces lésions autour d'un segment annulaire de l'estomac, apportent, nous l'avons vu, peu de gêne à l'exérèse médiogastrique, et par suite aux divers modes de réunion qu'ont utilisés les divers auteurs. Il n'en est pas du tout de même de la diffusion de l'ulcère dans le sens transversal, qui peut devenir une contre-indication de la résection mé-diogastrique, dont les avantages disparaissent alors en grande partie du fait de la suture isolée des deux tranches à laquelle on est obligé de recourir. Mais il est, en outre, des cas assez nombreux, dans lesquels le segment pylorique de l'estomac doit lui-même être réséqué avec la région médiogastrique.

Le pylore est lui-même fréquemment le siège d'un ulcère sténosant à une période quelconque de son évolution, il peut être aussi rendu imperméable par l'extension à son niveau du procesus inflammatoire entourant un ulcère de la petite courbure ; dans ces divers cas, qui à la sténose médiogastrique ajoutent la sténose pylorique, la résection médiogastrique est formellement contre-indiquée, du moins en tant que résection isolée.

Il existe en effet des tentatives intéressantes de résections annulaires doubles, portant sur la région médiogastrique et sur le pylore, après lesquelles deux sutures bout à bout ont rétabli la continuité d'un nouvel estomac. Les observations 11 et 13 de Lambotte concernent deux opérations de ce genre.

Il s'agit là très certainement d'une technique ingénieuse, mais dont l'exécution est très longue et qui en outre devient certainement très difficilement réalisable, dès que des adhérences un peu étendues immobilisent l'estomac au niveau du pylore.

Finsterer, après la résection médiogastrique et la suture bout à bout, a en plus, fait une anastomose gastrojéjunale au niveau du segment pylorique du nouvel estomac, poussé par la crainte de l'existence d'une sténose duodénale, qui se traduisait par de la dilatation du segment inférieur de l'estomac biloculaire pour lequel on était intervenu, et aussi par de la distension de la première portion du duodénum (obs. 29).

Lambotte, dans un cas où le pylore lui paraissait légèrement rétréci, fit avant la suture bout à bout une dilatation digitale (obs. 14) et Lunnitzer, dans un cas analogue, fit une pyloroplastie (obs. 9).

Dans ces cinq cas, les techniques employées ne semblent pas avoir été très heureuses, puisqu'un des malades de Lambotte et celui de Finsterer sont morts, non pas d'ailleurs que ces procédés aient été directement en cause, puisque ces deux décès paraissent imputables à des phénomènes pulmonaires tardifs.

Quoi qu'il en soit, la résection médiogastrique doit, en pareil cas, céder le pas à une opération beaucoup plus large qui s'adresse à tout le segment inférieur de l'estomac et qui est la pylorogastrectomie terminée par le Billroth II, dont nous allons voir maintenant les résultats.

C'est également du côté de l'opération élargie que nous allons avoir à nous tourner pour traiter les ulcères multiples de l'estomac qui constitueront eux aussi une des indications de la pylorogastrectomie.

§ 3.— LA PYLOROGASTRECTOMIE

I. Indications et Technique.

Nous ne voulons pas nous arrêter à décrire la technique de cette intervention qui ne fait qu'appliquer à l'ulcère chronique un procédé opératoire actuellement couramment employé dans le cancer de l'antre, ou le cancer du pylore.

Les seules particularités un peu spéciales que l'opérateur rencontrera lorsqu'il s'agit d'ulcère seront les adhérences par pénétration de l'ulcère dans les viscères voisins, le traitement proprement dit de la biloculation, et la reconstitution de la continuité gastrique.

a) **Les adhérences.**— La libération des adhérences comporte ici des indications absolument analogues et une technique identique à celles que nous avons indiquées à propos de la résection médiogastrique.

Résection si possible de la paroi abdominale, à l'exclusion des téguments et des plans superficiels, lorsqu'elle est pénétrée par l'ulcère. Décollement pur et simple de l'ulcère au niveau du foie, ou résection d'une languette de tissu hépatique conservée comme obturateur de la perforation, si l'ulcère est pénétrant et si le foie est assez scléreux pour ne point saigner. Décollement du pancréas sans entamer le parenchyme et en restant toujours au contact intime de la paroi gastrique ou dans l'épaisseur même de cette paroi pour éviter les hémorragies et les infections secondaires du pancréas.

Il est cependant un point de technique qui demande à être précisé.

Un des avantages de la résection médiogastrique résulte de la facilité très grande que donne la section première de la tranche inférieure. Elle permet le rabattement vers la gauche et la libération des adhérences postérieures, jusqu'au niveau de la poche cardiaque qui peut être alors sectionnée aisément au-dessus de la sténose médiogastrique.

La pylorogastrectomie s'adresse fort souvent, nous

allons le voir, à des estomacs biloculaires dont la poche inférieure est très dilatée du fait de la sténose pylorique concomitante, et il arrive assez fréquemment que la sténose médiogastrique soit alors élevée, au voisinage du cardia.

Comme d'autre part le pylore également malade est adhérent lui aussi en arrière ou en tout cas aux organes voisins, la technique habituelle de la pylorogastrectomie pour cancer, qui consiste à faire la section première de l'estomac au-dessus des lésions, puis à rabattre la portion à enlever vers le pylore pour le libérer, est inapplicable, le siège élevé et les adhérences de la sténose médiogastrique s'opposant à la libération première de la poche cardiaque.

La libération première du duodénum et sa section pour décoller le pylore peuvent être facilement réalisées dans les cas simples, peu fixés, avec adhérences peu étendues.

Mais le mieux est encore de procéder au début comme pour une médiogastrique et de sectionner, l'hémostase des courbures étant faite, la partie moyenne de la poche pylorique entre deux clamps, si bien qu'il devient alors très aisé de rabattre ensuite vers la droite et vers la gauche chacun des segments correspondants et de libérer plus facilement ainsi la sténose pylorique et la médiogastrique.

Cette technique, que nous avons vu employer par notre maître le Dr Delore dans le cas très complexe de l'observation 92, nous avait paru simplifier très heureusement l'exérèse.

b) **La reconstitution de la continuité gastrique.** — L'examen des observations de pylorogastrectomie que nous rapportons un peu plus loin montre bien qu'il n'est guère qu'un seul moyen de terminer l'intervention en pareil cas, et qui est la suture à la façon de Billroth II. Il est bien certain qu'après une exérèse aussi large que celle qui est ici réalisée, la réunion bout à bout du duodénum et du petit sac cardiaque restant est dans bien des cas impossible.

Trois fois seulement, sur les 21 interventions que nous rapportons, ce genre de réunion fut possible. Une fois entre les mains de Caspersohn qui fit une suture à la Billroth I (obs. 79) et deux fois par la méthode de Kocher qu'employèrent Borelius (obs. 78) et Delore auquel nous avons vu terminer ainsi l'intervention rapportée dans l'observation 87 au cours de laquelle une énorme poche sous-pylorique avait été réséquée.

Dans les 18 autres cas, le Billroth II a été pratiqué. Son exécution n'est pas d'ailleurs toujours très aisée, nous avons déjà insisté sur ce fait que dans les sténoses pyloriques et médiogastriques associées, la poche cardiaque est souvent fort haute et de petites dimensions.

En outre, la pylorogastrectomie a été également appliquée à un certain nombre d'ulcères de la petite courbure avec ou sans biloculations, mais remontant très haut vers le cardia comme c'est le cas dans l'observation 82 que nous empruntons à Bier, qui réséqua même un fragment d'œsophage, et dans les deux observations 91 et 92 de Delore, comportant des ulcères géants de la petite courbure.

Dans de telles conditions, lorsque la suture à trois

plans de fermeture de la poche ou du moignon cardiaque a encore réduit les dimensions de ce segment, il devient assez malaisé de faire l'anastomose avec le jéjunum.

On est, en pareil cas, tenté d'user de l'artifice si commode du bouton anastomotique qui simplifie au maximum les manœuvres ; nous croyons pourtant que son emploi ici est à déconseiller. L'anse jéjunale anastomosée décrit, pour remonter vers le cardia, une longue boucle qui la détourne assez fortement de son trajet normal; elle tire donc, du moins dans les premières heures, sur son nouveau point d'implantation et a une fâcheuse tendance à se sphacéler partiellement sur le corps étranger vulnérant qu'est alors l'appareil anastomotique. Nous n'avons pas pu trouver d'autre cause à l'échec de l'intervention pratiquée chez notre malade de l'observation 9ı dont la mort est uniquement imputable à l'emploi du bouton. L'anastomose à la suture nous paraît en pareil cas bien préférable : elle prolonge peut-être un peu l'intervention, mais elle donne très certainement beaucoup plus de sécurité.

**II. Observations de pylorogastrectomie
pour estomac biloculaire.**

Nous avons réuni 20 observations d'estomac biloculaire traitées par la pylorogastrectomie.

Ce que nous avons dit de sa technique et de ses indications générales permettait déjà de prévoir qu'elle s'adresserait aux cas les plus graves de la biloculation par ulcère chronique. Il est donc peu surprenant de constater la mortalité élevée qui correspond à ces 20 interventions dont 4 ont été suivies de la mort du malade, soit dans 10 pour 100 des cas.

a) Observations.

OBSERV. 72. — Büdinger *(Wiener klin. Woch.*, 1901, p. 841, obs. 2).

Femme de quarante-neuf ans. — Histoire d'ulcère remontant à l'adolescence.

Depuis huit ans, douleurs gastriques, hématémèses.

Depuis deux ans, douleurs plus intenses. vomissements.

En 1898, diagnostic de sténose du pylore, avec grosse dilatation.

A l'examen, femme amaigrie, examen des viscères négatif. A l'insufflation, on fait le diagnostic d'estomac biloculaire..

Opération, 13 février 1899. — Grosse dilatation gastrique. Sténose pyloroduodénale et sténose médiogastrique, réalisée par une masse formée d'adhérences épaisses avec le foie et le côlon, développées autour d'une cicatrice. Resection de la poche cardiaque, à trois centimètres de la zone cicatricielle, résection du duodénum, ablation de la poche pylorique qui ne peut être libérée du pancréas qu'en excisant un fragment de celui-ci, ce qui provoque une forte hémorragie qu'on arrête par une suture. On termine par une G. E. A. P.

Guérison. — Le 15 mars, la malade a engraissé de 15 kilogrammes, les douleurs ont disparu.

OBSERV. 73. — Gouilloud *(Lyon Médical*, 15 mars 1908).

Femme de vingt ans, atteinte de troubles gastriques depuis sept ans, avec vomissements, hématémèses; amaigrissement. Aggravation des symptômes depuis un an.

Opération le 29 juin 1907. — Estomac biloculaire à grosse poche cardiaque, à petite poche pylorique. Pylorectomie et résection de la poche pylorique et de la sténose médiogastrique. Billroth. II.

Guérison. — Suites parfaites, très bon résultat éloigné.

Observ. 74. — Brenner *(Arch. für klin., Chir.,* 1906, obs. 2).

Femme de cinquante ans. — Début des accidents, il y a dix-sept ans, par une hématémèse.

Première intervention le 3 mars 1904, qui révèle une sténose pylorique et un *estomac biloculaire* dus à un ulcère de la face postérieure, adhérent au pancréas, pour lequel on fait une gastroentérostémie antérieure.

Opération, 30 décembre 1904. La malade est revenue pour des vomissements et des douleurs gastriques, on trouve des adhérences entre le foie, la vésicule et le pylore. Mais l'ulcère postérieur s'est cicatrisé en amenant une rétraction de la petite courbure qui a presque disparu.

Gastropylorectomie de la poche inférieure, fermeture des deux tranches, cardiaque et duodénale, l'ancienne anastomose encore fonctionnelle complète un Billroth II.

Fistule gastrique pour laquelle on intervient en 1905, il n'existe pas trace de masse calleuse lors de cette intervention.

Observ. 75. — (Küttner, obs. 32 de l'article de Spannus).

Ulcère calleux de la petite courbure évoluant depuis plusieurs années, ulcère pylorique. — Estomac biloculaire, résection par le procédé de Billroth II.

Marthe H..., trente-six ans. Entrée le 23 novembre 1910. Souffre de l'estomac depuis plusieurs années, avec une aggravation manifeste depuis deux ans.

Vomissements se répétant depuis l'été dernier.

Malade amaigrie, misérable. La petite courbure est perçue à un travers de doigt au-dessus de l'ombilic. On ne trouve aucune tumeur.

Après insufflation, on voit se gonfler une poche cardiaque; puis, après quelques instants, une seconde poche pylorique apparaît.

La radioscopie confirme la biloculation.

Grosse rétention. Présence d'HCl avec acidité totale élevée, pas d'acide lactique.

Opération. — Ulcère prépylorique gagnant le pylore et le sténosant. Ulcère calleux de la petite courbure à la partie moyenne, avec estomac biloculaire.

Résection de la poche pylorique et des deux sténoses suivant le Billroth II, anastomose gastrojéjunale postérieure au bouton de Murphy.

Guérison. — Pas de troubles dans les suites éloignées qui ont été parfaites.

OBSERV. 76. —Petersen (Finsterer, *Beiträge zur klin. Chir.*, 1911, t. II, p. 723).

Malade de vingt-huit ans, porteur d'une biloculation gratuite, due à un ulcère cicatrisé, et dont la structure admet un travers de doigt. Sténose pylorique associée.

Résection de la sténose et gastroentérostomie antécolique.

Guérison. — Résultats parfaits.

OBSERV. 77. — Moskovickz *(Soc. Império-royale de Vienne,* 12 mars 1909).

Sténose médiogastrique par ulcère ancien.
Résection du segment pylorique, Billroth II. — Guérison.

Femme de trente-quatre ans, atteinte il y a seize ans d'ulcère gastrique avec douleurs typiques, gastrorragies, etc.

Restée guérie par la suite jusqu'à il y a deux ans, époque à laquelle sont apparus des signes de sténose du pylore.

On fait le diagnostic d'estomac biloculaire en faisant ingérer une potion de Rivière qui distend l'estomac et permet de constater l'existence au niveau de l'épigastre de deux tumeurs dont le contenu passait de l'une à l'autre par pression alternative.

La radioscopie au bismuth confirme ce diagnostic.

A l'opération : on trouve deux poches gastriques, une cardiaque énorme, séparée de la pylorique plus petite par un anneau cicatriciel très dur.

Un deuxième rétrécissement siège au pylore.

Résection de tout le segment pylorique en coupant au-dessus de la sténose, puis anastomose de la poche cardiaque et du jéjunum.

Guérison.

Observ. 78. — Borelius (Petren, *Beitrage z. klin. Chir.* 19I3, t. 74, obs. 36).

Sténose du pylore, sténose médiogastrique par ulcère de la petite courbure. — Pyloro-gastrectomie par le procédé de Kocher. — Guérison.

Femme de quarante-neuf ans, souffre de l'estomac depuis de longues années. Hématémèse il y a quinze ans. Douleurs après le repas, de plus en plus marquées ces derniers temps, gros amaigrissement. Lors de l'entrée, 7 juillet 19I0, sujet maigre, sensibilité de l'épigastre, grande courbure à deux ou trois travers de doigt au-dessous de l'ombilic. Rétention gastrique.

A la radioscopie (Petren) : Estomac divisé en deux poches par une partie rétrécie large d'un doigt. Pas de péristaltisme de la poche supérieure, au contraire péristaltisme de la poche inférieure avec contractions de puissance normale.

Opération, 11 juillet 1910 (professeur Borélius). — Ulcère de la grosseur d'un pfennig au milieu de la petite courbure, pylore rétréci.

Résection de la portion sténosée de la poche pylorique et du pylore suivant le procédé de Kocher.

Suites simples, la malade part guérie le 24 août 1910. En octobre, très bon état général, disparition complète des douleurs.

Observ. 79. — Caspersohn (Altona) *(Société de Chirurgie du Nord-Ouest de l'Allemagne*, Altona, 1912, *Central-blatt für Chirurg.*, 1912, p. 563).

> Ulcère pylorique, sténose du pylore et sténose médiogas-trique par périgastrite. — Résection du segment pylo-rique, Billroth I. — Guérison.

Femme de quarante-deux ans, souffre de l'estomac depuis l'âge de treize ans. A vingt-six ans, on diagnostique un ulcère gastrique pour lequel la malade garde le repos six semaines. Plus tard, l'affection se précise par l'apparition de douleurs, d'hémorragies, de vomissements.

Le traitement médical est institué sans succès, ce n'est pourtant pas une sténose néoplasique du pylore, car il n'existe pas d'amaigrissement, pas de tumeur, pas de dilatation gastrique. Le chimisme montre la présence d'HCl libre sans acide lactique.

A la radioscopie : Estomac biloculaire, les deux poches sont réunies par un rétrécissement notable du diamètre du doigt. On pense à un ulcère de la petite courbure avec périgastrite adhésive et on abandonne l'idée d'une tumeur du pylore.

Opération, 30 novembre 1911. — On trouve l'estomac couché dans un lit d'adhérences, par périgastrite étendue du pylore au fond. On libère ces adhérences et on trouve à la partie moyenne du fond une striction serrée biloculant l'estomac, mesurant l'épaisseur d'un doigt et ne disparaissant pas malgré la libération des adhérences.

On ne trouve pas d'ulcère à cet endroit, mais au niveau du pylore on découvre une cicatrice allongée. Le pylore lui-même est très épaissi, calleux, surtout à sa partie postérieure.

Résection de toute la moitié inférieure de l'estomac en coupant au-dessus du rétrécissement, puis on isole le segment inférieur duodénal, qui est suturé au segment supérieur par le procédé de Billroth I.

Guérison parfaite, la malade part trois semaines plus tard.

Observ. 80. — Pauchet *(Soc. de Chir. de Paris*, 29 avril 1914, p. 529).

Double sténose gastrique, siégeant sur la partie moyenne de l'estomac et sur le duodénum.

1re opération en 1913. — Gastrogastrostomie verticale, gastroentérostomie antérieure sur la poche pylorique, anastomose jéjuno-jéjunale. Récidive des accidents dix-huit mois plus tard.

2e opération. — Résection de toute la moitié pylorique, après section au-dessus de la sténose médio-gastrique. Billroth II atypique.

Guérison.

(Voir l'observation détaillée au chapitre du traitement de l'estomac biloculaire par la gastroanastomose.

Observ. 81. — Bier *(loc. cit.*, obs. 10).

Estomac biloculaire par ulcère calleux de la petite courbure avec périgastrite. — Résection Billroth II.

Homme de quarante-cinq ans au long passé gastrique. Poids : 117 livres.

A la radioscopie, on avait fait le diagnostic de sténose
pylorique d'origine bénigne.

Opération, ı5 avril ı9ıo. — Il s'agit d'un ulcère calleux de la petite courbure avec une biloculation créée par
l'existence d'un anneau de périgastrite étendue vers la
grande courbure et créant une sténose médiogastrique très
serrée.

Résection par le procédé de Billroth II.

Guérison.

Revu onze mois plus tard, ce malade a pu reprendre
son travail, il mange quatre à cinq pommes de terre et
une pleine assiette de pois ou de lentilles sans douleur, il
pèse ı34 livres.

Observ. 82. — Bier *(loc. cit.,* obs. ıı).

> Estomac biloculaire. — Ulcère calleux de la petite courbure,
> de la paroi antérieure et postérieure gagnant l'œsophage
> et perforé dans le foie et le pancréas. — Résection Bill-
> roth II.

Femme de soixante et un ans, il y a vingt-huit ans, première hématémèse très considérable qui se répéta il y a
douze et quatre ans. Depuis quatre ans, douleurs continuelles avec vomissement. Il y a six mois, recrudescence
des hématémèses et des mélænas, violente douleur gastrique persistante.

Etat actuel. — Femme très maigre et anémique, 85 livres. Contracture des droits, à gauche sous le rebord costal
résistance à la pression ; le lavage d'estomac ramène des
résidus alimentaires. Après le repas d'épreuve, HCl et
acide lactique négatifs. Acidité totale, 35.

Radiographie — On voit d'abord se remplir un sac supérieur qui communique avec un sac inférieur sous-ombilical
par un canal. Après trois heures, le sac supérieur est vide,
l'inférieur est rempli avec un fonctionnement pylorique

intact. Au niveau du point de jonction des deux sacs persiste une zone opaque grosse comme une noisette. Sur la première radioscopie on voit dans le voisinage de la sténose un foyer de pénétration qui s'accentue progressivement et qui est encore net au bout de cinq heures.

Diagnostic : estomac biloculaire.

Opération, 24 juin 1910. Résection Billroth II.

Laparotomie médiane avec incision perpendiculaire à travers le grand droit gauche. On trouve au milieu de l'estomac un rétrécissement en sablier dû à une tumeur calleuse. On dissocie cette tumeur d'avec le foie au thermocautère en laissant un morceau de foie adhérent à l'estomac. Il existe des adhérences considérables sur le pancréas qui est transformé à ce niveau en une tumeur dure. Après libération du pancréas, on voit l'estomac perforé sur une zone du diamètre d'une pièce de 3 marks, tandis que dans la substance du pancréas persiste un ulcère profond gros comme une noisette. Après avoir coupé du côté du pylore, on gratte la tranche pancréatique et on fait une épiplooplastie. En continuant le décollement, qui est difficile, on voit que l'ulcère se rapproche très près de l'œsophage. En faisant l'ablation de l'estomac on enlève en même temps une portion de l'œsophage et on ne laisse qu'une partie de sa paroi postérieure en continuité avec le cardia. Alors on suture les deux tranches gastriques à deux plans et en même temps on ferme la portion ouverte de l'œsophage. (De fait, l'examen microscopique de la pièce a montré plus tard la présence d'une muqueuse œsophagienne.)

La malade part guérie le 24 juillet 1910.

La pièce opératoire montre une sténose du diamètre du petit doigt située entre la perforation et le pylore. Sur la paroi antérieure de la préparation, on voit la striction en sablier appliquer la grande courbure à la petite par rétraction cicatricielle et sur la petite courbure un fragment de foie adhérent de 2 centimètres sur 3 dont le parenchyme a l'aspect cicatriciel.

Sur la face postérieure, on voit une perte de substance gastrique de 4 cm. 5 qui représente la zone de séparation d'avec le pancréas.

L'estomac ouvert, on voit plus en bas, au niveau de la petite courbure, un ulcère à bords abrupts et à fond plat qui représente assez bien un entonnoir de 2 centimètres de profondeur qui se serait perforé dans le fragment hépatique entraîné au cours de l'ablation.

C'est donc un ulcère perforé à la fois dans le foie et le pancréas, qui embrassait dans sa concavité toute la paroi postérieure, la petite courbure et la moitié droite de la paroi antérieure.

La malade est revue dix mois après l'opération, elle accuse un bien-être parfait, elle travaille, suit le régime des petits repas.

Etat général excellent, cicatrice normale, pas de tumeur, pas de douleur à la pression.

Poids : 110 livres (25 livres de gain).

A la radioscopie : petit estomac sous le diaphragme à évacuation rapide, petit résidu au bout de quatre heures.

OBSERV. 83. — Bier *(loc. cit.,* obs. XII).

Homme de quarante-huit ans, estomac biloculaire, ulcère de la petite courbure avec perforation dans le pancréas. Périgastrite gastropylorectomie, Billroth II.

Mort quatre jours après. A l'autopsie, abcès péripancréatique.

OBSERV. 84. — Bier *(loc. cit.,* obs. XIII).

Ulcère calleux de la petite courbure avec adhérences au foie, au petit épiploon, au pancréas et perforation dans le mésocôlon. — Biloculation prépylorique, Billroth II. — Mort par abcès péripancréatique.

Homme de quarante-quatre ans, long passé gastrique.

A l'opération : l'estomac est très-adhérent aux organes voisins; pour le dégager on résèque un fragment de foie au thermocautère. Puis on ouvre l'estomac en continuant le clivage ou le vide avec l'aspirateur de Potain.

Section du ligament gastrocolique que l'on isole du mésocôlon adhérent. Libération du duodénum que l'on sectionne au niveau du pylore et que l'on suture à deux plans.

Section du petit épiploon et libération du segment supérieur de l'estomac jusqu'à l'œsophage.

Section de l'estomac au-dessous de l'œsophage, fermeture du moignon cardiaque qu'on anastomose au jéjunum. Epiplooplastie au niveau de l'ulcère du pancréas et du mésocôlon. Fermeture totale du ventre.

Fistule dans le cours de l'évolution au niveau de l'extrémité supérieure de la cicatrice.

Mort le quinzième jour. A l'autopsie, abcès pancréatique, néphrite interstitielle, hypertrophie du ventricule gauche du cœur.

Observ. 85. — Bier *(loc. cit.,* obs. XVI).

Estomac biloculaire par ulcère pénétrant. — Billroth II.
Guérison.

Opération, 13 juin 1911. — Laparotomie en T, section du huitième au dixième cartilage costal. Estomac biloculaire. Ulcère de la petite courbure perforé dans le pancréas.

Résection de l'estomac jusqu'à l'œsophage, suivant le procédé de Billroth II.

Guérison au bout de quinze jours.

Observ. 87. — Delore et Barjon (résumée dans thèse de Payot, 1913, obs. 63).

Estomac biloculaire et sténose pylorique par ulcères multiples. Pylorogastrectomie (Kocher). — Guérison.

Femme, quarante-deux ans, entrée le 14 avril 1912. La malade vient parce qu'elle souffre et vomit. Son père est mort d'un néoplasme de l'estomac.

L'affection a débuté à trente-deux ans par des douleurs et des vomissements : ensuite, il y eut une période de calme ; enfin, à trente-neuf ans, les douleurs ont repris toute leur acuité. Ces douleurs surviennent deux ou trois heures après le repas, siègent au creux épigastrique et s'irradient dans le dos.

Les vomissements calment ces douleurs ; mais ils ne sont pas quotidiens, leur abondance rappelle les grands vomissements pyloriques. Pas d'hématémèses ; quelques mélænas.

A l'examen : Malade très amaigrie, avec état général mauvais, teint jaunâtre. Son haleine a une odeur caractéristique de beurre rance.

Localement, on sent vaguement une petite tumeur peu nette ; par contre, il existe un gros clapotage avec succussion, des ondulations péristaltiques bien nettes ; pas de tension intermittente.

Rien au cœur, rien aux poumons.

On fait le diagnostic de sténose pylorique avec rétention et distension de l'estomac. Vraisemblablement, cancer du pylore.

Examen radioscopique (Dr Barjon[1]), avec ingestion de bismuth. On trouve un estomac biloculaire avec sténose médiogastrique. L'estomac supérieur est petit, mais l'inférieur est très abaissé et très dilaté. De plus, malgré des

[1] Barjon, *Arch. d'Elect. méd.*, 1913, n° 349.

contractions assez énergiques de la paroi, on ne voit pas fonctionner le pylore.

Il existe donc bien une sténose pylorique, comme on l'avait prévu, mais il y a de plus une sténose médiogastrique. On pense dès lors à l'existence d'ulcères multiples.

Intervention, 17 avril 1912 (Dr Delore). — On trouve, comme on l'avait prévu, un estomac biloculaire avec une sténose pylorique.

On fait la résection de toute la poche inférieure et du pylore. Suture à trois plans, au catgut fin, de la tranche cardiaque, puis abouchement duodénogastrique à la Kocher.

Sur la pièce enlevée, on trouve trois ulcères, dont deux en activité. Il y en avait un de chaque côté de la sténose médiogastrique et un au pylore. L'ulcère situé sur le versant de la poche supérieure était ancien et cicatrisé, au contraire les deux autres étaient en pleine activité, montrant une ulcération saignotante, entourée d'un bourrelet muqueux, rouge et congestionné. La sténose pylorique était beaucoup plus serrée que la sténose médiogastrique et ammettait à peine un petit porte-plume.

Examen histologique (M. le professeur Paviot) :

1° *Sténose médiogastrique.* A son niveau, la muqueuse et la couche glandulaire, sauf de légères lésions de gastrite interstitielle, paraissent normales. Le tissu sous-muqueux n'est pas sclérosé, pas envahi de petites cellules.

Le muscle gastrique, par contre, présente des faisceaux coupés sous diverses incidences, trop volumineux. Parfois ces faisceaux sont tourbillonnants, comme ceux d'un myome lisse. Il y a aussi çà et là en plein muscle de petits îlots d'hyperplasie cellulaire en traînées peu épaisses et à noyau plus volumineux.

Peut-être, peut-on voir là un état inflammatoire, lent du muscle gastrique aboutissant à une hyperplasie anormale hypertrophique qui serait la cause de la sténose.

2° *Ulcère chronique en activité*, sans trace de lésions néoplasiques.

2 juin 1912. — La malade quitte l'hôpital guérie.

Suites éloignées, 6 mai 1914. — L'opérée nous écrit qu'elle est en parfait état de santé et n'a plus présenté un seul trouble gastrique depuis sa sortie de l'hôpital.

OBSERV. 88. — Barjon et Delore *(Lyon Médical*, 22 décembre 1912).

Estomac biloculaire et diverticulaire. — Sténose pylorique associée. — Diagnostic radioscopique. — Gastrectomie portant sur tout le segment inférieur (Billroth II). — Guérison.

Il s'agit d'une femme de quarante ans, qui nous fut adressée pour un examen radioscopique par notre collègue le Dr Mouisset.

Cette malade avait souffert très anciennement de l'estomac, elle prenait des crises douloureuses qui duraient une quinzaine de jours, mais assez espacées les unes des autres. Sa mère avait succombé à un cancer de l'estomac.

Depuis trois mois les douleurs étaient devenus continues. Elles n'avaient jamais été très aiguës, mais consistaient en une sensation de pesanteur à l'épigastre et dans les reins. Ces douleurs, tardives, survenaient environ deux heures après le repas, surtout après celui de midi. Parfois, quelques vomissements qui soulageaient la malade. Ils n'étaient ni acides, ni amers. Jamais d'hématémèse, ni de mélæna. Constipation très marquée.

Etat général très mauvais, perte de l'appétit, amaigrissement. A l'examen, on notait un peu de clapotage gastrique, mais surtout on sentait à la palpation un noyau induré mobile, du volume d'une noisette, situé à gauche de la ligne médiane un peu au-dessus de l'ombilic. Ce point dur et mobile était très douloureux quand on appuyait un peu fort. Aucun autre point douloureux ni à droite de la ligne médiane, ni au-dessous de l'ombilic. Pas de contractions péristaltiques. Ganglions petits, durs et mobiles dans les plis inguinaux des deux côtés.

M. Mouisset avait fait une excellente localisation, en affirmant une lésion de la petite courbure ; mais il était plus difficile de savoir quelle était la nature de la lésion. Les antécédents héréditaires, le mauvais état général, l'amaigrissement, les ganglions inguinaux, la tumeur perceptible, faisaient songer à un néoplasme.

Radioscopie. — Pour éclaircir la question, M. Mouisset demandait un examen radioscopique, de façon à établir s'il existait de la rétention. Cet examen fut pratiqué le matin à jeun. A ce moment, la palpation révélait un très léger clapotage, et si l'estomac n'était pas visible à l'écran, on voyait cependant au-dessous des crêtes iliaques une ombre grise arrondie, comme si le grand cul-de-sac contenait un peu de liquide.

Le bismuth gommé dessinait un estomac de forme très particulière, avec sténose médio-gastrique. Il y avait en haut un petit estomac diverticulaire, terminé par un cul-de-sac étroit dévié à gauche. De sa paroi latérale droite partait à quelques centimètres au-dessus un conduit étroit contourné qui aboutissait à un grand cul-de-sac arrondi, dilaté et abaissé, situé presque tout entier au-dessous des crêtes iliaques. Ce grand estomac se contractait énergiquement, on voyait se dessiner sur son contour de grosses ondes lentes et profondes, mais on ne voyait pas fonctionner le pylore, aucune bouchée de bismuth ne s'échappait dans le duodénum, les contractions ne semblaient pas suivies d'effet[1].

La palpation sous l'écran montrait que le point douloureux correspondait exactement à la tumeur perçue, et à la naissance du point rétréci dans le diverticule supérieur. Deux nouveaux examens, pratiqués cinq heures et neuf heures après l'ingestion du bismuth, montraient que le grand

---

[1] La figure 12 montre la forme et l'aspect de cet estomac.

cul-de-sac contenait encore une notable quantité de bismuth. Il y avait donc certainement de la rétension. En raison de la distance assez grande qui séparait le pylore de la lésion médio-gastrique, on pouvait supposer que la rétention était provoquée par une autre lésion distincte, plus proche du pylore.

Le diagnostic fut donc résumé de la façon suivante : déformation gastrique avec aspect biloculaire et diverticulaire de l'estomac; dilatation du grand cul-de-sac inférieur, avec rétention; sténose incomplète du pylore probable; possibilité de néoplasme en raison de l'hérédité et de l'amaigrissement; mais ces réserves faites, il est infiniment probable qu'il s'agit d'ulcus multiples avec sténose médiogastrique et sténose pylorique.

Dans ces conditions, une intervention chirurgicale s'imposait.

Opération, 23 novembre 1912 (Dr Delore). — On trouva un ulcère calleux de la petite courbure adhérent au pancréas, cause de la biloculation. On fit la résection de tout l'estomac inférieur, section au-dessus de l'ulcère calleux et au-dessous du pylore. Suture à trois plans des deux tranches de l'estomac supérieur et du duodénum. Gastro-entéroanastomose transmésocolique au bouton, sur la face postérieure de l'estomac.

Sur la pièce enlevée on trouva un ulcère calleux perforant, avec une cavité de la grosseur d'une noisette et une énorme induration des parois. Là était le siège de la sténose médiogastrique.

Au voisinage du pylore existait la cicatrice indurée d'un ancien ulcus guéri. Le pylore sténosé était assez serré pour ne laisser passer qu'avec peine le petit doigt.

Examen histologique. — Il s'agit d'un ulcère chronique, sans trace de dégénérescence néoplasique.

Suites opératoires, aussi simples que possible, alimentation précoce.

Suites éloignées, 6 mai 1914. — Dix-huit mois après

l'intervention, l'opérée nous écrit qu'elle a engraissé de quelques kilogrammes et qu'elle jouit actuellement d'une bonne santé. Elle n'a plus eu ni douleurs, ni vomissements.

OBSERV. 89. — Delore et P. Courmont (thèse de Payot, Lyon, 1911, obs. 70).

Estomac biloculaire par ulcère. — Résection de la poche inférieure.
Billroth II. — Guérison.

Femme, vingt-neuf ans. Bonne santé habituelle. Pneumonie dans les antécédents. La malade souffre après ses repas depuis 1904; ces douleurs s'accompagnent de vomissements, parfois sanglants. Il y a quatre ans, elle fut radioscopée par M. Destot, qui lui trouva un estomac biloculaire.

Elle entre, le 19 novembre 1912, dans le service de M. Courmont, à l'hôpital de la Croix-Rousse : après examen, elle entre dans le service du Dr Delore, qui décide d'intervenir.

Opération 28 décembre 1912. — On trouve un estomac biloculaire à grande poche inférieure, des adhérences lâches unissent cet estomac au pancréas; ces adhérences sont facilement libérées. Il existe un ulcère chronique de la petite courbure.

On résèque la poche inférieure par le procédé de Billroth II.

30 décembre. — La malade a 40 degrés de température.

4 janvier 1913. — On trouve un souffle à la base.

13 janvier. — La malade retourne dans le service de M. Courmont.

23 mars. — La malade part du service entièrement guérie.

Observ. 90. — Delore et Santy *(Lyon Chirurgical,* mars 1914).

> Ulcère de l'estomac avec phénomènes intermittents de sténose pylorique incomplète et hématémèses. — Pseudo-biloculation gastrique par diverticule pylorique au niveau d'un ulcère en évolution. — Résection de la poche inférieure. — Guérison.

Voir l'observation complète au chapitre de l'anatomie pathologique de l'ulcère chronique (obs. II.)

Observ. 94. — Delore (inédite).

> Estomac biloculaire par énorme ulcère en selle pénétrant la paroi abdominale antérieure et le pancréas. — Résection gastropylorique. — Mort le dixième jour de fistule gastrique.

Femme, quarante-quatre ans, souffre de l'estomac depuis l'âge de quinze ans. Pendant de longues années elle a présenté des brûlures gastriques après les repas accompagnées de régurgitations acides, et par périodes, de vomissements. Cet état s'est ainsi poursuivi avec des alternatives d'amélioration et de souffrance pendant vingt ans.

Il y a un an, les phénomènes gastriques ont subi une grosse aggravation, la douleur plus intense s'irradiant vers la région dorsale haute, et le rebord costal gauche, pour aboutir après un temps variable à des vomissements alimentaires très acides, soulageant la malade. Le bicarbonate restait sans action.

En septembre 1913, hématémèse rouge très abondante qui se prolonge vingt-quatre heures et qu'accompagnent pendant plusieurs jours des selles mélæniques.

Depuis les douleurs se sont constamment aggravées, la malade ne s'alimente presque plus. Il y a quinze jours enfin de nouveaux vomissements hématiques, mais noirs, cette fois, ont eu lieu.

A l'entrée, amaigrissement considérable, aspect squelettique, mais muqueuses encore colorées, pommettes rouges. Lèvres et bouche sèches, soif très intense.

A la palpation abdominale, il existe une grosse tumeur épigastrique à gauche de la ligne médiane, au-dessus de l'ombilic, elle est du volume d'un poing.

Cette tumeur, douloureuse, adhère à la paroi abdominale, car elle ne suit pas les mouvements respiratoires.

On ne fait pas de radioscopie, en raison de la faiblesse extrême de la malade.

Opération, 6 avril (Dr Delore). — La face antérieure de l'estomac est entièrement adhérente à la paroi abdominale antérieure ; dès le début du décollement au doigt et aux ciseaux courbes, on pénètre largement dans l'estomac, au niveau de la partie moyenne de la face antérieure. On vide l'estomac par aspiration, et après section complète du grand droit gauche, et résection d'un fragment de la paroi abdominale faisant une partie du fond de l'ulcère, on libère ce dernier, en le perforant de plus en plus largement.

En arrière l'estomac est également soudé au pancréas dont la face antérieure est considérablement épaissie par une grosse infiltration inflammatoire, que l'on prend tout d'abord pour du cancer, mais qui n'est en réalité que du tissu conjonctif sous-péritonéal œdématié et épaissi au contact de l'ulcère qui est perforé dans le pancréas. Là encore on libère l'ulcère en laissant son fond qui n'est autre que la face antérieure du pancréas exulcérée sur l'étendue d'une paume de main.

L'estomac alors libéré est sectionné le plus haut possible vers le cardia et à deux doigts du pylore sur le duodénum.

Fermeture de la poche cardiaque à trois plans, il en résulte la formation d'un tout petit estomac conique à base cardiaque et au sommet inférieur duquel on anastomose avec un bouton de Jaboulay l'anse duodénojéjunale ; cette anastomose est d'ailleurs pénible à cause du siège très élevé de la poche cardiaque.

On laisse sur la zone cruentée du pancréas une petite mèche.

Suites opératoires simples les premiers jours, la malade s'alimente et boit en assez grande abondance.

12 avril. — La mèche pancréatique est imbibée de sérosité abondante, indice de fistule probable.

15 avril. — Mort rapide après un délire intense.

16 avril. — Vérification.

Pas de pus ni de liquide dans le péritoine, les anses intestinales sont normales. Etat parfait de la suture du moignon duodénal. La face antérieure du pancréas est cicatrisée, on peut constater que, revêtue par une couche de tissu fibreux épaisse, c'est ce seul tissu qui a supporté le processus de l'ulcère chronique.

Le petit estomac sous-cardiaque est lui-même intact et sa suture est en parfait état, mais autour de l'anastomose gastrojéjunale existe un abcès enkysté du volume d'une mandarine, origine de la fistule cutanée, et qui correspond à une déhiscence partielle de l'anastomose laissant apercevoir le bouton encore en place, sur un centimètre et demi.

La mort est due à la fistule gastrique qui en est résultée. Il semble bien que la déhiscence de l'anastomose soit imputable à la traction que devait exercer l'anse, à cause de la situation très haute du petit estomac.

L'examen histologique des bords de l'ulcère nous a montré qu'il s'agissait d'un ulcère chronique sans aucune manifestation permettant de penser à une dégénérescence maligne.

OBSERV. 92. — Delore (inédite).

> Estomac biloculaire par ulcère en selle géant. — Gastrectomie subtotale. — Mort de phénomènes pulmonaires le sixième jour.

Femme de quarante et un ans, vient de l'Ardèche pour des troubles digestifs qui ont débuté il y a environ un an, sous forme de vomissements fréquents, peu douloureux, surve-

nant l'après-midi vers 4 heures, la nuit vers les 10 et
11 heures, soulagées par le rejet des aliments. En outre,
la malade avait fréquemment des régurgitations acides
très douloureuses, suivies de salivation considérable.

Depuis janvier 1914, ces phénomènes se sont encore
accentués, aussi l'alimentation est-elle réduite à quelques
potages, et si les douleurs et les vomissements ont diminué
de ce fait, la malade est parvenue à un degré extrême d'émaciation et de faiblesse, elle a maigri de vingt kilogrammes
depuis trois mois.

A l'examen, malgré l'état squelettique de la malade, on
constate que les muqueuses sont cependant restées colorées. L'épigastre est très douloureux, surtout à gauche de
la ligne médiane, sous le rebord costal qui est lui-même
douloureux. Il existe d'ailleurs une résistance légère dans
l'hypocondre gauche qui semble répondre à un estomac
contracté, mais on ne trouve pas de tumeur nette.

La douleur brûlante et constante dont souffre la malade
n'est pas soulagée par les alcalins.

Il existe une sialorrhée interne après chaque tentative
d'alimentation.

Radioscopie à jeun, 22 avril 1914 (Dr Japiot).

Dès l'ingestion du bismuth se dessine une poche gastrique
triangulaire sous-diaphragmatique gauche, et presque aussitôt on aperçoit une seconde poche beaucoup plus bas située,
dans la fosse iliaque gauche. La première de ces poches
est presque entièrement remplie de liquide et donne une
ombre peu opaque limitée en haut par une ligne de niveau
très franche, que surmonte une petite poche à air.

La poche inférieure est très opaque, limitée elle aussi à
sa partie supérieure par une ligne de niveau très nette que
surmonte une poche à air à contour indécis. Cette poche
inférieure se prolonge par un bec pylorique, vers lequel des
contractions péristaltiques fréquentes poussent des bols de
bismuth.

Entre les deux poches existe un espace considérable,

— 329 —

clair, que l'on peut évaluer à 16 centimètres et qui n'est traversé que par un mince filet bismuthé renflé à sa partie moyenne. La pression sous l'écran, au niveau de cette zone intermédiaire, correspond à la région empâtée de l'hypocondre, et provoque une douleur intense. L'estomac paraît d'ailleurs très adhérent, la pression sur la paroi ne modifie pas le niveau des deux poches.

La radiographie faite quelques instants plus tard confirme l'examen précédent (fig. 14). Elle permet en outre de voir au-dessous de la poche supérieure, dans l'espace intermédiaire, une tache sombre qui doit correspondre à une niche d'ulcère pénétrant.

Opération, 23 avril 1914. — Laparotomie médiane sous-ombilicale remontant le plus haut possible vers l'appendice xyphoïde.

Dès l'ouverture du ventre on tombe sur la face antérieure de l'estomac qui adhère intimement à la paroi abdominale antérieure, à quelques centimètres à gauche de la ligne d'incision. Dès les premières tentatives de libération, l'estomac est ouvert largement, l'adhérence n'est autre chose qu'un ulcère pénétrant la paroi abdominale.

On se donne du jour à l'aide d'une incision perpendiculaire à la première, sectionnant le grand droit gauche et on poursuit la libération de l'ulcère; celui-ci, large de quatre travers de doigt, correspond à la zone sténosée médiogastrique, tandis que la poche cardiaque entièrement cachée sous les côtes ne devient visible que lorsque l'ulcère est séparé de la paroi antérieure qui forme son fond.

Vers le haut, on est obligé de poursuivre la libération au contact de la face inférieure du foie; en arrière enfin, c'est au niveau de la face antérieure du pancréas que cette libération est effectuée. Pour pouvoir la faire plus aisément, on sectionne la poche pylorique entre deux clamps, on peut ainsi récliner l'estomac vers la gauche et décoller l'ulcère qui est également pénétrant à ce niveau, en procédant de droite à gauche.

Après libération et section de la poche cardiaque, cette dernière est trop petite pour permettre une anastomose bout à bout ; on la ferme donc et on l'anastomose au jéjunum par une gastroentérostomie à la suture.

On termine en réséquant ce qui reste de la poche pylorique et en fermant le duodénum.

On laisse une petite mèche sur le pancréas.

Suites opératoires. — La malade est très choquée par cette intervention longue ; on met en œuvre toute la médication tonique.

25 avril 1914. — On enlève la mèche et on alimente la malade très affaiblie.

29 avril. — Depuis deux jours, existent des signes d'hépatisation de la base droite. Malgré un début d'amélioration, sa famille emmène la malade qui meurt dans le trajet.

La pièce opératoire montre qu'il s'agissait d'un énorme ulcère en selle, large de 6 centimètres et occupant la largeur des faces antérieure et postérieure au niveau de la sténose médiogastrique, de telle sorte que, actuellement, l'ulcère étant seulement représenté par une échancrure en fer à cheval, puisqu'il pénétrait dans toute son étendue les organes voisins, paraît couper l'estomac en deux tronçons.

L'examen histologique a montré qu'il s'agissait d'un ulcère chronique sans aucun caractère néoplasique.

b) **Résultats opératoires. Cause des échecs.** — Les quatre décès opératoires que nous avons enregistrés reconnaissent respectivement pour cause : les phénomènes septiques survenus au niveau du pancréas profondément pénétré par un ulcère de la face postérieure de l'estomac (Bier, obs. 83 et 84), et chez deux malades de notre maître, le Dr Delore, une bronchopneumonie au sixième jour et une fistule gastrique au dixième jour (obs. 91 et 92).

Il existe donc dans trois de ces quatre cas malheureux une relation directe entre la nature de l'intervention et la cause de la mort. Ils peuvent donc, en apparence du moins, être considérés par les adversaires de la résection comme n'ayant pas dû rentrer dans les indications opératoires de la gastrectomie.

En réalité, les faits sont tout autres et il suffira, pour s'en convaincre, de constater que chez ces trois malades on ne pouvait pas faire autre chose que ce qui fut fait, et la seule technique était ou de s'abstenir en abandonnant à leur malheureux sort des malades arrivés en chirurgie aux dernières limites de la cachexie, ou de tenter de les arracher, comme tous ceux qui ont survécu à l'exérèse, à une mort qui ne pouvait tarder.

Or, dans les deux derniers cas, l'incision de la paroi à elle seule était une obligation à l'exérèse puisque le premier coup de bistouri a conduit en pleine cavité gastrique, il n'était plus alors question de l'opération palliative ou radicale, il fallait agir et sauver si possible le malade. Dans les deux cas il eût suffi de bien peu pour que le résultat soit atteint, et les premiers jours qui suivirent l'intervention nous avaient déjà fait croire au succès lorsque l'issue fatale se produisit. Il ne faut pas, croyons-nous, considérer de tels cas comme une défaite ou comme un argument adverse à la résection, mais bien plutôt comme une invitation pressante, vis-à-vis des médecins qui voient de tels malades, à les pousser plus précocement au traitement chirurgical, qui ne doit plus être considéré comme le pis-aller de la thérapeutique de l'ulcère.

c) **Indications opératoires**. — Elles se résument dans presque tous les cas à celles fournies par des signes cliniques de sténose pylorique plus ou moins manifeste et accompagnées d'une déchéance physique presque toujours très accusée. Dans les observations qui concernent les cas déjà anciens de Budinger, Gouilloud et Brenner, le diagnostic de sténose pylorique avait été fait sans arrière-pensée et seule la nature bénigne ou maligne de cette sténose pouvait faire porter des réserves.

Dans la presque totalité des autres cas, avec Küttner, Moskovikz, Borelius, Capershon, Bier et Delore, le diagnostic exact de biloculation avait pu être posé grâce à une radioscopie soigneuse. Mais il est vrai de dire que la sténose pylorique associée n'avait de ce fait été prévue que chez les malades des observations 77 et 81, de Bier et de Moskovikz, et chez les deux opérées de Delore radioscopées par le Dr Barjon qui avait pu préciser exactement l'association des lésions pyloriques et médiogastriques.

d) **Constatations opératoires et indications de la gastropylotrecomie**. — A l'intervention sur les 21 cas rapportés, la sténose pylorique a été trouvée associée à la biloculation chez la moitié des malades (obs. 72, 74, 75, 76, 78, 79, 80, 81, 87, 88).

C'est dire que, chez ces 10 malades, la résection large par gastropylorectomie s'imposait par l'existence de la lésion pylorique.

Il faut souligner, d'ailleurs, ce fait que la relation existant entre les dimensions respectives de chacune des deux sténoses est très variable et que tantôt le pylore, tantôt la biloculation prédominent. Dans quelques cas, tels que ceux de Borelius et de Brenner, le pylore est même très peu sténosé, mais l'existence de réaction péritonéale à son niveau, de brides adhérentielles a fait justement craindre l'accroissement ultérieur du rétrecissement.

Chez une des malades de Delore, l'intérêt de la résection de toute la poche pylorique se doublait, en plus d'une sténose pylorique très serrée, de la multiplicité des ulcères dont deux siégeaient de part et d'autre de la sténose médiogastrique alors que le troisième constituait la lésion pylorique.

Chez trois des malades de Bier, l'indication de l'exérèse élargie était indépendante d'une sténose pylorique, elle a découlé exclusivement de la découverte de lésions très étendues de la petite courbure dont la progression non seulement vers le foie et le pancréas, mais encore transversalement vers le cardia interdisait la réunion bout à bout d'une résection médiogastrique, et la pylorectomie complémentaire n'a dès lors plus eu pour but que la simplification de l'intervention. Ce sont des raisons analogues sur lesquelles nous avons déjà attiré l'attention qui ont poussé Delore à agir de même dans ses deux derniers cas.

e) **Résultats éloignés.** — Chez les opérés dont nous possédons les suites éloignées, le résultat a toujours été parfait. Un seul malade, celui de Brenner, a conservé une fistule gastrique, guérie ultérieurement, d'ailleurs, et qui ne l'empêcha pas de s'améliorer. Pour les autres, c'est une véritable résurrection, et tous les malades, revus après un laps de temps variant entre quelques semaines et deux ans, ont engraissé et ont repris leur vie active d'autrefois (Budinger, Gouilloud, Küttner, Petersen, Borelius).

Les cas les plus frappants paraissent être ceux publiés par Bier, qui a vu par exemple le malade auquel il avait fait subir une gastrectomie presque totale, intéressant partiellement l'œsophage abdominal, revenir au bout de dix mois ayant repris 25 livres ; et cet autre, porteur d'une sténose médiogastrique très serrée, pour laquelle il pratiqua une large exérèse et qui fut retrouvé, onze mois plus tard, travaillant et suivant un régime qui n'avait rien de commun avec celui des ulcéreux.

Nous avons enfin, par nous-même, pu juger des heureux résultats obtenus par notre maître, le Dr Delore, chez les trois malades que nous avons pu suivre et dont deux, considérés comme cancéreux avant l'intervention, ont pu reprendre leurs occupations et ne souffrent plus du tout dix-huit mois ou deux ans après leur gastrectomie. La troisième, qui avait toujours été incapable de faire un travail suivi et de gagner sa vie, constamment en proie à des troubles gastriques graves et à des hématémèses, est actuellement placée comme domestique et jouit d'une santé robuste.

III. La gastropylorectomie dans l'ulcère du corps sans biloculation.

Les quelques observations qui suivent n'ont été rapportées ici que dans le but de préciser les indications d'opérations larges dans l'ulcère du corps, en dehors de celles fournies par les phénomènes de sténose médiogastrique ou pylorique.

Il ne s'agit pas là d'un essai de statistique que ne pourrait justifier le très petit nombre des cas envisagés. Ce petit nombre ne permet d'ailleurs pas d'interpréter à sa juste valeur l'absence de mortalité dans les suites immédiates de ces cinq interventions.

Chez ces cinq malades, l'ulcère n'avait donné aucun signe de sténose, mais, par contre, chez tous, il donnait des signes évidents d'activité. Un des malades de Cotte et les deux malades de Delore présentaient des hématémèses abondantes et répétées, accompagnées de phénomènes d'intolérance gastrique avec amaigrissement et cachexie rapide qui ne permettaient pas d'attendre et de différer l'intervention.

Chez les deux autres, le même tableau d'intolérance existait, accompagné de douleurs très intenses, qui chez le malade de Cotte, s'irradiaient fortement dans la région dorsale, en faisant ainsi prévoir les adhérences pancréatiques trouvées ensuite à l'intervention.

Celle-ci montra d'ailleurs dans ces divers cas, combien elle était justifiée et combien aussi il eût été illusoire ou dangereux de faire autre chose que l'exérèse seul. Le malade de Delore aurait pu, à la rigueur, d'après le siège de son ulcère prépylorique, bénéficier dans une certaine mesure d'une large anastomose, mais l'aspect très évolutif des lésions et la répétition des hématémèses sans sténose vérifiée rendait la résection très engageante. Le résultat opératoire et surtout les résultats éloignés, qui datent actuellement de plus de cinq ans, ont largement justifié la conduite suivie en 1909.

La situation de l'ulcère chez le malade de l'obs. 94 (Delore) était une indication type de la résection.

La pénétration hépathique profonde, le voisinage assez proche du pylore obligeaient à la gastropylorectomie, qui fut d'ailleurs d'exécution assez simple.

Chez les malades de Cotte, la multiplicité des lésions pour deux d'entre eux, la pénétration pancréatique profonde, chez l'autre, étaient des indications précises de résections larges, qu'exagérait encore, dans un de ces cas, l'existence toute récente d'une grave hématémèse.

OBSERV. 93. — Delore (thèse de Payot, Lyon, 1913, obs. 71).

Ulcère prépylorique rebelle, gastropylorectomie par le procédé de Kocher. — Guérison.

Homme, trente-un ans. — Les troubles digestifs remontent à trois ans et consistèrent en périodes de vomissements alternant avec des périodes de bonne santé. Il y a huit mois, le malade a présenté des hématémèses marc de café. Depuis cette époque, les vomissements sont fréquents, perte des forces, amaigrissement, pas de douleurs.

L'état général est assez bien conservé grâce à des lavages fréquents de l'estomac. Il y a du clapotage. Pas de tumeur à la palpation avant l'anesthésie ; mais sous anesthésie, on sent une tumeur pylorique, mobile, avec les mouvements respiratoires.

Intervention, 13 mars 1909 (X. Delore). — L'estomac est dilaté. Il existe une tumeur prépylorique avec extension vers le pylore et quelques adhérences postérieures de la région prépylorique. Quelques ganglions coronaires sous et rétro-pyloriques.

Dans la crainte d'un ulcère dégénéré, gastro-pylorectomie par le procédé de Kocher. Après exérèse, la tranche gastrique est fermée par trois plans de catgut, puis le duodénum est abouché à la face postérieure de l'estomac par des sutures à la soie.

Durée de l'opération : une heure et quart.

Examen de la pièce. — Ulcération prépylorique avec induration de voisinage sur la largeur d'une pièce de 5 francs. Au centre de l'ulcération, se trouve un bourgeon induré. L'ulcère est dépassé de 4 centimètres du côté de l'estomac et de 3 centimètres du côté du duodénum.

Examen histologique : ulcère calleux.

Suites opératoires simples, l'opéré quittait l'hôpital le 12 avril 1909.

Suites éloignées. — En février 1913, l'opéré se porte à merveille et remplit toutes les occupations de son métier. Le 3 mai 1914 il nous écrit qu'il ne s'est jamais si bien porté de sa vie, il n'a jamais eu de malaise depuis son opération.

OBSERV. 94. — Delore (Delore et Bovier, *Soc. des Sc. méd. de Lyon*, 18 mars 1914; *Lyon Médical*, 31 mai 1914).

Ulcère chronique de la face antérieure de l'estomac, prépylorique. Gastropylorectomie. — Guérison.

Homme de trente-huit ans, entre à l'hôpital de la Croix-Rousse pour des douleurs gastriques remontant à plusieurs années. Dans ses antécédents on ne relève que du paludisme contracté à Madagascar.

Début de son affection, il y a sept ans, par des troubles gastriques vagues, pesanteurs, douleurs, assoupissements après le repas. Leur répétition et leur durée, plus que leur intensité, l'obligèrent à suivre un régime depuis trois ans.

25 décembre 1913. — Hématémèse très abondante et depuis mélæna presque constant.

Actuellement, malade amaigri (il a perdu 10 kg.) et surtout très anémié.

Il ne vomit pas, mais souffre principalement la nuit et calme parfois sa douleur par l'ingestion d'aliments.

La palpation épigastrique ne révèle rien, pas de signes nets de sténose pylorique.

A la radioscopie (Dr Barjon), on note un estomac un peu dilaté avec un peu de rétention.

Opération, 12 mars 1914 (Dr Delore). — Ulcère calleux de la face antérieure et de la petite courbure, en amont du pylore et adhérant très fortement au foie.

Libération des adhérences hépatiques et large gastro-pylorectomie. Suture à trois plans des tranches gastriques et duodénales, isolement, puis gastroentéroanastomose postérieure transmésocolique au bouton.

Suites opératoires simples, un peu de température les premiers jours, due à de la congestion pulmonaire.

28 avril 1914. — Le malade va très bien, il s'alimente parfaitement, ne souffre plus et engraisse.

Examen histologique. — Ulcère chronique typique.

Observ. 95. — G. Cotte *(Société \[médicale des Hôpitaux de Lyon*, 17 mars 1914; et *Société nationale de Médecine*, mai 1914, obs. 3).

Ulcères multiples du corps de l'estomac. — Gastrectomie.
Guérison.

Il s'agit d'une femme de quarante-trois ans qui avait un passé dyspeptique fort ancien et qui souffrait de l'estomac depuis de longues années. Il y a trois ans elle eut une hématémèse abondante, et, depuis cette époque, elle présenta un syndrome pylorique tout à fait net. Le médecin qui la soignait n'a jamais recherché l'état de l'estomac à jeun; mais ce qu'il y a de certain, c'est qu'elle avait des vomissements acides abondants, et qu'à plusieurs reprises elle vomit des aliments ingérés deux ou trois jours auparavant.

Avec un régime approprié la malade vaquait à ses occupations assez régulièrement, mais, il y a dix jours, elle eut à nouveau une grande hématémèse. Après avoir été mise à la diète absolue pendant quarante-huit heures, son médecin essaya de reprendre peu à peu l'usage du lait, mais l'alimentation demeura impossible, la malade avait une intolérance absolue. C'est dans ces conditions que la malade fut envoyée dans le service de mon maître, M. Bérard, qui voulut bien me confier le soin de l'opérer.

Intervention pratiquée le 17 mars 1914 (Dr Cotte). — Elle permet de découvrir sur la petite courbure et l'antre pylorique trois ulcérations pour lesquelles ont fait une gastrectomie.

A l'heure actuelle, la malade est complètement guérie de son opération, et, bien qu'elle ait été opérée très tôt après une grande hémorragie, les suites ont été des plus simples. Elle conserve encore un état d'anémie très accusé, mais comme elle ne souffre plus de l'estomac et qu'elle peut s'alimenter d'une façon convenable, il n'est pas douteux qu'elle est maintenant dans les meilleures conditions pour avoir une convalescence aussi brève que possible.

Examen de la pièce opératoire.

Sur la pièce on constate nettement l'existence de trois ulcères à des stades différents d'évolution.

Le premier, le plus important, a tous les caractères d'un ulcère chronique. Il siège sur la petite courbure à 6 centimètres du pylore. Ses bords sont taillés à pic et indurés. Dans le fond, on aperçoit encore l'artériole qui a été le point de départ de la dernière hémorragie.

A côté de cet ulcère on voit sur la face postérieure de l'estomac, à mi-distance entre le premier ulcère et le pylore un petit ulcère fissuraire induré qui semble en voie de cicatrisation.

Enfin, sur la paroi antérieure dans un point homologue à ce dernier, il existe un troisième ulcère, des dimensions d'une petite lentille, peu profond, à bords relativement souples et qui est certainement à une phase beaucoup plus rapprochée de son début.

OBSERV. 96. — G. Cotte (*loc. cit.*, obs. 2).

Ulcère de la petite courbure pénétrant le foie.
Gastro-pylorectomie. — Guérison.

M... Marthe, trente-neuf ans, Torpes (Saône-et-Loire). Dans ce cas, il s'agissait d'une femme de trente-neuf ans qui avait un passé dyspeptique très accusé. Il y a huit ans, elle avait eu une hématémèse très abondante, et, depuis ce moment, ses troubles étaient toujours allés en augmentant. Depuis un an, la malade souffrait de douleurs épigastriques très violentes avec irradiations dans le dos. Ces douleurs étaient exagérées par l'ingestion des aliments ; elles s'accompagnaient le plus souvent de vomissements qui survenaient cinq ou six heures après les repas et qui mettaient généralement fin aux phénomènes douloureux. L'alimentation était très défectueuse, l'amaigrissement très accusé. Il n'y avait pas de signes de sténose.

Intervention, 15 septembre 1913. — A l'ouverture du ventre on reconnaît sur la petite courbure l'existence d'un ulcère qui est recouvert par le bord antérieur du foie. Celui-ci forme, en quelque sorte, le fond de l'ulcère et en le libérant de l'estomac on réalise la perforation qui avait été évitée par cette adhérence. A la face postérieure de l'antre pylorique il existe un autre ulcère pénétrant dans le pancréas. Dans ces conditions, le pylore lui-même étant libre, on fait la section première du duodénum, ce qui permet de libérer plus facilement l'ulcère dont nous venons de parler. Ceci fait, l'intervention se poursuit sans aucune particularité. Fermeture des deux tranches à trois plans au catgut. Anastomose postérieure au bouton.

Les suites de l'intervention ont été des plus simples. Le

26 mars, la malade écrit que son estomac n'a jamais ressenti
aucun trouble. Elle mange de la « nourriture assez lourde
et indigeste qui passe comme si jamais elle n'avait été
opérée » et elle a déjà notablement engraissé.

Les deux ulcères présentés par la malade, examinés au
microscope par M. Blanc-Perducet, ne présentaient aucune
trace de dégénérescence.

OBSERV. 96. — G. Cotte *(loc. cit.*, obs. 1).

Ulcère de la face postérieure de l'antre, adhérent au pancréas.
Gastropylorectomie. — Guérison.

G... Marcelline, trente-cinq ans, de Saint-Clément-lès-
Mâcon. Il s'agit d'une femme de trente-cinq ans à laquelle
M. Bouveret a conseillé une intervention. La malade ne
présente rien de particulier dans ses antécédents héréditaires ou personnels. Elle souffre de l'estomac depuis plus
de vingt ans.

Pendant longtemps ces troubles ont consisté simplement
en malaises passagers : brûlures, aigreurs, crampes d'estomac, vomissements acides, etc., qui n'ont pas altéré l'état
général. Il y a sept ans, ces différents troubles se sont subi-
tement aggravés : à partir de ce moment l'ingestion des
aliments est devenue l'origine de douleurs quotidiennes
siégeant au creux épigastrique et dans le dos.

Une première fois, la malade vint, à ce moment, consulter M. Bouveret. Pendant six ans consécutifs, elle fut
améliorée par le traitement institué; mais, depuis un an,
les douleurs sont revenues avec une nouvelle intensité. A
l'heure actuelle, c'est à peine si la malade a quelques heures
de bonnes dans la matinée; elle est obligée de garder le lit
presque toute la journée. L'alimentation est devenue impossible à cause des douleurs qu'elle provoque. Aussi, dans ces
derniers mois, la malade accuse-t-elle un amaigrissement
de 10 kilogrammes.

A l'examen, l'estomac ne paraît pas très augmenté de volume, mais la palpation fait apparaître des ondes péristaltiques assez accusées.

Devant de pareils troubles, M. Bouveret a conseillé une intervention pour laquelle la malade entre à l'Hôtel-Dieu.

Intervention, 8 septembre 1913. — Laparotomie médiane sus-ombilicale. Le ventre ouvert, on reconnaît à la face postérieure de l'antre pylorique un ulcère adhérent au pancréas. La libération de l'estomac à ce niveau s'accompagne d'une hémorragie assez abondante sur la tête du pancréas ; mais, à part cela, l'intervention ne présente aucune particularité. Les deux tranches duodénale et gastrique sont fermées à trois plans au catgut ; la région duodéno-pancréatique est ensuite soigneusement péritonisée. La continuité du tube digestif est rétablie, en terminant, par une anastomose postérieure transmésocolique au bouton.

Les suites de l'intervention furent marquées au dixième jour par l'apparition au niveau de la cicatrice d'une petite fistulette paraissant en communication avec la tranche gastrique. Celle-ci donnait encore un peu lorsque la malade rentra chez elle ; puis bientôt elle se ferma spontanément.

A l'heure actuelle, le résultat obtenu est assez satisfaisant. La malade dit qu'elle ne souffre plus de l'estomac, mais que les digestions sont encore difficiles. Il y a quelque temps, on a vérifié à l'écran l'état de son estomac et on a pu constater que l'évacuation gastrique se faisait dans des délais normaux.

L'examen histologique pratiqué par M. Blanc-Perducet a montré qu'il s'agissait d'un ulcère simple de l'estomac.

Revue, 6 juillet 1914. — L'opérée est en parfait état, elle constate simplement la nécessité de ne pas exagérer l'abondance de ses repas qui provoquent une légère pesanteur gastrique lorsqu'ils sont trop copieux.

§ 4. — TRAITEMENT DE CHOIX DE L'ULCÈRE DU CORPS ET DES BILOCULATIONS GASTRIQUES

Quelles conclusions devons-nous tirer de cette longue enquête sur le traitement chirurgical de l'ulcère du corps et des biloculations?

L'opération palliative sous toutes ses formes est loin d'être parfaite, et si sa mortalité actuelle est fort réduite (5 pour 100 pour la gastroentéroanastomose), il n'en est pas moins vrai que ses résultats éloignés sont peu encourageants. Nous avons longuement insisté sur les inconvénients multiples, les récidives et les accidents qu'elle n'a pas pu éviter. Nous nous contenterons de rappeler que, si Brenner a pu constater 63 pour 100 d'améliorations dans les ulcères calleux, c'est qu'il a envisagé toutes les localisations de ces lésions dans une même statistique, alors que Clairmont et Petren ont montré que 47 et 48 pour 100 seulement des *ulcères du corps* étaient soulagés par la gastro.

Si l'ulcère du corps se complique d'estomac biloculaire, les résultats sont cependant un peu meilleurs et Spannaus accuse dans sa statistique 69 pour 100 de guérisons prolongées après la gastroentérostomie.

Mais il n'est le plus souvent pas question, dans ces résultats favorables, des cas vraiment graves d'ulcères chroniques pénétrants ou des biloculations très adhérentes, chez lesquels il est assez souvent impossible de faire une anastomose pouvant être d'une utilité quelconque, quelquefois même impossible de tenter cette anastomose, la gravité des lésions, et en particulier des adhérences à la paroi antérieure, avec pénétration de l'ulcère à ce niveau, en interdisant l'exécution.

Si nous envisageons par contre l'opération radicale sous ses diverses formes, la proposition est nettement renversée et on peut la résumer en disant qu'ici la gravité opératoire est certainement augmentée, mais a l'avantage incontestable des résultats éloignés.

A. — **L'excision** de l'ulcère, qui doit limiter ses indications aux ulcères peu étendus, peu pénétrants, partage avec les résections segmentaires l'avantage d'être une opération rapide, peu choquante, qui de ce fait et en dehors des cas d'ulcères sans déformations gastriques et facilement libérés, trouvera un certain nombre de ses indications parmi les cas d'hématémèse aiguë confiés au chirurgien. L'ulcère juxtacardiaque, par son siège et son accès difficile, constituera une indication de nécessité de ces deux interventions. Les cas d'excision ou de résection limitées à l'ulcère que nous avons réunis nous ont donné une mortalité immédiate de 13 pour 100, et 78 pour 100 de guérisons. Dans 10 pour 100 des cas traités ayant survécu, on a pu noter des cas de sténoses dues aux déformations entraînées par une trop large excision, ou une récidive des accidents due à la persistance d'un ulcère passé inaperçu.

L'opération elle-même n'est pas en cause en pareil cas, mais plutôt la façon dont elle est appliquée, en voulant étendre ses indications à des cas qui dépendent en réalité des exérèses larges.

B. — **Les résections larges,** résections médiogastriques et pylorogastrectomies, nous ont donné dans les cas que nous avons rapportés les résultats suivants.

a) *Dans l'ulcère du corps sans biloculation :*
28 résections médiogastriques, 9 décès = 32,1 pour 100
5 pylorogastrectomies   o —   —

Soit, pour un total de 33 cas, 27,2 pour 100.

Nous avons fait remarquer déjà que sur ces 33 cas d'ulcère il y en avait 20 qui adhéraient aux organes voisins ou les pénétraient, et s'accompagnaient d'une symptomatologie le plus souvent très grave qui avait fait cliniquement porter pour plusieurs le diagnostic de cancer.

Les résultats éloignés ont cependant été tous favorables, l'intervention grave par elle-même a assuré *la guérison définitive.*

b) *Dans l'estomac biloculaire :*
44 résections médiogastriques ont donné 6 décès, soit 13,6 pour 100 ;

20 pylorogastrectomies ont donné 4 décès, soit 20 pour 100 ;

Soit dans l'ensemble une mortalité de 15,6 pour 100 pour 64 interventions.

Ici comme pour l'ulcère nous insistons sur la gravité beaucoup plus apparente que réelle de l'intervention radicale. Presque tous les décès se sont en effet produits, comme en témoignent les observations, chez des individus opérés beaucoup trop tardivement, parvenus aux dernières limites de la cachexie. Chez ces malades, souvent aussi, aucune autre intervention que

la résection n'était possible, la jéjunostomie exceptée,
car l'extension d'ulcères géants, leurs adhérences étendues à la paroi antérieure, rendaient l'emploi des opérations palliatives, gastroanastomose, gastroplastie et
gastroentérostomie, illusoire et dangereux.

Nous ne croyons donc pas qu'il faille renoncer au
bénéfice si important que procure dans tant de cas
heureux la gastrectomie pour ulcère du corps avec ou
sans biloculation. La gravité opératoire actuelle peut
d'ailleurs être fortement diminuée, par une précocité
plus grande de l'intervention, et ici, comme pour
tant d'autres questions de chirurgie digestive, le rôle du
médecin devient prédominant.

CONCLUSIONS

I. — Les ulcères chroniques du corps de l'estomac et parmi eux les ulcères de la petite courbure doivent être individualisés, tant au point de vue anatomopathologique et clinique, qu'au point de vue de la thérapeutique chirurgicale à leur opposer.

II. — Une symptomatologie particulière permet de les diagnostiquer cliniquement, et l'examen radiologique de l'estomac comporte un certain nombre de constatations qui leur sont propres.

III. — Leur évolution est très fréquemment rebelle à la thérapeutique médicale qui ne peut ni soulager les malades qui en sont porteurs, ni empêcher l'apparition des déformations gastriques que ces ulcères entraînent à la longue.

IV. — La plus fréquente de ces déformations est celle qui résulte d'une sténose médiogastrique progressive aboutissant à la biloculation gastrique.

V. — L'estomac biloculaire par ulcère ne constitue pas une complication liée à la guérison de lésions

éteintes. Si dans quelques cas la sténose médiogastrique est de nature purement cicatricielle, il en est
beaucoup d'autres dans lesquels les lésions ulcéreuses
sont encore en activité. La symptomatologie de cette
affection dépend tout autant de l'ulcère lui-même que
du rétrécissement médiogastrique qu'il entraîne.

VI. — L'ulcère chronique du corps de l'estomac et
les biloculations gastriques par ulcère sont donc jus-
ticiables d'une même thérapeutique chirurgicale qui
doit viser avant tout à l'ablation de la lésion.

VII. — Les opérations palliatives ne donnent en
matière d'ulcère chronique et de biloculation gastrique
que des résultats incertains et rarement prolongés.

VIII. — Les résections annulaires du segment médiogastrique, siège de l'ulcère ou siège de la sténose par ulcère, constituent le traitement de choix de ces lésions,
alors même qu'elles sont adhérentes aux organes
voisins, mais lorsqu'elles ne sont pas trop étendues
transversalement.

IX. — Les lésions ulcéreuses très étendues, avec ou
sans biloculation et celles qui coexistent avec un
ulcère du pylore doivent être traitées par des exérèses
plus larges encore, réalisées par la pylorogastrectomie
suivie de sutures à la Billroth II.

X. — Seul l'état général souvent très précaire des
malades porteurs de lésions invétérées est responsable

de la gravité encore élevée de ces opérations radicales.
La précocité plus grande de l'intervention, conseillée
dès l'échec des premières tentatives du traitement médical, diminuera dans de notables proportions la mortalité opératoire.

XI. — L'emploi de la gastroentéroanastomose et de
la jéjunostomie comme opération de secours permettra
de sauver, à l'heure actuelle, les malades cachectiques,
auxquels une résection devra cependant être proposée,
dès qu'une amélioration, qui ne serait que temporaire
aura été obtenue par le premier temps opératoire.

INDEX BIBLIOGRAPHIQUE

Ulcère chronique de l'estomac.

ALBRECHT, Résultats des gastroentérostomies pour ulcère gastrique *(Beiträge zur klinischen Chirurgie,* juin 1911, p. 431).

BACHER, Sur la radiologie de l'ulcère gastrique perforant, au niveau du pancréas *(Deutsche medizinische Wochen-schrift,* 1er janvier 1914).

BASTIANELLI (P.) (Florence), Le pour et le contre du traitement de l'ulcère gastrique par l'excision, la résection gastrique segmentaire et la résection subtotale *(Clinica chirurgica,* 1913, t. XXI, n° 9, 30 septembre, p. 1955).

BORSZÉKY (C.), Die chirurgische Behandlung des peptischen Magen und Duodenalgeschwürs und seiner Komplikationen und die damit erreichten Endresultat *(Beitr. z. klin. Chir.,* t. LVII, 1908).

BRENNER, Ueber die chir. Behandlung des Kallösen Magengeschwüres *(Arch. f. klin. Chir.,* 1903, Bd LXIX, S. 704).

— Gastroenterostomie oder Resektion bei Ulcus ventriculi callosum ? *(Arch. f. klin. Chir.,* 1906, Bd LXXVIII, S. 607).

— Sur la gastroentérostomie ou la résection dans les ulcères gastriques situés loin du pylore *(Wiener klinische Wochenschrift,* t. XXVI, 30 octobre 1913).

BRESSOT, *Six ans de chirurgie gastrique. 138 cas de sténose pylorique (Tixier)* (thèse de Lyon, 1908-1909).

BUSCH (M.) (Berlin), Sur le traitement chirurgical des affections bénignes de l'estomac (ulcères et complications) *(Archiv für klinische Chirurgie,* 1909, p. 1 à 72).

CAILLÉ, DURAND et MARRE, Résultats éloignés de 45 ulcères gastriques traités chirurgicalement *(Archives des Maladies de la nutrition,* juillet 1912, p. 361).

CAILLÉ (P.), *Diagnostic clinique de certaines formes de localisation de l'ulcus de l'estomac et du duodénum* (thèse de Paris, 1913-1914).

CASTAIGNE et DUJARIER, les Complications de l'ulcère gastrique et leur traitement *(IXe Congrès français de Médecine,* Paris, 1907, p. 193).

CERNÉ et DELAFORGE, Radioscopie des ulcères de l'estomac *(Archives des Maladies de l'appareil digestif et de la nutrition,* t. IV, août 1910), p. 433-450).

CLAIRMONT, Bericht über 258 von Prof. v. Eiselsberg ausgeführte Magenoperationen *(Arch. f. klin. Chir.,* 1905, Bd LXXVI, S. 180).

COFFEY, Traitement des ulcères de la petite courbure de l'estomac *(Surgery Gynecology and Obstetrics,* t. XI, n° 6, décembre 1910, p. 545).

DELORE et SANTY, la Gastrectomie dans l'ulcère *(Lyon Chirurgical,* 1er mars 1914).

DESPLATS et BOSQUIER, Ulcère de l'estomac et rayons X *(Journal des Sciences médicales,* Lille, mars 1913).

EISLER (Fritz), Diagnostic radioscopique de l'ulcère de l'estomac *(Münchener medizinische Wochenschrift,* n° 13, 1912, p. 701-702).

FAULHABER, Radiodiagnostic de l'ulcère gastrique *(Münch. med. Woch.,* 4 octobre 1910, n° 40).

FINSTERER, Anesthésie locale dans les interventions gastriques *(Beiträge zur klin. Chir.,* 1912, t. LXXXI, p. 267).

HABERER (Von), État actuel des indications chirurgicales dans le traitement du cancer et de l'ulcère de l'estomac *(Wiener medizinische Wochenschrift,* n° 45, 2 novembre 1912).

HARTMANN (H.) et LECÈNE (P.), Ulcère de l'estomac et du duodénum *(Rapport au Congrès international de Chirurgie,* New-York, 1914).

HAUDEK (M.), Diagnostic radioscopique des ulcérations de la partie moyenne de l'estomac *(Münch. med. Woch.,* 26 juillet 1910, n° 26, p. 1587).

HOCHENEGG (Vienne), Gastroentérostomie ou résection dans les ulcères de l'estomac *(Wiener klinische Wochenschrift,* n° 2, 13 janvier 1910, p. 52).

HOFFMANN (Hambourg), Notre expérience en chirurgie gastrique *(Beiträge zur klinischen Chirurgie,* septembre 1911, S. 708).

JABOULAY, Nouveaux faits de chirurgie gastrique *(Archives provinciales de Chirurgie,* octobre 1896).

JEDLICKA, *Zur operativen Behandlung des chronischen Magengeschwürs und dessen Begleiterscheinungen,* Prag., 1904.

JULLICH, *Formes cliniques de l'ulcère de l'estomac chronique et récidivant* (thèse de Paris, 1905-1906).

KELLING, Ueber callöse Magengeschwüre *(Münch. med. Woch.,* 1910, n° 38, S. 1993).

KEMPF, Contribution à la pathologie et au traitement des ulcères de l'estomac *(Mitteilungen aus den Grenzgebieten der Medizin und Chirurgie,* n° 2, 1913).

KIRSCHNER (Martin) et MANGOLD (Frust.), Motricité du pylore et de l'antre pylorique chez le chien après section transversale de l'estomac *(Mitteilungen aus den Granzgebieten der Medizin und Chirurgie,* 1911, Bd XXIII, Heft 3, S. 446-494).

KUTTNER (H.), Diagnostic et traitement de l'ulcère calleux de la grosse tubérosité *(Arch. für klinische Chirurgie,* Bd XLIII, Heft 2, S. 410, 1910).

LEMPP, Ueber dem Wert. der Jéjunostomie *(Arch. f. klinische Chirurgie,* 1905, Bd LXXVI, S. 323).

LERICHE (R.), De la gastrectomie annulaire médiogastrique *(Annales internationales de Chirurgie gastro-intestinale,* janvier 1907).

— Sur le traitement chirurgical de l'ulcère calleux pénétrant de l'estomac *(Revue de Gynécologie et de Chirurgie abdominale,* Paris, 1906, t. X, p. 247).

LERNOUT (M.), *Traitement chirurgical de l'ulcère de l'estomac. Excision ou gastroentérostomie* (thèse de Paris, 1910).

LINDNER, l'Ulcère de l'estomac au point de vue chirurgical *(Münchener medizinische Wochenschrift,* 1912, n° 10, pp. 513-517 ; n° 11, pp. 585-589).

LOEPER et SCHULMANN, les Lésions du pneumogastrique et le syndrome de l'ulcère de la petite courbure *(Progrès Médical,* juin 1913, p. 293 ; *Société médicale des Hôpitaux de Paris,* 30 mai 1913).

LUBETZKI, *De la résection de l'estomac dans l'ulcère et ses suites* (thèse de Paris, 1912-1913).

MAC-CARTY, Anatomie pathologique de l'ulcère gastrique *(Surgery Gynecoloy and Obstetrics,* mai 1910, p. 449).

MARION, *De l'intervention chirurgicale dans le cours et les suites de l'ulcère gastrique* (thèse de Paris, 1897).

MAYO (Ch. et W.), *Annals of Surgery*, 1909, t. XLVII.

MAYO (W.-J.), Chronic ulcers of the Stomach and Duodenum *(Rapport au Congrès international de Chirurgie*, New-York, 1914).

MAYO-ROBSON, Traitement chirurgical de l'ulcère chronique de l'estomac *(the Lancet*, 1901, 25 mai, p. 1453).

MILLES (Walter) et CARMAN, The X Ray in the Diagnosis of Gastric ulcer and its sequelæ *(Surgery Gynecology and Obstetrics*, July 1913, vol. XVII, p. 1).

MOREAU (Ch.), *Des suites de la gastroentérostomie pratiquée pour sténose non cancéreuse du pylore* (thèse de Paris, 1909).

MUNRO (C.-John) (Boston), Résultats éloignés des opérations dirigées contre les lésions bénignes de l'estomac *(Ann. of Surgery*, t. I, p. 818).

NŒTZEL, Traitement des ulcères multiples de l'estomac *(Beitr. zur klinische Chirurgie*, 1906, t. LI).

OPENCHOWSKI, Sur le diagnostic de la localisation de l'ulcère gastrique *(Münchner medizinische Wochenschrift*, n° 47, 25 novembre 1913).

PAPADOPOULOS (M.), Résultats éloignés de la gastroentérostomie dans les sténoses non cancéreuses du pylore *(Archives des Maladies du tube digestif*, 1910, p. 141).

PAYR (E.), Beiträge zur Pathogenese, pathologischen Anatomie, und radicalen operativen Therapie des runden Magengeschwürs *(Archiv für klinische Chirurgie*, Bd XCIII, Heft 2).

— Zur operativen Behandlung des runden Magengeschwürs *(Wiener klinische Wochenschrift*, Bd XXIII, 1910, n° 9, S. 310).

— Erfahrungen über Excision und Resection bei Magengeschwüren *(Archiv für klinische Chirurgie*, Bd XCII, Heft 1, 1910).

— Anatomie pathologique des ulcères calleux *(Deutsche Gesellschaft f. Chirurgie*, t. XXXI, 1910, p. 640).

PAYR, RIEDEL et KUMMEL, Sur le traitement de l'ulcère de l'estomac *(Congrès allemand de Chirurgie*, avril 1912 ; *Centralblatt für Chirurgie*, April 1912).

PETREN, Etude des résultats du traitement chirurgical des ulcères de l'estomac et du duodénum sans complications aiguës *(Beiträge zur klin. Chirurgie*, Bd LXXIV, Heft 2, S. 305).

QUERVAIN (F. DE), Die Diagnose der Magen und Duodenalgeschwürs *(Rapport au Congrès international de Chirurgie,* New-York, 1914).

RIEDEL, Die Entfernung des mittleren Abschnitts des Magens Wegen Geschwürs *(Münchener medizinische Wochenschrift,* 1909, n° 1 u. 2).

— Ueber das Ulcus der Kleinen Kurvatur, der vorderen und der hinteren Magenwand *(Arch. f. klin. Chir.,* 1904, Bd LXXIV, S. 733).

— Die Entfernung des Mittleren Abschnitts des Magues Wegengeschwürs *(Deutsche med. Wochenschrift,* 1909, 14 janvier).

RIEDER (H.), Ulcère chronique de l'estomac et sa démonstration par la radiographie *(Münchener medizinische Wochenschrift,* 1910, t. LVII, n° 48, novembre, p. 2508).

RIVIÈRE, *Thérapeutique chirurgicale de l'ulcère de l'estomac* (thèse de Lyon, 1910).

RÖPKE (W.), l'Image radioscopique de l'estomac insufflé au cours de l'ulcus chronique *(Mitteil. an. d. Grenzgeb. der Medizin und Chirurgie,* Bd XXVI, Heft 2, S. 307, 1913).

RUBRITIUS, Traitement chirurgical de l'ulcère gastrique chronique et de ses complications *(Beiträge zur klinischen Chirurgie,* avril 1910, p. 222 à 293).

SASSE, Ulcère calleux total de l'estomac, avec quelques remarques sur l'extirpation de l'estomac *(Münch. mediz. Woch.,* Bd LX, Marz. 1913, S. 660).

SCHWARTZ, Ulcères gastriques et jéjunaux pénétrants *(Beiträge zur klin. Chir.,* April 1910, S. 96).

SCHNITZLER, Formation des ulcères pénétrants *(Medizinische Klinik,* Juni 1912, S. 938).

SEIDL, Valeur diagnostique des points dorsaux douloureux dans l'ulcère rond de l'estomac *(Archiv für Verdaungskrankeiten,* 1911, p. 723).

SMITHIES, Signification de l'ulcère gastrique par rapport au cancer *(The Journal of the American Association,* 1913, n° 20, p. 88).

TÉMOIN (de Bourges), Résections dans l'ulcère gastrique *(Société de Chirurgie de Paris,* 3 juin 1914, p. 706).

WEIL (S.) (Breslau), Etude statistique sur la résection de l'estomac *(Berliner klin. Wochenschrift,* 1913, n° 9, S. 390).

Estomac biloculaire par ulcère.

Pour les travaux antérieurs à 1908.
voir l'article de Veyrassat et l'article de Lion et Nathan.

ARPAD et GERSTER, Ulcère en selle de la petite courbure et estomac biloculaire *(Société de Chirurgie de New-York,* 10 janvier 1912).

ATTINGER et BONNIOT, Estomac biloculaire diagnostiqué et opéré *(Société de Radiologie médicale de Paris,* 27 juillet 1911, p. 227).

AUBERT et WEIL, Volvulus du compartiment pylorique d'un estomac biloculaire *(Société de Chirurgie de Marseille,* 17 février 1910).

AUBOURG, Radioscopie et radiographie d'un estomac biloculaire *(Société médicale des Hôpitaux de Paris,* janvier 1911).

BARDACHZI (Prague), Contribution au diagnostic de l'estomac biloculaire *(Prager medizinische Wochenschrift,* t. XXXVIII, n° 44, 31 octobre 1912, 619 à 623).

BARJON, les Différentes formes de la biloculation gastrique et leur diagnostic radiologique *(Lyon Médical,* 1913, p. 721).

BARJON et DELORE, Deux observations d'estomac biloculaire *(Lyon Médical,* 12 mai 1912, p. 1052).

BARON et BARSONY, Estomac biloculaire spasmodique dans les affections duodénales *(Wiener klin. Wochenschrift,* 31 août 1912).

BECCO (A.), Considérations anatomo-pathologiques sur un cas « di stomaco e clessidra » *(Gazzetta degli Ospedali e della Cliniche,* 1er décembre 1901, p. 1520).

BECLERE et MÉRIEL, Exploration radiologique dans les affections chirurgicales de l'estomac et de l'intestin *(Congrès de Chirurgie,* 1912, p. 473).

BENSAUDE et CHELAÏDITI, Estomac biloculaire, sténose médiogastrique et duodénale associées. Radioscopie de l'estomac biloculaire *(Société médicale des Hôpitaux de Paris,* 28 décembre 1910 ; *Bulletin Médical,* 21 décembre 1910, n° 101, p. 1170).

BÉRARD (L.), Estomac biloculaire, gastroplastie puis gastro-entérostomie *(Société de Chirurgie de Lyon,* 19 décembre 1907 ; *Lyon Médical,* 1908, p. 259).

Bérard (L.) et Orsat, Estomac biloculaire, gastroentéroanastomose *(Société des Sciences médicales ; Lyon Médical,* 1909, p. 1080).

Bergmann, Ulcère peptique spasmogène *(Münchener medizinische Wochenschrift,* n° 4, 28 janvier 1913, p. 169-174).

Beyer, Essai sur l'estomac biloculaire *(Annales des Sciences médicales de Gand,* 1904).

Bier, Estomac en sablier *(Réunion libre des Chirurgiens de Berlin,* mai 1910).

Boismard, *De l'estomac biloculaire et de son traitement chirurgical* (thèse de Paris, 1906).

Bourcart, Estomac biloculaire avec torsion de la poche musculaire *(Revue de Chirurgie,* 10 novembre 1913, p. 85).

Bouveret, Estomac biloculaire. Tension extrême de la poche cardiaque. Ponction. *(Lyon Médical,* 16 mars 1902, p. 385).

— Sur le diagnostic de l'estomac biloculaire par insufflation *(Lyon Médical,* 1896 ; thèse de Chapotot, Lyon, 1892).

Budinger (C.), Zur Pathologie und Therapie des Sandhurmagen (Spastischer Saudhurmagen. Magen resection. Gastroplastik) *(Wiener klin. Woch.,* 5 september 1901, n° 36, p. 837).

— Die Curvatur Plastik bei Sandhurmagen *(Archiv für klinische Chirurgie,* t. CII, n° 3, 30 octobre 1913).

Carnot (L.), les Mouvements de l'estomac, du pylore et du bulbe duodénal *(Paris Médical,* n° 29, juin 1913).

— Pathologie digestive en 1913 *(Paris Médical,* 1913, p. 3).

Casman (Anvers), Production d'une biloculation gastrique par ulcère gastrique après gastroentéroanastomose *(Journal de Radiologie,* Bruxelles, vol. VII, fasc. 3, 31 juillet 1913, p. 227).

Caspersohn (Altona), Un cas d'estomac biloculaire guéri par la résection *(Réunion des Chirurgiens de l'Allemagne du Nord ; Centrablatt für Chirurgie,* 1912, s. 363).

Cerné et Delaforge, A propos du diagnostic radiologique de l'estomac biloculaire *(Archives des Maladies de l'appareil digestif et de la nutrition,* t. VI, juin 1912, p. 332 et 341).

Chapotot, *Théorie mécanique de l'estomac biloculaire* (thèse de Lyon, 1892).

Clément, Occlusion aiguë dans un estomac biloculaire *(Marseille Médical,* 15 avril 1913).

Cohn, Estomac biloculaire cicatriciel après les opérations gastriques *(Zeitschrift f. Chir.*, 1910, p. 29).

Colette, *Diagnostic radioscopique des biloculations gastriques* (thèse de Paris, novembre 1913).

De Born, Un cas d'estomac biloculaire *(Journal de Radiologie*, 15 juillet 1910).

Degorce, Estomac biloculaire traité par la résection circulaire médiogastrique *(Société Médico-chirurgicale de l'Indo-Chine*, 13 mars 1910).

Delore et Alamartine, Ulcère en évolution et biloculation gastrique *(Revue de Chirurgie*, 1909, t. XXXIX, p. 482).

Delore et Magdinier, Estomac biloculaire, nouvel ulcère cancérisé, pylorectomie, guérison *(Lyon Médical*, janvier 1910, p. 158-164).

Delore et Thévenet, Contribution à l'étude de la jéjunostomie *(Archives générales de Chirurgie*, 1908, t. I, p. 237).

Denéchaux, *Suites éloignées de la gastroentérostomie au cours de l'ulcère et de ses complications* (thèse de Paris, 1906-1907).

Dehn (Von), Sur l'estomac biloculaire intermittent *(St-Petersburg medizinische Zeitschrift*, 1912 ; *Centralblatt für Chirurgie*, 1912, S. 1523).

Darget, Estomacs biloculaires *(Société d'Anatomie et de Physiologie normales et pathologiques de Bordeaux*, janvier 1910).

Desterne, Biloculation et diverticule de l'estomac par ulcère perforant *(Société de Radiologie médicale de Paris*, janvier 1912).

Destot, Estomac biloculaire *(Société de Chirurgie de Lyon ; Lyon Médical*, 1908, p. 259, 553, 605).

Dévé, Ulcère chronique. Biloculation gastrique, tuberculose pulmonaire terminale *(Société de Médecine de Rouen*, 19 avril 1909).

Downes, Estomac en sablier *(Annals of Surgery*, septembre 1909, p. 636).

Enriquez et Durand, Déformations biloculaires de l'estomac, secondaires à l'aérophagie et à la pneumocolie. Constatations opératoires *(Mouvement Médical*, février 1913).

Finsterer (H.), Zur Klinik und Therapie des Saudhurmagens *(Beiträge zur klin. Chir.*, Bd LXXI, 1911, S. 714).

Forsell, Rapport de la forme radioscopique de l'estomac à la structure musculaire de la paroi gastrique *(München.*

med. Woch., 1912, p. 29 ; *Archives d'Electricité médicale*, 25 juin 1912, p. 529).

GELLÉ et BECLERE, Radiogrammes pris à trois mois d'intervalle dans un cas d'estomac biloculaire. Résultat opératoire *(Société de Radiologie médicale de Paris*, 14 janvier et 11 février 1913).

GEREST et VIANNAY, Estomac biloculaire et sténose concomitante du pylore *(Société des Sciences médicales de Saint-Etienne*, 7 octobre 1908).

GRŒDEL et LEVI, Sur l'estomac biloculaire intermittent *(Forschritte auf den Gebiete der Röntgenstrahlen*, Bd XVII, Heft 2).

GRUGET (de Laval), Estomac biloculaire décelé par la radiographie. Gastroplastie, gastroentérostomie *(Société de Chirurgie de Paris*, 7 mai 1913, p. 713 ; *Rapp. Société de Chirurgie de Paris*, 8 avril 1914, E. Potherat).

GULLAN, la Contraction en sablier de l'estomac *(Congrès de l'Association médicale britannique ; British Medical Journal*, septembre 1909).

GUILLEMOT, *Estomac biloculaire* (thèse de Paris, 1899).

HARTEL (F.), Diagnostische und therapeutische Erfahrungen beim Saudhurmagen *(Archiv für klin. Chirurgie*, Bd XCVI, 1911, S. 1)..

HERMES (O.), Volvulus de l'estomac biloculaire *(Deutsche Zeitschrift für Chirurgie*, 1908, novembre, p. 310 à 319).

HERZ, Diagnostic de l'estomac biloculaire par les rayons X *(Arch. of the Röntgen Ray*, 1911, n° 122).

HŒNISCH, Diagnostic röntgénien de l'estomac en sablier *(Münchener medizinische Wochenschrift*, 1912, p. 14641465).

HOLZKNECHT, Die neueren Fortschritte der Röntgenuntersuchung. des Verdaugstractus *(Berlin. klin. Woch.*, 1911, n° 4, S. 158).

— Examen radioscopique de l'estomac *(Rapport au XVIIe Congrès de Médecine*, Londres, 1913).

JANNENEY, Estomac biloculaire *(Société anatomo-clinique de Bordeaux*, 1912, 25 mars).

JONAS, Pathologie et diagnostic des estomacs biloculaires spasmodiques *(Münchener medizinische Wochenschrift*, 1er vol., Bd LVII, S. 712).

KLYNEUS, Estomac en sablier *(Société Belge de Radiologie*, 24 avril 1910 et 15 mai 1910).

KLOSE, Sur l'estomac biloculaire intermittent *(Deutsche medizinische Wochenschrift*, 30 mai 1912, p. 1066-1067).

KRETSCHMER, Sur le diagnostic différentiel de l'estomac en sablier bénin et malin *(Berliner klinische Wochenschrift*, 17 juillet 1911, n° 29).

LAGOUTTE, Estomac biloculaire, gastroentérostomie en Y sur la poche cardiaque *(Société de Chirurgie de Lyon*, 7 juillet 1910).

LAGOUTTE, Estomac biloculaire par ulcère calleux pénétrant de la petite courbure. Résection médiogastrique *(Lyon Chirurgical*, 1ᵉʳ janvier 1914, p. 108).

LANDI, Contributio alla diagnosi dello stomacho e clessidra *(Il Policlinico*, Sezione Pratica, 1904, p. 1234).

LEMESLE, *Contribution à l'étude de l'estomac biloculaire. Données radioscopiques et résultats comparés des divers traitements* (thèse de Toulouse, février 1913).

LÉONARD, la Radiographie de l'estomac et de l'intestin *(Rapport au Congrès de Médecine de Londres*, 1913).

LERICHE, Gastrectomie dans l'estomac biloculaire *(Société de Chirurgie de Lyon*, décembre 1913 ; *Lyon Chirurgical*, février 1914, p. 191).

LERICHE et COTTE, Biloculation anatomique et biloculation physiologique de l'estomac *(Société Nationale de Médecine de Lyon*, 17 février 1913 ; *Lyon Médical*, t. I, p. 900).

LEGROS, Radiodiagnostic de l'estomac biloculaire *(Archives des Maladies de l'appereil digestif et de la nutrition*, février 1912, p. 79).

LEVEN et BARRET, Biloculation gastrique par distension gazeuse de l'estomac et du côlon *(Société de Radiologie médicale de Paris*, 14 février 1911).

LION (G.), Estomac en sablier avec sténose médiogastrique. Radiographie *(Société médicale des Hôpitaux*, 2 février 1906, p. 110).

LION et NATHAN, Estomac biloculaire *(Archives des Maladies de l'appareil digestif et de la nutrition*, novembre 1908, p. 597).

MASERINI, Diagnostic clinique et radiologique d'un cas d'estomac biloculaire *(Policlinico*, Rome, Sezione pratica, n° 45, 3 novembre 1912).

MATHIEU (A.), la Sténose mésogastrique d'origine ulcéreuse *(Gazette des Hôpitaux*, n° 55, 12 mai 1914, p. 901).

MATIEU (J.) (Liège), Estomac biloculaire, résection médiane de l'organe *(le Scalpel ; Liège Médical,* n° 10, 4 septembre 1910, p. 177).

MAUCLAIRE (M.), Estomac en sablier par ulcère et tumeur pylorique indurée. Gastro-gastrotomie et gastroentérostomie postérieure sur la poche cardiaque *(Société de Chirurgie de Paris,* 1913, 23 janvier, p. 135).

MAUCLAIRE, Estomac en sablier. Anastomose. Guérison *(Société de Chirurgie de Paris,* novembre 1910).

MONTPROFIT, Traitement de l'estomac biloculaire *(Archives internationales de Chirurgie gastro-intestinale,* décembre 1906, janvier 1907, juillet et octobre 1908).

NEUDÖRFER, Pylorospasme et ulcère ventriculaire *(Münchener medizinische Wochenschrift,* 8 avril 1913, n° 14, p. 760-761).

NEYROWSKI, Pneumogastrique et spasme gastrique *(Wiener klin. Woch.,* 1912, n° 38).

NŒVER et DE GRAEUWE (Bruxelles), Contribution à l'étude des estomacs biloculaires *(Journal médical de Bruxelles,* 1908, n° 27, 2 juillet, p. 428).

PALTAUF, Pneumogastrique et spasme gastrique *(Wiener klin. Woch.,* 1908, p. 205).

PATERSON, Estomac biloculaire *(Practitionner,* vol. LXXXVII, n° 5, 1911, p. 642, novembre).

PERRET, *Estomac biloculaire* (thèse de Lyon, 1896).

POUCHET, *De l'estomac biloculaire et de son traitement chirurgical* (thèse de Lyon, 1906).

REINECKE, Volvulus de la portion pylorique d'un estomac biloculaire *(Deutsche Zeitschrift für Chirurgie,* Bd CXIX, p. 149, 1913).

RICARD, Radiographie et radioscopie dans le diagnostic des maladies de l'estomac *(Société de Chirurgie de Paris,* 1913, 12 février, p. 241).

ROUTIER, Estomac biloculaire, gastroentéroanastomose, guésion, radiographie *(Société de Chirurgie de Paris,* 22 février 1911).

ROVSING (Th.), Un cas d'estomac biloculaire avec résection *(Danks-Kir. Selskab-Hospitalstidende* Jahrg., 56 Nr 21, 1913 ; *Centrablatt für Chir.,* 1913, S. 1681).

ROWLANDS (Londres), Remarques sur l'estomac en sablier (biloculaire) *(British Medical Journal,* n° 2621, p. 669, mars 1911).

SAMTER, Occlusion d'un estomac en sablier *(Deutsche medizinische Wochenschrift,* 24 juin 1909).

Schley, Vaste ulcère gastrique, estomac en sablier, adhérences pancréatiques, gastroplastie *(Académie de Médecine de New-York, Section de Chirurgie, 2 avril 1909).*

Scuder (Ch.), Chronic gastric ulcers Hourglass difformity of the stomach *(Report of a case succesfully operated ; Boston med. and Surgical Journal, 12 décembre 1904).*

Siciliano, Sur un cas d'estomac en sablier *(Forschritte auf dem Gebiete der Röntgenstrahlen, 12 novembre 1908).*

Spannaus (K.), Zur Klinik des Saudhurmagens unter Zugrundelegung von 34 Fällen *(Beiträge zur klin. Chir., Bd. LXXV, 1911, S. 261).*

Stierlin, Etudes radiologiques sur les spasmes de l'estomac *(Münchener medizinische Wochenschrift, 1912, n° 16).*

Strauss et Braudenstein, Ulcère pénétrant de l'estomac et estomac en sablier *(Berliner klinische Wochenschrift, 10 juillet 1911).*

Tesson, Sténose médiogastrique consécutive à un ulcère gastrique. Gastro-gastrostomie *(Rapport d'Hartmann à la Société de Chirurgie de Paris, 3 juillet 1907).*

Tixier et Bonnet (P.), Estomac biloculaire. Biloculation médiogastrique et sténose pylorique, gastro-entérostomie sur la poche pylorique et gastro-gastrostomie *(Société des Sciences médicales, 6 avril 1910 ; Lyon Chirurgical, 1910, p. 683).*

Tuffier, Estomac en sablier sans trace de lésions inflammatoires au niveau du rétrécissement. Gastrectomie médiogastrique *(Société de Chirurgie de Paris, 6 décembre 1911, p. 1365).*

Tuffier et Roux-Berger, l'Estomac biloculaire *(Presse Médicale, 7 mai 1913, p. 369, n° 37).*

Veyrassat, l'Estomac biloculaire *(Revue de Chirurgie, 1908, t. XXXVIII, p. 269, 403, 761).*

Vignard et Bureau, Estomac biloculaire *(Gazette médicale de Nantes, 1er mars 1913, p. 167, et 22 mars 1913).*

Watson (F.), Hour-glass stomach and its surgical treatment *(Ann. Surg. Phil., 1900).*

TABLE DES MATIÈRES

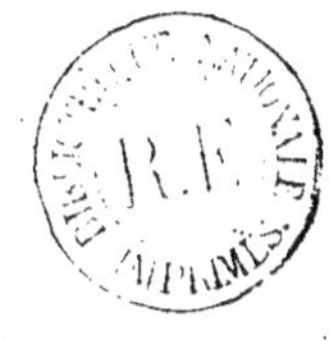

Lyon. — Imprimerie A. REY, 4, rue Gentil. — 68422